骨科疾病手术技术

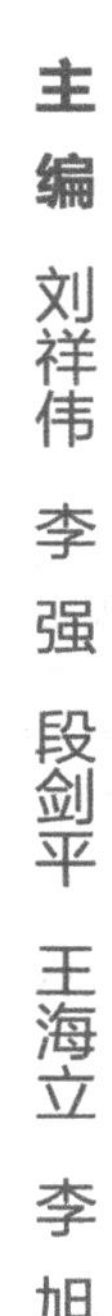

主编 刘祥伟 李强 段剑平 王海立 李旭

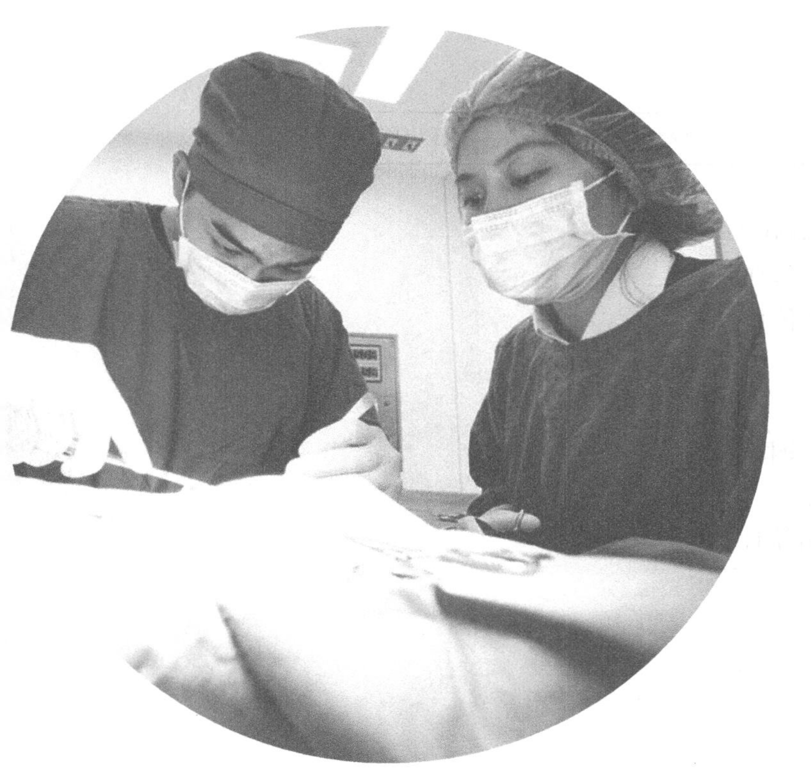

科学技术文献出版社
SCIENTIFIC AND TECHNICAL DOCUMENTATION PRESS
·北京·

图书在版编目（CIP）数据

骨科疾病手术技术 / 刘祥伟等主编. — 北京：科学技术文献出版社, 2018.5
ISBN 978-7-5189-4435-4

Ⅰ. ①骨… Ⅱ. ①刘… Ⅲ. ①骨疾病—外科手术 Ⅳ. ①R687.3

中国版本图书馆CIP数据核字(2018)第099448号

骨科疾病手术技术

策划编辑：曹沧晔　　责任编辑：曹沧晔　　责任校对：赵　瑗　　责任出版：张志平

出 版 者　科学技术文献出版社
地　　址　北京市复兴路15号　邮编 100038
编 务 部　(010) 58882938，58882087（传真）
发 行 部　(010) 58882868，58882874（传真）
邮 购 部　(010) 58882873
官方网址　www.stdp.com.cn
发 行 者　科学技术文献出版社发行　全国各地新华书店经销
印 刷 者　济南大地图文快印有限公司
版　　次　2018年5月第1版　2018年5月第1次印刷
开　　本　880 × 1230　1/16
字　　数　388千
印　　张　12
书　　号　ISBN 978-7-5189-4435-4
定　　价　148.00元

前　言

现代科学的全面发展，促进了医学的发展，也促进了骨外科学的发展。随着基础理论研究的逐渐深入，治疗方法层出不穷，新技术、新材料、新器械的投入使用频繁，各种创伤和疾病的诊断和治疗也有了很大的进步；有的原为手术治疗适应证，现在已趋向于非手术治疗，有的手术适应证随着技术设备的改进而有所扩大，临床医师必须不断学习新知识才能对疾病作出准确的判断。

本书对骨外科及骨科疾病做了详细论述，从各个疾病的病因、发病机制、基本的临床诊断方法到各种疾病手术处置都做了详细的讲解，大篇幅地叙述了各手术的手术入路、手术步骤及手术中的注意事项，针对最新的骨外科微创手术治疗技术也多有涉及。全书系统全面、图文并茂、科学实用，希望本书的出版能为广大骨科及相关科室的医护人员，尤其是主治医师、研究生和医学生提供参考使用。

本书在编写过程中参阅了许多相关专业的书籍，但由于编者较多，文笔不一，加之时间和篇幅有限，虽尽力而为，不妥与错误之处在所难免，望广大读者批评指正。

编　者

2018 年 4 月

目　录

第一章

骨科常用手术器械及使用方法

骨科手术器械比较复杂，种类繁多，骨科医师必须对每种器械都熟悉，这样在手术时才会充分发挥其作用。在本节中，由于篇幅有限，只介绍骨科中较常用的器械。过去，我国对骨科器械的称谓不统一，因此在本节中我们标注了该器械的英文，以利于骨科器械名称的标准化。

第一节　止血带

在四肢手术时，使用止血带（tourniquets）可以给手术带来诸多便利。但是，止血带是一种存在潜在危险的器械，因此每个骨科医生和手术室护士必须了解如何正确使用止血带。

一、止血带的种类

止血带用于肢体的手术（如矫形、截肢、烧伤的切痂等手术）和外伤。其作用是暂时阻断血流，创造“无血”的手术野，可减少手术中失血量并有利于精细的解剖，有时作为外伤患者的紧急止血。目前广泛使用的止血带有充气式气压止血带和橡皮管止血带两大类，充气式气压止血带较 Esmarch 止血带或 Martin 橡皮片绷带安全。

（一）充气式气压止血带

充气式气压止血带由一个气囊、压力表和打气泵组成（图 1－1）。几种充气式气压止血带用于上肢和下肢。充气式气压止血带止血法所需的器械包括：①气压止血带：气压止血带类似血压计袖袋，可分成人气压止血带及儿童气压止血带、上肢气压止血带及下肢气压止血带。气压止血带还可分成手动充气与电动充气式气压止血带。②驱血带：驱血带由乳胶制成，厚 1mm、宽 10～12cm、长 150cm。具体操作步骤如下。

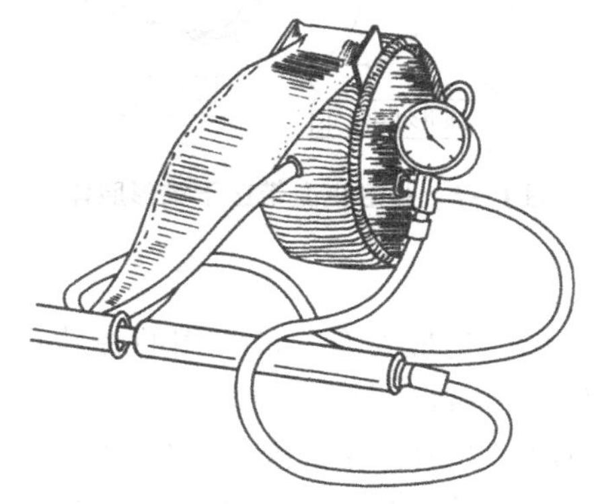

图 1－1　气囊止血带

（1）先用棉衬垫缠绕于上臂和大腿，绑扎气压止血带，为防止松动，可外加绷带绑紧一周固定。

（2）气压止血带绑扎妥当后抬高肢体。

（3）用驱血带由远端向近端拉紧、加压缠绕。

（4）缠绕驱血带后，向气压止血带充气并保持所需压力。

（5）松开驱血带。

Krackow 介绍了如何对肥胖患者上止血带，方法如下：助手用手抓住止血带水平的软组织，并持续牵向肢体远端，然后缠绕衬垫和止血带，这样可以维持止血带的位置。在上止血带前，排净气囊中的残余气体。缠绕止血带后，用纱布绷带在其表面缠绕固定，防止其在充气过程中松脱。在止血带充气前，应将肢体抬高 2 分钟，或者用无菌橡皮片绷带或弹力绷带驱血。驱血须从指尖或趾尖开始，至止血带近侧 2.5 ~ 5cm 为止。如果橡皮片绷带或弹力绷带超过止血带平面，那么止血带在充气时会向下滑移。止血带充气时应迅速，防止在动脉血流阻断前静脉血灌注。

目前，关于止血带充气压力的确切数字尚存在争议，但是多年来，临床上采用的压力通常高于实际需要的压力。充气通常所需压力如表 1 – 1。

表 1 – 1　气压止血法所需充气压力

	上肢	下肢
成人	300mmHg	500 ~ 600mmHg
儿童	200 ~ 250mmHg	300mmHg

在某种程度上，止血带压力取决于患者的年龄、血压和肢体的粗细。Reid、Camp 和 Jacob 应用 Doppler 听诊器测量能够消除周围动脉搏动的压力，然后在此基础上增加 50 ~ 75mmHg，维持上肢止血的压力为 135 ~ 255mmHg，维持下肢止血的压力为 175 ~ 305mmHg。Estersohn 和 Sourifman 推荐下肢的止血带压力为高于术前患者收缩压 90 ~ 100mmHg，平均压力为 210mmHg。有学者推荐上肢止血带压力高于收缩压 50 ~ 75mmHg，下肢止血带压力高于术前患者收缩压 100 ~ 150mmHg。

根据 Crenshaw 等的研究，宽止血带所需要的止血压力低于窄止血带。Pedowitz 等证实弧形止血带适于锥形肢体（图 1 – 2），应避免在锥形肢体上使用等宽的止血带，尤其是肌肉发达或肥胖的患者。

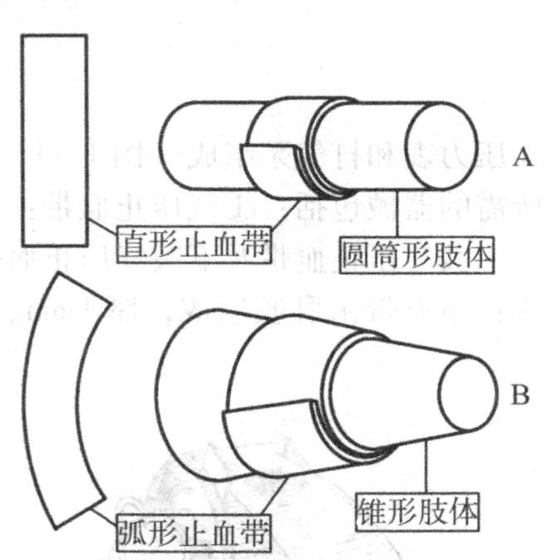

图 1 – 2　弧形止血带适于锥形肢体

（二）Esmarch 止血带

Esmarch 止血带目前各地仍在应用，是最安全、最实用的弹性止血带，它仅用于大腿的中段和上 1/3，虽然在应用上受限，但是其止血平面高于气囊止血带。

Esmarch 止血带不能在麻醉前使用，否则会导致内收肌持续痉挛，麻醉后肌肉松弛使止血带变松。以手巾折成 4 层，平整地缠绕大腿上段，将止血带置于其上。方法如下：一手将链端置于大腿外侧，另一只手从患者大腿下面将靠近链端的橡皮带抓住并拉紧，当止血带环绕大腿后重叠止血带，保证止血带之间无皮肤和手巾，持续拉紧皮带，最后扣紧皮带钩。

（三）Martin 橡胶片绷带

Martin 橡胶片绷带可以在足部小手术中作止血带。抬高小腿，通过缠绕橡胶片绷带驱血，直至踝关节上方，用夹子固定，松开绷带远端，暴露手术区。

二、止血带的适应证和禁忌证

（1）止血带仅用于四肢手术。

（2）使用止血带时必须有充分的麻醉。

（3）患肢有血栓闭塞性脉管炎、静脉栓塞、严重动脉硬化及其他血管疾病者禁用。

（4）橡皮管止血带仅用于成年患者的大腿上部，儿童患者或上肢不宜使用。

三、使用止血带的注意事项

（1）上止血带的部位要准确，缠在伤口的近端：上肢在上臂上 1/3，下肢在大腿中上段，手指在指根部。与皮肤之间应加衬垫，在绑扎止血带的部位必须先用数层小单或其他衬垫缠绕肢体，然后将止血带缠绕其上。衬垫必须平整、无皱褶。

（2）止血带的松紧要合适，以远端出血停止、不能摸到动脉搏动为宜。过松动脉供血未压住，静脉回流受阻，反使出血加重；过紧容易发生组织坏死。

（3）为了尽量减少止血带的时间，充气式气压止血带必须在手术前开始充气。灭菌的橡皮管止血带也应在手术开始前绑扎。

（4）在消毒时不要将消毒液流入止血带下，以免引起皮肤化学烧伤。

（5）使用止血带前通常需要驱血，但在恶性肿瘤或炎症性疾病时禁止驱血。

（6）止血带的时间达到 1 小时后，应通知手术医生，一般连续使用止血带的时间不宜超过 1.5 小时。否则应于 1 ~ 1.5 小时放松一次，使血液流通 5 ~ 10 分钟。充气式气压止血带应予以妥善保存，所有的气阀及压力表应常规定期检查。非液压压力表应定期校准，如果校准时止血带压力表与测试压力表的差值大于 20mmHg，该止血带应予以检修。止血带压力不准确，通常是造成止血带损伤的重要原因。压力表上应悬挂说明卡片。

四、止血带瘫痪的原因

（1）止血带压力过高。

（2）压力不足导致止血带的部位被动充血，从而导致神经周围出血压迫。

（3）止血带应用时间过长，止血带应用时间的长短尚无准确规定，随患者年龄和肢体血液供应情况而定，原则上，对于 50 岁以下的健康成年人用止血带的最长时间不应超过 2 小时。如果下肢手术时间超过 2 小时，那么应尽可能快地结束手术，这样要比术中放气 10 分钟后再充气的手术效果好。研究表明，延长止血带使用时间后，组织需要 40 分钟才能恢复正常，以往认为止血带放气 10 分钟后组织恢复正常的看法是错误的。

（4）未考虑局部解剖。

（刘祥伟）

第二节　骨科基本手术器械

一、牵开器

牵开器的作用是更好地显露手术视野，使手术易于进行，并保护组织，避免意外伤害。常用的有自动牵开器（self retaining retractor）、Hohmann 牵开器（Hohmann retractors）、Voikman 牵开器（Voikman′s retractor）、Legenback 牵开器（Legenback retractor），Bristow 牵开器（Bristow retractor）、直角牵开器

(right angle retractor)、皮肤拉钩(skin hook)、尖拉钩(sharp hook)等(图1-3)。

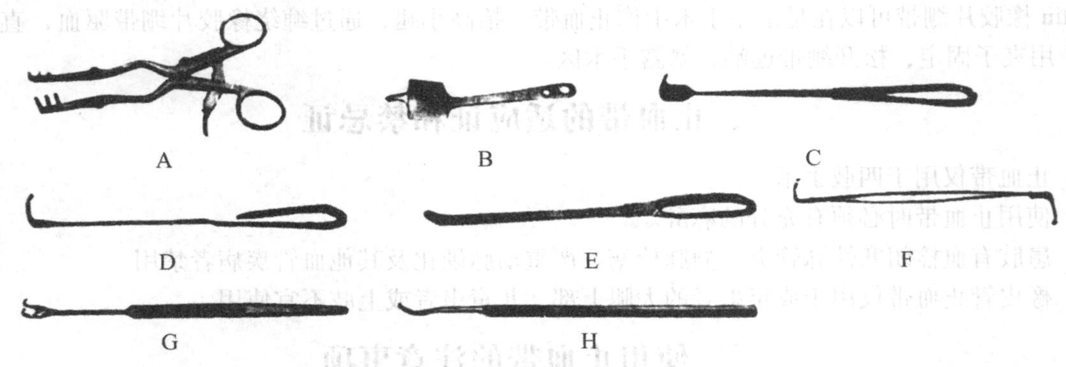

图1-3　各种牵开器

A. 自动撑开器；B. Hohmann 牵开器；C. Voikman 牵开器；D. Legenback 牵开器；E. Bristow 牵开器；F. 直角牵开器；G. 皮肤拉钩；H. 尖拉钩

二、持骨钳

持骨钳用以夹住骨折端，使之复位并保持复位后的位置，以便于进行内固定。种类较多，有速度锁定型锯齿状复位钳(reduction forceps serrated jaw speed lock)、复位钳(reduction forceps)、速度锁定型点式复位钳(reduction forceps pointed - speed Lock)、Lowman 骨夹(Lowman bone clamp)，等等(图1-4)。

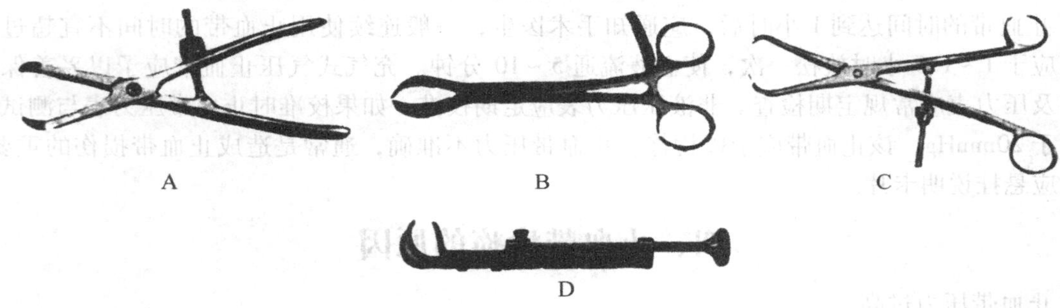

图1-4　各种持骨钳

A. 速度锁定型锯齿状复位钳；B. 复位钳；C. 速度锁定型点式复位钳；D. Lowman 骨夹

三、骨钻与钻头

骨钻分手动钻、电动钻和气动钻三种(图1-5)。手动钻只能用于在骨上钻孔。电动钻和气动钻除可用于钻孔外，还可以连接锯片等附件，成为电动锯或气动锯，可用于采取植骨片和截骨等。

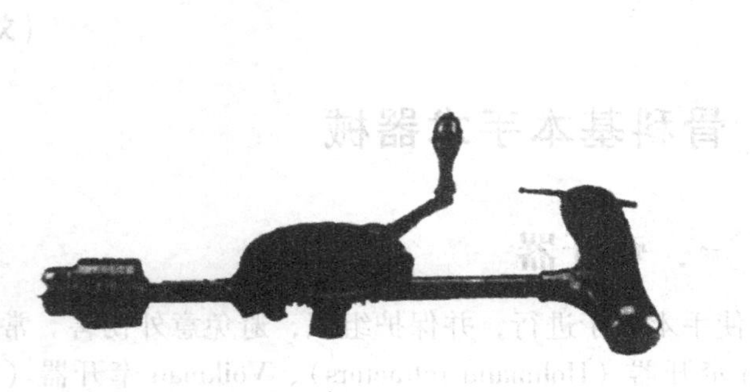

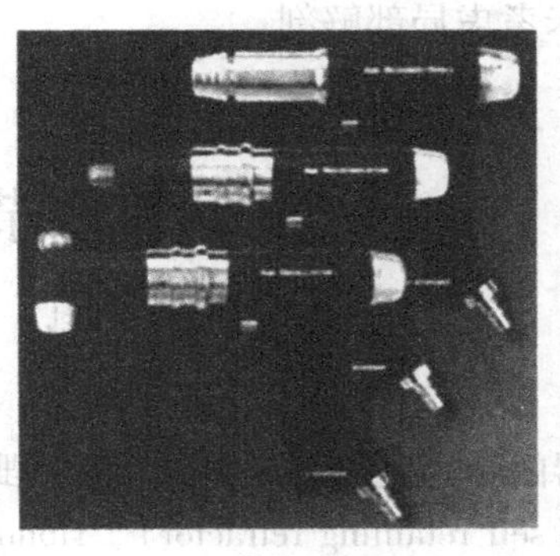

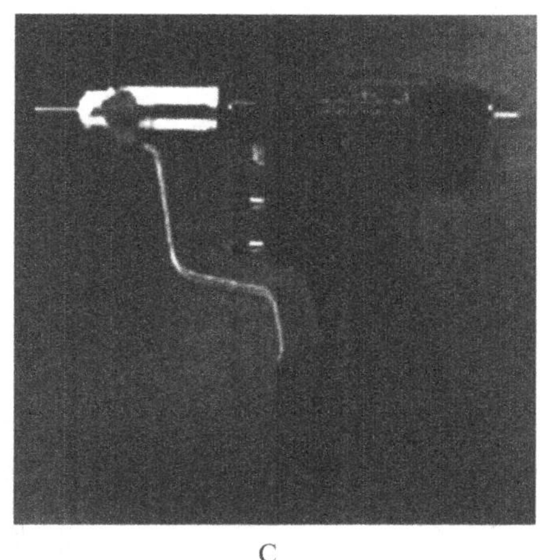

C

图 1-5 骨钻

A. 手动钻；B. 电动钻；C. 气动钻

四、骨切割工具

骨切割工具包括咬骨钳（rongeur forceps）、骨剪（bone cutting forceps）、骨凿（chisel）、骨刀（osteotome）、刮匙（bone curettes）、骨锤（bone hammer）、骨锉（bone file）、骨膜剥离器（periostealelevator）、截肢锯（amputation saw）等。

咬骨钳和骨剪用于修剪骨端，除有各种不同角度的宽度外，亦有单、双关节之分（图 1-6）。

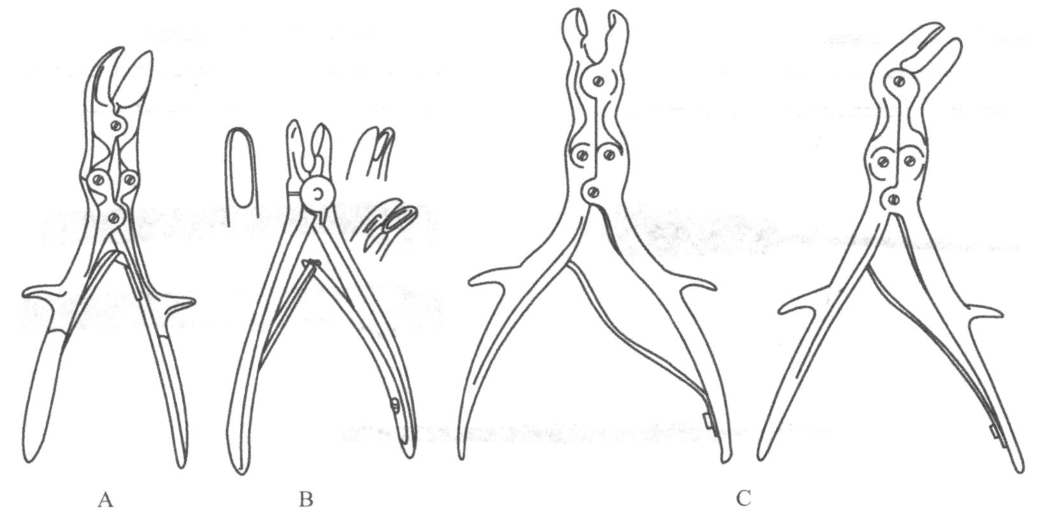

图 1-6 骨剪和咬骨钳

A. 双关节骨剪；B. 单关节咬骨钳；C. 不同角度和宽度的双关节咬骨钳

骨凿与骨刀用于截骨与切割骨。骨凿头部仅为一个斜坡形的刃面，骨刀头部为两个坡度相等的刃面。有各种形状和宽度的骨凿与骨刀（图 1-7）。

刮匙用于刮除骨组织、肉芽组织等。

骨膜剥离器可用于剥离骨组织表面的骨膜或软组织等（图 1-8）。

截肢锯可用于切断骨。

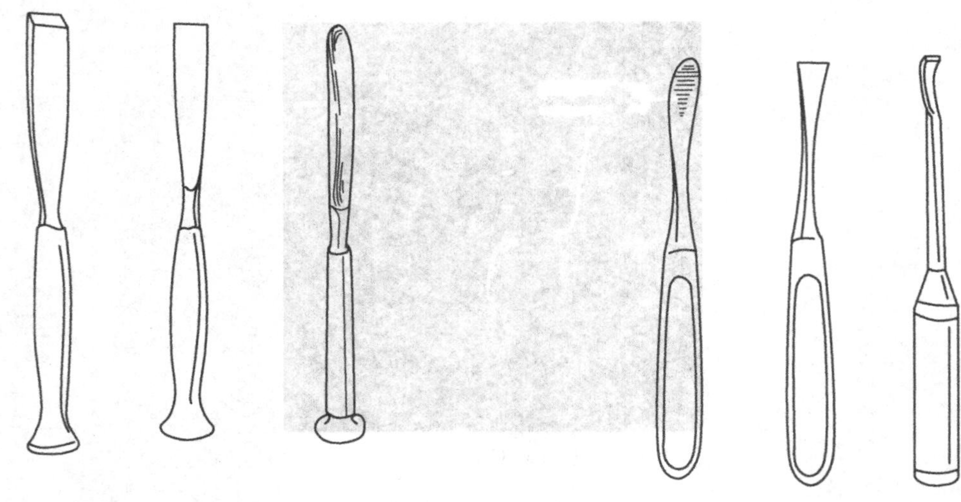

图1-7　骨凿与骨刀　　　　图1-8　各种形式的骨膜剥离器

（刘祥伟）

第三节　创伤骨科手术器械

创伤骨科的常用手术器械（图1-9）：钻头（drill）、骨丝攻（bone tapes）、螺丝改锥（screwdriver）、钢板折弯器（plate bender）、深度测量器（depth gauge）、钻孔套管（drill sleeve）、钻孔与丝攻联合套管（drill & tap sleeve combined）、空心钻（hollow mill）、钢丝引导器（wire passer），等等。

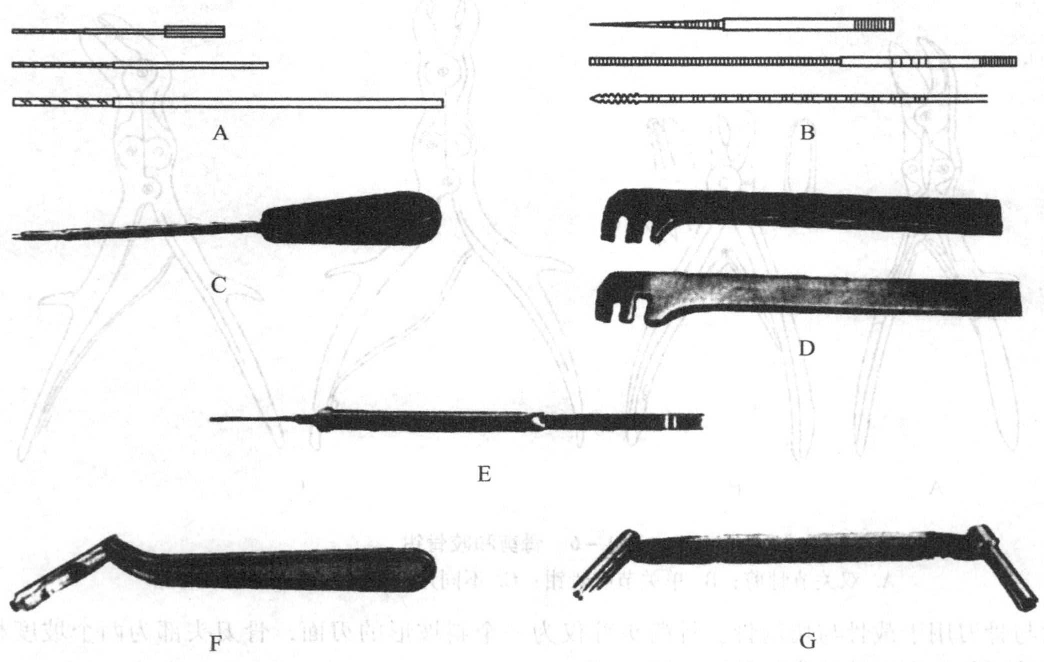

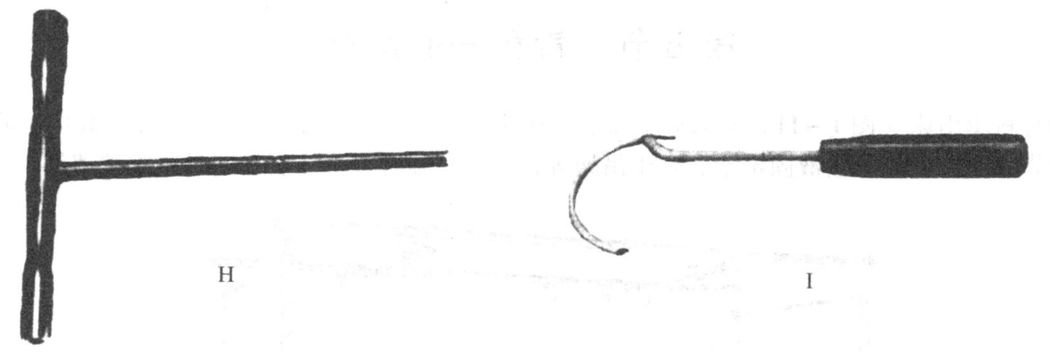

图 1－9　创伤骨科的常用手术器械

A. 钻头；B. 骨丝攻；C. 螺丝改锥；D. 钢板折弯器；E. 深度测量器；F、G. 钻孔保护套管；H. 空心钻；I. 钢丝引导器

（刘祥伟）

第四节　脊柱内固定的基本手术器械

脊柱内固定手术分为前路手术及后路手术，按部位又可分为颈段、胸段、胸腰段、腰段及腰骶段等，因此脊柱内固定涉及的手术相对复杂繁多，在此我们只介绍其中比较常用的手术器械，如加压钳（compression Forceps）、撑开钳（spreader Forceps）、持棒钳（holding Forceps for rods）、断棒器（rodcutting device）、弯棒钳（bending pliers for rods）、椎弓根开路器（pedicle probe）、椎弓根开路锥（pedicle awl）以及球形头探针（probe with ball tip），等等（图 1－10）。

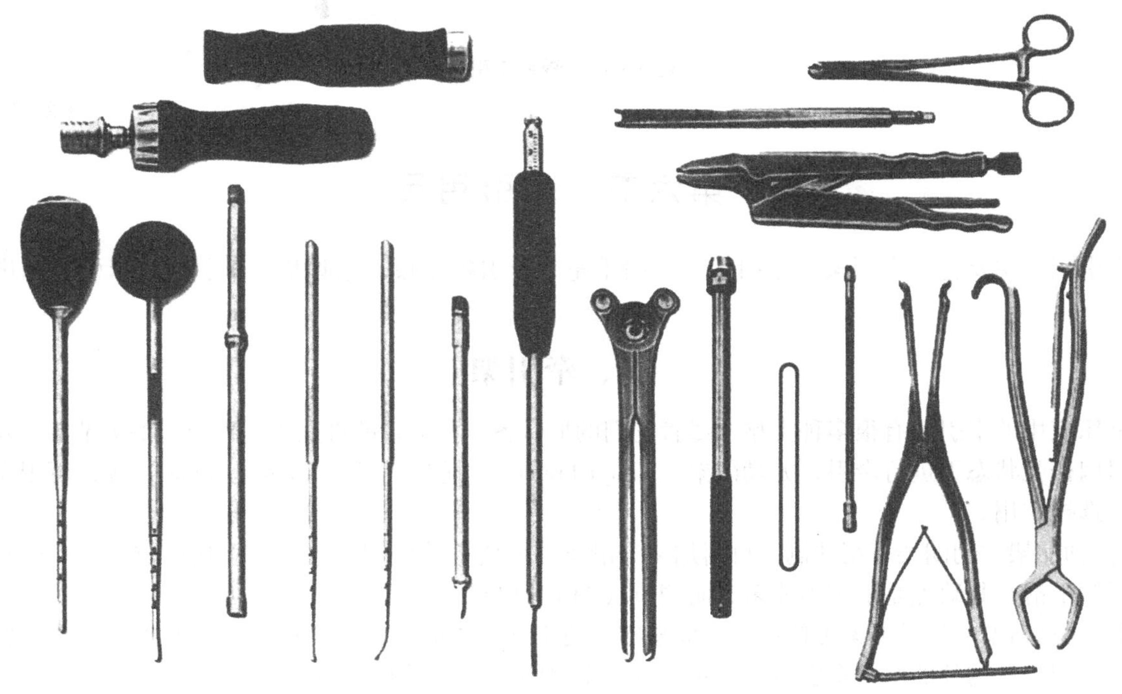

图 1－10　常见脊柱内固定手术器械

（刘祥伟）

第五节　骨科一般用具

目前骨科牵引床（图 1－11）具有以下特点：床头与床尾防滑；可调节床头与床尾高度；附带牵引架、引流袋固定架、静脉输液固定架、秋千吊架等，以便于施行各种牵引，同时便于护理等。

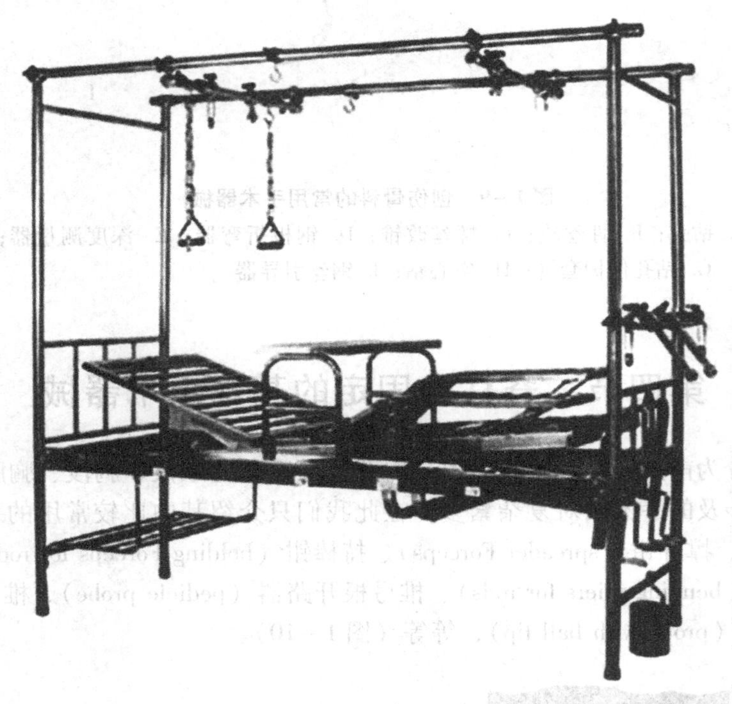

图 1－11　骨科牵引床

（刘祥伟）

第六节　牵引用具

牵引用具主要包括牵引架、牵引绳、牵引重量、牵引扩张板、床脚垫、牵引弓、牵引针和进针器具等。

一、牵引架

临床应用的牵引架有很多种类型，尽管它们的形状各一，但目的都是为了使患肢的关节置于功能位和在肌肉松弛状态下进行牵引，如勃朗架（Braun Frame）、托马斯架（Thomas Frame）等，可根据患者的病情选择应用。

1. 勃朗架　勃朗架可用铁制，可附加多个滑车，可使下肢患侧各关节处于功能位，并可防止病人向牵引侧下滑。其缺点是滑车不能多方向调节（图 1－12）。

2. 托马斯架　托马斯架可使患肢下面悬空，便于下面创面换药及伤口愈合；使患肢各关节置于功能位，利用腹股沟处的对抗牵引圈可防止患者向牵引侧下滑（图 1－12）。

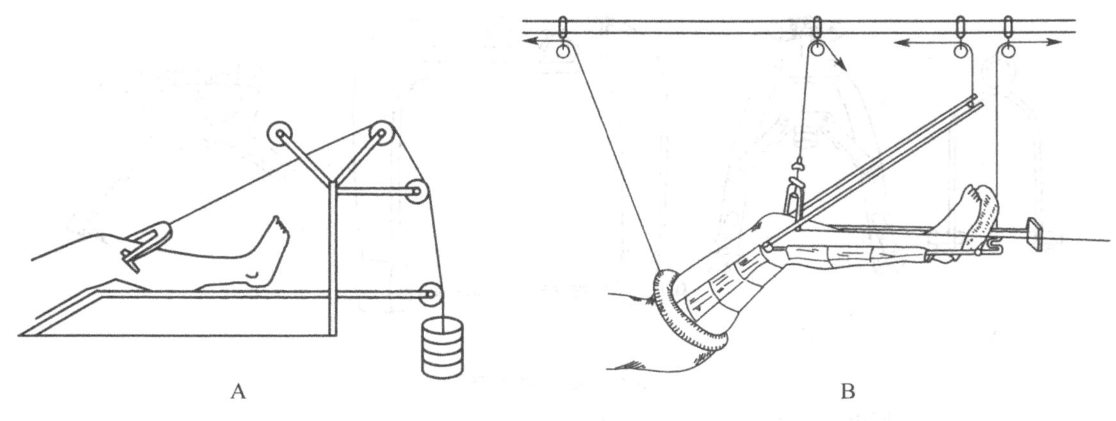

图1－12　牵引架

A. 勃朗架；B. 托马斯架

二、牵引绳

牵引绳以光滑、结实的尼龙绳和塑料绳为宜。长短应合适，过短使牵引锤悬吊过高，容易脱落砸伤人，过长易造成牵引锤触及地面，影响牵引效果。

三、滑车

滑车要求转动灵活，有深沟槽，牵引绳可在槽内滑动而不脱出沟槽，便于牵引。

四、牵引重量

牵引重量可选用0.5kg、1.0kg、2.0kg和5.0kg重的牵引锤或砂袋，根据患者的病情变化进行牵引重量的增减。牵引锤必须有重量标记，以利于计算牵引总重量（图1－13）。

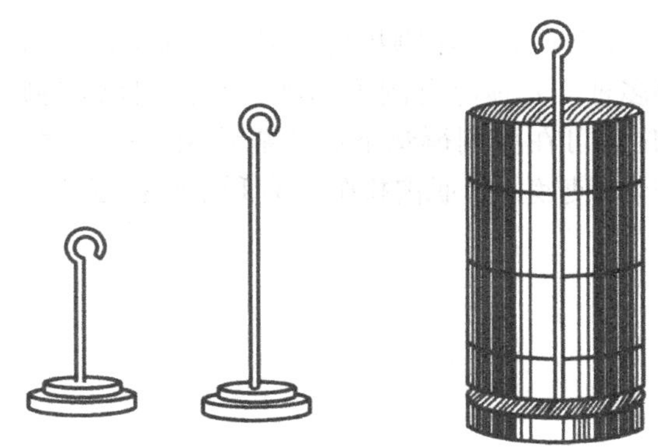

图1－13　作牵引力用的铁质重锤及三种长度的吊钩

五、牵引弓

牵引弓有斯氏针牵引弓、克氏针张力牵引弓、冰钳式牵引弓和颅骨牵引弓，可根据病情的需要进行选择。一般马蹄铁式张力牵引弓用于克氏针骨牵引，普通牵引弓多用于斯氏针骨牵引（图1－14）。

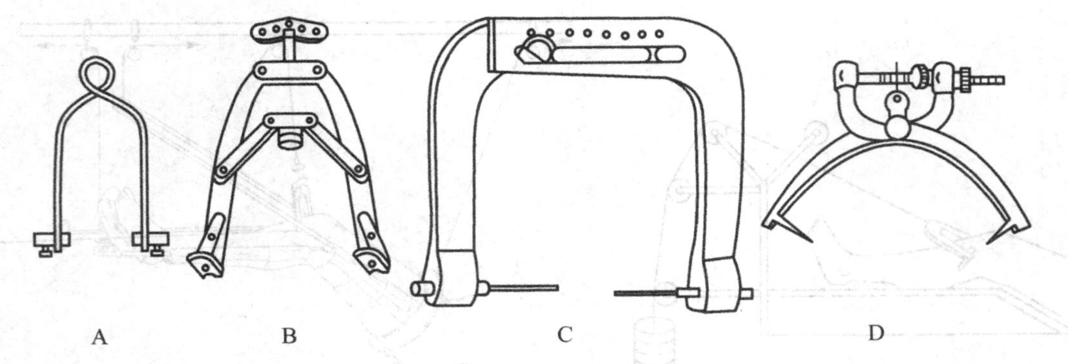

图 1-14　牵引弓

A. 斯氏针牵引弓；B. 张力牵引弓；C. 冰钳式牵引弓；D. 颅骨牵引弓

六、牵引针

牵引针有斯氏针（或称骨圆针）和克氏针 2 种。

1. 斯氏针　为较粗的不锈钢针，直径 3～6mm，不易折弯，不易滑动，可承受较重的牵引重量。适用于成人和较粗大骨骼的牵引。

2. 克氏针　为较细的不锈钢针，直径 3mm 以下，易折弯，长时间牵引易拉伤骨骼，产生滑动。适用于儿童和较细小骨骼的牵引。

七、进针器具

有手摇钻、电钻和骨锤等。一般锤子仅用于斯氏针在松质骨部位的进针，皮质骨部位严禁用锤击进针。克氏针较细，一般只能用手摇钻或电钻钻入。

八、床脚垫和靠背架

如无特制的骨科牵引床，可将普通病床床脚垫高，利用身体重量作为对抗牵引。床脚垫的高度可有 10cm、15cm、20cm 和 30cm 等多种。其顶部有圆形窝槽，垫高时将床脚放入窝槽内，以免床脚滑脱。为了便于患者变换卧位和半卧位，可在头侧褥垫下放置靠背架。根据患者的需要调节靠背架的支撑角度，直到患者感到舒适为宜。还可使髋关节肌肉松弛，有利于骨折复位。

（刘祥伟）

第二章

骨科基本手术技术

第一节　骨膜剥离技术

骨膜属结缔组织，包绕着骨干，来源于中胚层，大多数管状骨包括肋骨都有骨膜，肌肉通过骨膜附着于骨干上。骨科手术基本上都在骨面上进行，只有剥离骨面上附着的骨膜才能显露出需要实施手术的部位，因而骨膜剥离是骨科手术中常用的操作方法，但针对不同的手术目的，对术中骨膜剥离方法的要求不尽相同。

一、游离骨膜移植时骨膜的剥离和切取

骨膜生发层的间充质细胞（骨原细胞）既可分化为软骨细胞形成软骨，也可分化为骨细胞成骨，并具有终生分化的潜能。早在1930年，Ham就从理论上提出，胚胎时期骨膜的生发层细胞具有依据存在环境变化分化为软骨细胞和骨细胞的可能，而成年组织中这种细胞也具有未分化间叶细胞的潜能，但无实验证实。Fell的实验表明，在鸡胚胎发育过程中，从软骨膜衍化而来的骨膜能够生成软骨，研究亦表明骨膜生发层的骨原细胞在低氧环境下可分化为软骨细胞。骨膜被移植到关节腔后，在低氧环境和滑液的营养及局部应力的作用下，原处于静止状态的细胞可迅速增生分化为软骨母细胞，后者分泌细胞间质并被包埋而变为软骨细胞，最终成为软骨组织。骨膜生发层细胞是骨膜再生软骨的主要成分，单位面积上骨膜生发层细胞的数量及其活性是决定新生软骨厚度的基础，在同一环境下，单位面积上的骨膜生发层细胞多、活性高，则新生软骨厚；反之，则较薄。骨膜成软骨与否，除理化因素和骨膜固定技术外，首先取决于骨膜剥离技术，仔细的锐性剥离，可使骨膜生发层细胞残留在骨面上的数量减少，骨膜上的生发层细胞数增多，有利于骨膜的成软骨。

二、骨折患者的骨膜剥离

影响骨折愈合最主要的因素是局部血运和骨膜的完整性，骨膜完整可以限制骨折端血肿向周围软组织内扩散，促进血肿的机化和软骨内成骨，有利于膜内成骨的进行。骨膜剥离损伤了骨膜动脉，骨膜动脉在长骨中的供血量小，损伤后骨的其他动脉可很快扩张代偿，短期内通常即可恢复正常的血流量；同时骨膜组织很快增生，有大量血管从周围组织长入，也增加了骨的血流量。虽然骨膜对长骨的血供影响不大，随着时间的推移，长骨的血供可恢复至正常状态，但血供恢复时间越长，对骨组织修复越不利，因而在手术操作中我们应尽量减少操作带来的损伤。在骨折的治疗中，应注意根据受力方向和X线片尽量在骨膜破坏侧剥离及放置钢板，保证对侧骨膜的完整性，这样将有利于骨折的愈合，促进患者的恢复。

三、常用的骨膜剥离方法

在具体的手术操作过程中，剥离骨膜时应使骨膜剥离器向骨间膜或肌纤维与其附着的骨干成锐角方向剥离、推进，否则易于进入肌纤维或骨间膜纤维中，造成出血和对组织的损伤（图2－1）。在剥离肋骨骨膜时，应根据肋间肌的附着特点，先在肋骨上剥离骨膜，由后向前剥离肋骨上缘，由前向后剥离肋

骨下缘，即采用上顺下逆的方法（图2－2），否则可能损伤胸膜而导致气胸。剥离脊柱的肌肉时应自下往上，顺着肌肉的附着点紧贴骨面进行剥离，如此可减少术中的出血（图2－3）。骨干部位应顺骨干纵行切开骨膜，在骨端或近关节处，为防止骨膜进入关节和骨骺板，可将其作I形或Z形切开，如此既可缩短纵行切开的长度，又可保证术中有足够的显露宽度。

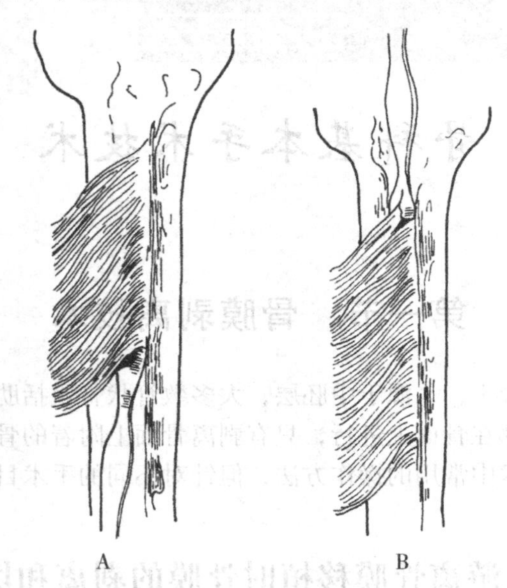

图2－1　骨膜剥离技术

A. 骨膜剥离器向骨间膜或肌纤维与附着的骨干成锐角方向剥离；B. 如向钝角方向剥离，则剥离器易于离开骨干而进入肌纤维或骨间膜纤维之中

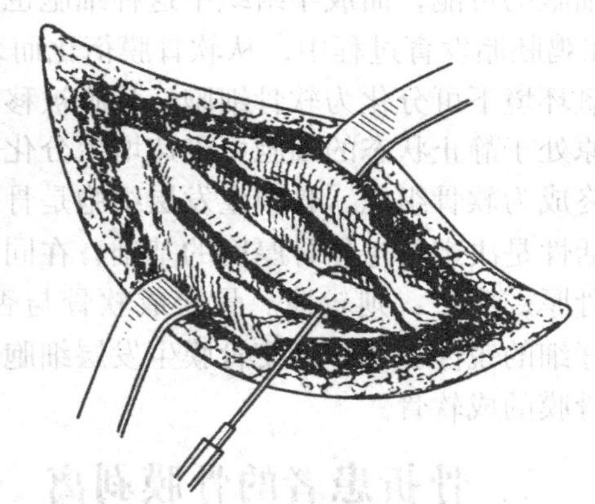

图2－2　肋骨骨膜的剥离方法

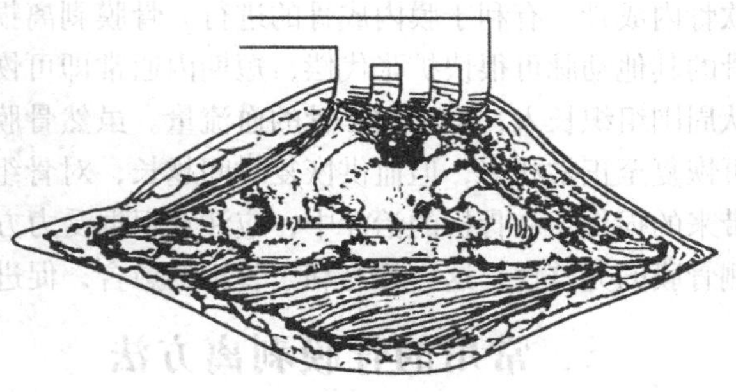

图2－3　竖脊肌的剥离显露方法（箭头）

（刘祥伟）

第二节 肌腱固定技术

肌腱外科中有许多手术涉及肌腱的固定，肌腱牢固固定后患者可早期活动，有利于患者的功能恢复，肌腱的确切固定是取得满意疗效的关键。下面简要介绍一下几种常用的肌腱固定于骨面的方法。

1. 基本固定法　为使肌腱与骨面有效地愈合，肌腱固定于骨面时，首先应将与肌腱接触的骨面凿成粗糙面，再于固定骨上钻孔，将缝线穿过骨孔并抽紧，将肌腱有效地固定于骨的表面。对于细长的肌腱或筋膜条，可将肌腱、筋膜条穿过骨隧道，肌腱和筋膜条穿出骨隧道后，拉紧使肌腱断端对接、重叠缝合。

2. 不锈钢丝拉出缝合法　适用于跟腱、跗骨、指骨的肌腱固定，在骨面上开一骨槽，将穿好钢丝的肌腱近端置入骨槽，再将钢丝经骨钻孔从足底或手指掌侧皮肤穿出，固定于纽扣或橡皮管上，对于张力较大者，应将钢丝穿出石膏外，固定于石膏外的纽扣上，以免压迫皮肤，造成皮肤坏死（图 2－4）。

3. 肌腱－骨瓣固定法　肌腱的早期主动活动可以防止粘连形成，但肌腱早期活动所增加的肌腱止点牵张力，易造成肌腱止点的撕脱或愈合延缓。而骨与骨之间的愈合明显快于骨与肌腱之间的愈合，且利于移植肌腱的早期活动。理论上骨－肌腱移植可早期进行主动活动，而不发生止点撕脱断裂。带有肌腱的骨瓣血管供血丰富、血运好，如带有骨片的股四头肌或髋关节外展肌群的转移等，均可通过此法达到良好的固定，但在固定时应将骨面凿成粗糙面，将带有肌腱的骨片以克氏针或螺丝钉固定于粗糙的骨面上，也可通过钢丝通过骨孔环扎固定，对于一些力量较小的肌肉可以细丝线固定，可促进固定肌腱的愈合，有利于患者的早期康复（图 2－5）。

4. 肌腱骨栓固定法　如腘绳肌腱结与骨栓嵌入固定法关节镜下重建后交叉韧带（PCL）损伤，肌腱结和骨栓嵌入瓶颈样股骨隧道内，与隧道挤压紧密，术中可将自体松质骨同时植入隧道，可有效地防止骨道渗血和关节液浸入，有利于移植物与骨壁愈合。

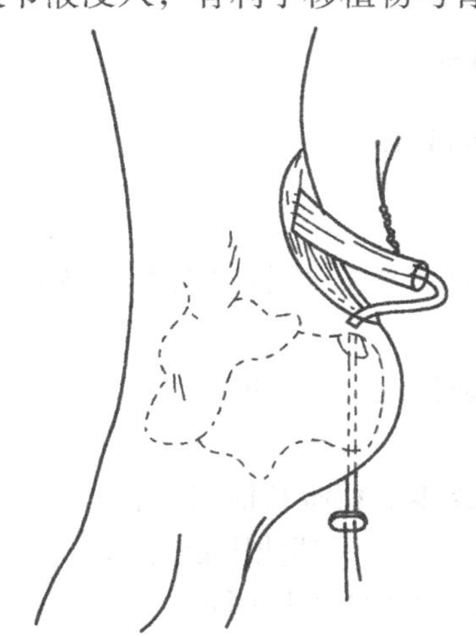

图 2－4　跟腱断裂钢丝抽出骨面固定法

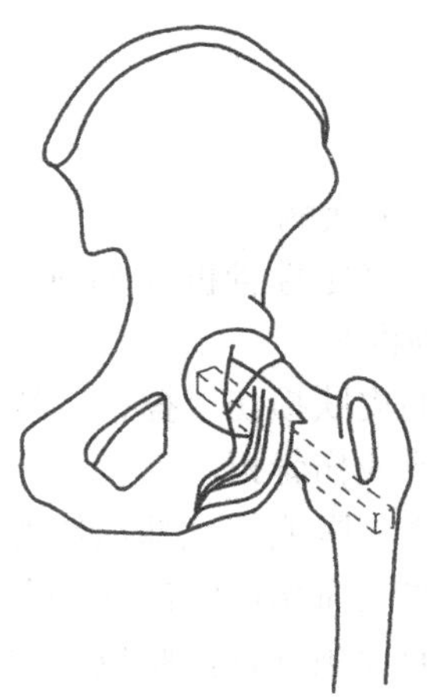

图 2－5　股方肌骨瓣转位植骨、固定

（李　强）

第三节 骨牵引术

牵引术是矫形外科的常用技术，熟练掌握并正确应用是取得满意治疗效果的关键。牵引治疗的原理是应用持续的作用力与反作用力，来缓解软组织的紧张与回缩，使骨折、脱位得以整复，预防和矫正软组织的挛缩畸形或为某些疾病的手术治疗做术前准备和术后制动。此外，牵引术还有利于患肢的功能锻炼，可以促进患肢的血液循环，有效地防止关节僵硬和肌肉萎缩，促进骨折愈合，并可避免肢体的局部血栓形成；对感染关节或骨骼的牵引制动，可以防止感染扩散、减轻疼痛，避免病理骨折或脱位，在创伤救治过程中的牵引制动还便于伤员的急救与搬运。

牵引术可分为皮牵引及骨牵引两种，在此只讨论骨牵引技术，骨牵引是将钢针穿入骨骼，牵引力直接作用于骨骼上，具有阻力小、收效大的特点。通常是用骨圆针穿过骨骼进行牵引，能承受较大的牵引重量，可使移位的骨折迅速得到复位，恢复肢体的力线。骨牵引常用的器械有锤子、手摇钻、骨圆针和各种牵引弓，肢体骨折通常使用的牵引弓有普通牵引弓和张力牵引弓两种（图2－6，图2－7），使用较细的克氏针牵引时应使用张力牵引弓。

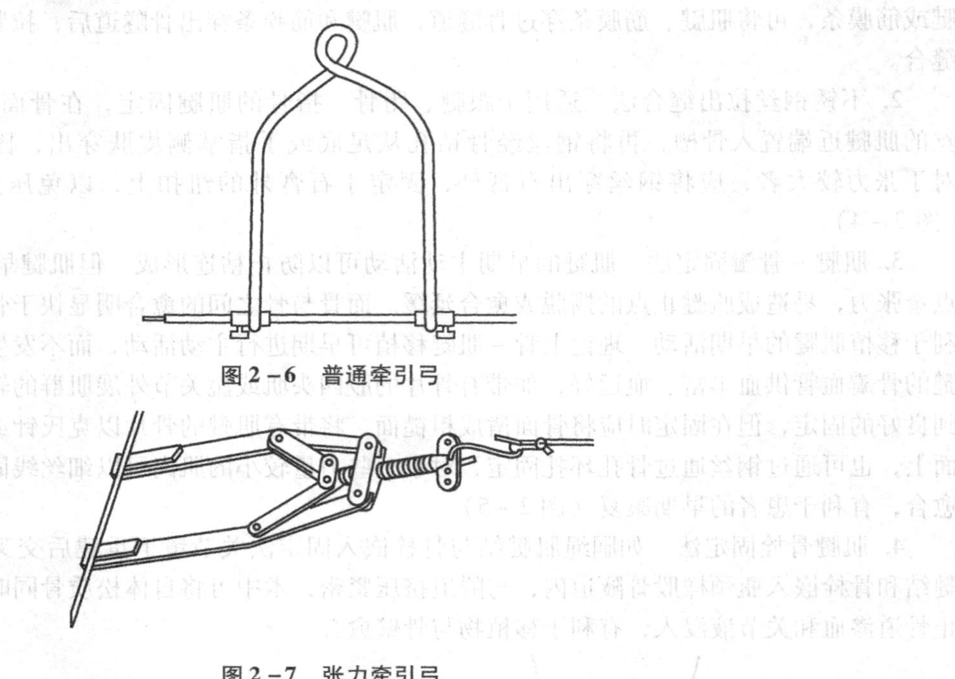

图2－6　普通牵引弓

图2－7　张力牵引弓

一、骨牵引的适应证

骨牵引适用于以下疾病。

（1）成人长骨不稳定性骨折（如斜形、螺旋形及粉碎性骨折）及肌肉强大容易移位的骨折（如股骨、胫骨、骨盆、颈椎）。

（2）骨折部位的皮肤损伤、擦伤、烧伤，部分软组织缺损或有伤口时。

（3）骨折感染或战伤骨折。

（4）伤员并发胸、腹或骨盆部损伤者，需密切观察而肢体不宜做其他固定者。

（5）肢体骨折并发血循环障碍（如儿童肱骨髁上骨折）不宜行其他固定者。

（6）新鲜与陈旧性颈椎骨折脱位，以及颈椎减压或融合手术的术后固定。

二、常用的骨牵引方法

（一）颅骨牵引

双侧外耳道经顶部的连线与两眉弓外缘向枕部画线的交点，或经鼻梁正中至枕骨粗隆画一正中线，再绕过颅顶连接两侧乳突的横线，与正中线垂直交叉。颅骨牵引弓的钩尖与横线在头皮接触处即为颅骨钻孔部位，约距正中线5cm左右。局部麻醉后，在颅骨钻孔的两点各作长1cm的横切口直达颅骨。用手摇钻将带有安全隔的颅骨钻头与颅骨面呈垂直方向钻透颅骨外板，然后将牵引器的钩尖分别插入颅骨钻孔内。旋紧牵引器螺丝钮，使钩尖紧紧扣住颅骨（图2－8）。

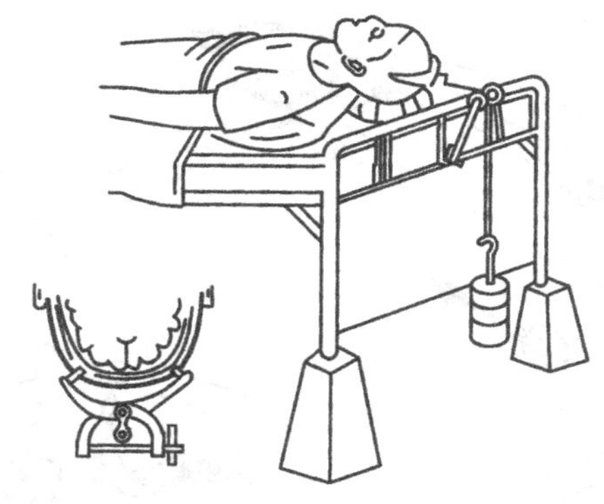

图 2-8 颅骨牵引

（二）尺骨鹰嘴牵引

从尺骨鹰嘴顶端向其远侧画一与尺骨皮缘下相距 1cm 的平行线，再从距尺骨鹰嘴顶端 2cm 的尺骨皮缘处，向已画好的线作一垂线，两线的交点即为穿针部位。局部麻醉后，上肢外展 60°，肘关节屈曲 90°，术者将钢针由内向外与手术台平行并垂直于尺骨，刺入软组织直达骨质，使钢针穿通尺骨直至穿出对侧皮肤、钢针两侧皮外部分等长为止。小儿亦可用大号消毒巾钳夹住尺骨上端的相应部位，以代替钢针及牵引弓（图 2-9）。

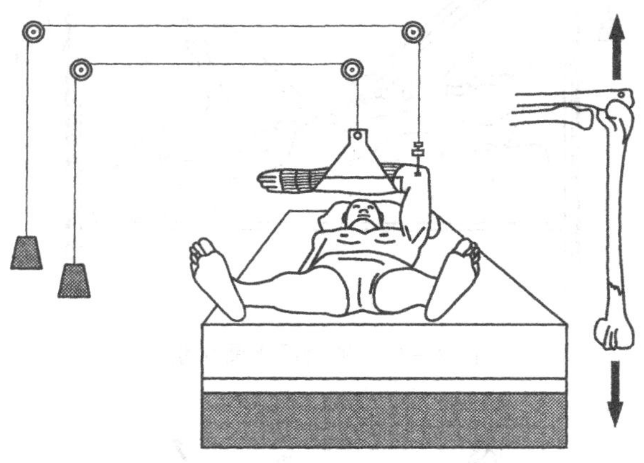

图 2-9 尺骨鹰嘴骨牵引

（三）胫骨结节牵引

穿针部位位于胫骨结节到腓骨头连线的中点，由外向内进针。穿针前将膝部皮肤稍向上牵拉，在预定的穿入和穿出部位注射局部麻醉剂直达骨膜。将钢针由上述穿针部位与胫骨纵轴呈垂直方向，且与手术台平行，由外侧刺入软组织直达骨皮质。旋动手摇钻使钢针穿过骨质并由对侧皮肤穿出，直至钢针两侧皮外部分等长为止（图 2-10）。

（四）股骨髁上骨牵引

股骨下端内收肌结节上方 2cm 处为穿针部位，由内侧向外侧穿针；或通过髌骨上缘向外面画一横线，另自腓骨小头前缘向上述横线引一垂线，两线交点为钢针穿出部位。助手先将大腿下端皮肤向上牵拉，以免日后因钢针牵引而划伤或压迫皮肤（图 2-11）。

（五）跟骨牵引

穿针部位是从内踝尖端至足跟后下缘联线的中点，由内向外穿刺。伤肢用枕垫起，局部麻醉后将钢针与手术台平行，由内向外刺入软组织直达跟骨。然后用骨锤或手摇钻使其穿通跟骨，穿出对侧皮肤，并使钢针两侧皮外部分等长（图 2-12）。

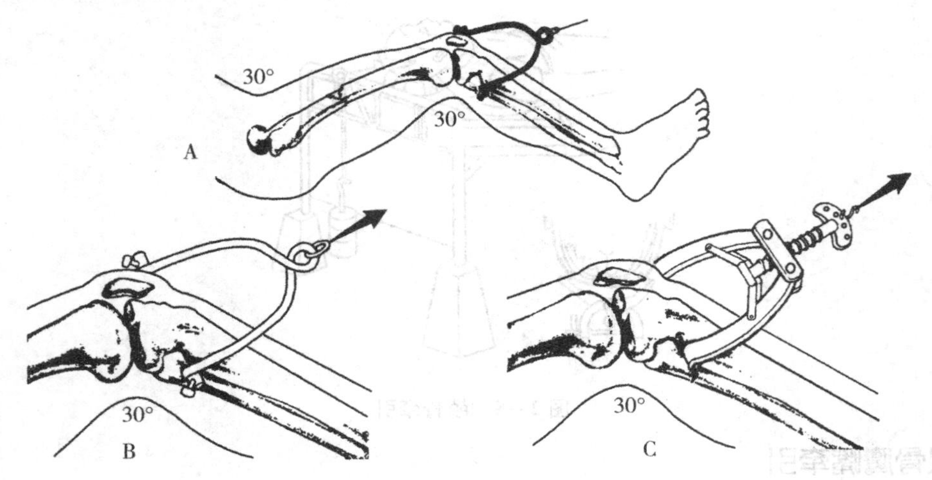

图 2－10　胫骨结节骨牵引

A. 胫骨结节牵引体位；B. 普通牵引弓牵引；C. 张力牵引弓牵引

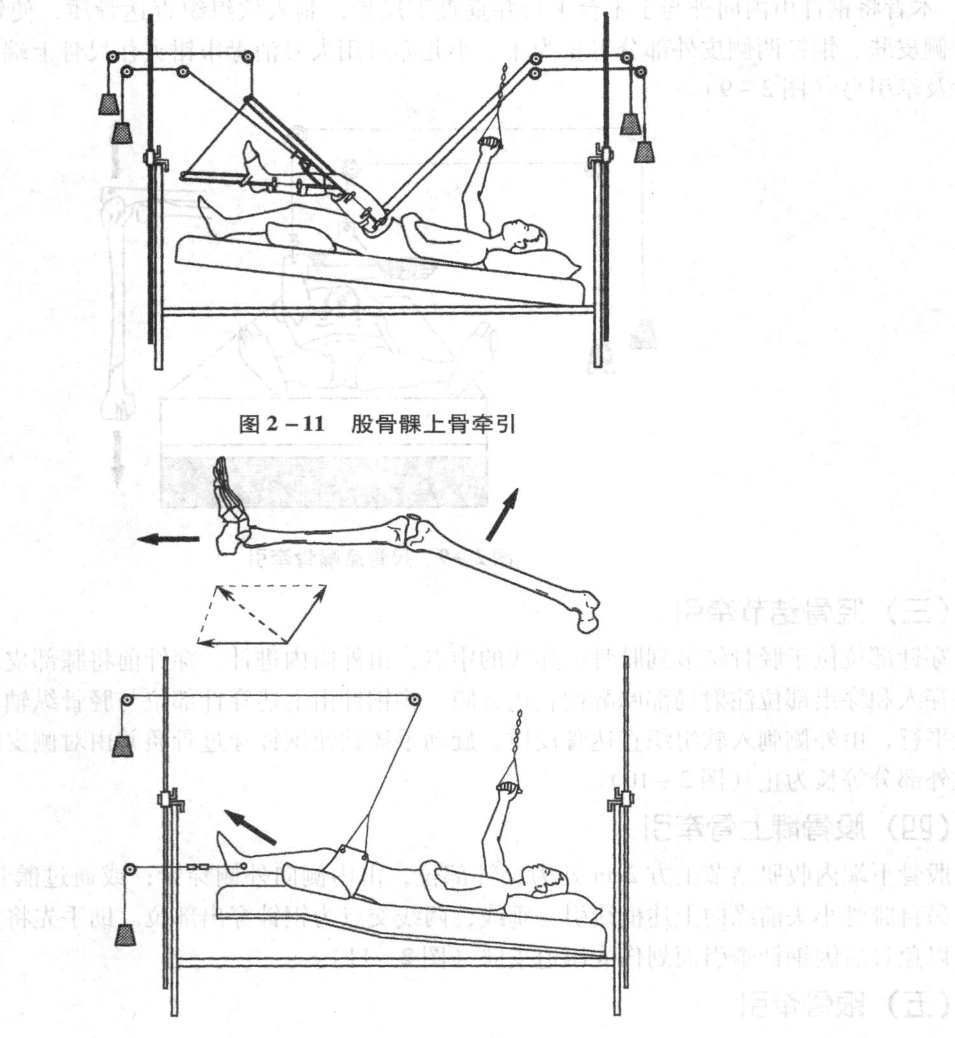

图 2－11　股骨髁上骨牵引

图 2－12　跟骨牵引

三、注意事项

1. 术前　征得患者同意，签手术知情同意书。

2. 熟悉穿针部位的神经血管走行　从有重要结构穿行的一侧穿针，这样可以较好地控制穿针，避免损伤这些重要结构，如尺骨鹰嘴骨牵引时，为防止尺神经损伤总是从内侧进针。

3. 皮肤准备　严格遵循无菌操作原则，注意防止感染，通常使用碘酒、乙醇消毒皮肤。

4. 麻醉　骨牵引通常都是在局部麻醉下完成，但完全将骨膜阻滞是困难的，操作时以1%利多卡因或2%普鲁卡因局部浸润皮肤、皮下，接着穿入骨膜下，注入足量局部麻醉药，如果在穿刺过程中感到疼痛，可适量加用一些局部麻醉药。穿入骨干约一半后，在对侧出针部位行局部麻醉。穿刺针要穿过骨干，但局部麻醉时不能得到皮质间的骨髓麻醉，事先应告知患者穿针过程中可能会有疼痛，但随着穿刺的完成，疼痛也就会停止。

5. 皮肤切口　穿针前，可以11#刀片在皮肤上先作一小切口。如果让针直接穿过皮肤，皮肤紧贴在穿刺针上容易感染。

6. 操作时最好使用手摇钻，不要使用动力钻　虽然动力钻的速度快，但在钻孔过程中会产热，容易造成穿针周围的骨坏死。在钻孔时手臂一定不能晃动，否则会造成患者的疼痛加剧。

7. 穿刺针　最好位于干骺端，根据患者年龄和不同部位，选择粗细相同的骨圆针，但要避免损伤儿童的骨骺，否则会造成骨骼生长停滞。如在胫骨结节处，小于14岁的女孩和小于16岁的男孩，骨骺板呈开放状态，如在此穿针，容易损伤骺板，应特别注意。斯氏针一般用于厚的皮质骨和粗的骨干。理想的穿针是只穿过皮肤、皮下和骨骼，而避开肌肉和肌腱结构。

8. 尽量不要将穿刺针穿过骨折血肿　否则破坏骨折血肿后就等于人为地将闭合性骨折转成开放性骨折。

9. 避免穿刺针操作失误　避免将牵引针穿入关节内，否则容易造成化脓性关节炎的发生；股骨远端骨牵引时，应避免将牵引针穿入髌上囊。

10. 其他　根据骨折的部位和特点选择合适的牵引弓；穿刺过程中针不要弯曲；穿刺完成后夹紧牵引针以防产生滑痕和旋转，造成金属腐蚀和骨切割；牵引完成后应于牵引针的两侧套上橡皮塞或小药瓶，以便于术后的管理和避免外露的牵引针刺破被子。牵引的力线应与骨折近端的轴线一致；牵引重量一般在上肢为体重的1/12，下肢为体重的1/9～1/7。牵引的头1～2周内经常测量肢体的长度或X线检查，一般应在牵引后1～2周内达到骨折脱位的复位，骨折复位后应及时改为维持重量牵引。一旦发现伤肢长于健侧肢体，应减轻牵引重量，并拍摄床头X线片复查。牵引针通过的皮肤针孔处要每日点75%乙醇2～3次，以预防感染。牵引过程中如果针眼处有脓肿形成，应及时扩创引流。

（李　强）

第四节　支具与石膏固定

一、支具治疗

支具又称矫形器，是一种以减轻四肢、脊柱骨骼肌肉系统功能障碍为目的的体外支撑装置。随着康复医学的普及，低温、高温热塑性板材和树脂材料的不断问世、应用生物力学以及支具设计理论的完善，现代康复支具完全可以满足手术前后制动、功能康复及恢复肢体本体感觉等康复治疗的需要。

（一）支具的作用

（1）稳定与支撑。

（2）固定功能。

（3）保护功能。

（4）助动（行）功能。

（5）预防矫正畸形。

（6）承重功能。

（7）有利于功能锻炼。

（二）常用支具

支具根据使用的部位不同，可分为脊柱、肩、肘、腕、髋、膝、踝七大类，其中以膝、肩、肘、踝支具的应用最为广泛。常用的肩关节支具包括：万向轴肩外展支具和肩关节护具；肘关节支具分为动态肘关节支具、静态肘关节支具和肘关节护具；踝关节支具根据其作用分为固定、康复行走位和踝关节护具，对术后早期制动、关节功能恢复以及控制关节的有害运动，具有良好的治疗和康复作用。

1. 上肢常用支具　主要用于保持不稳定的肢体于功能位，提供牵引力以防止关节挛缩，预防或矫正肢体畸形以及补偿损伤失去的肌力，帮助无力的肢体运动等。上肢矫形器按其功能分为固定性（static，静止性）和功能性（dynamic，动力性）两大类。前者没有运动装置，用于固定、支持、制动；后者有运动装置，可允许机体活动或能控制、帮助肢体运动，促进运动功能的恢复。

（1）腕托：稳定腕关节。在腕托基础上附加弹性装置，使手指或腕关节被动伸直，可用于神经、肌腱损伤患者的功能锻炼（图2－13）。

（2）上肢外展架：多用于肩部瘫痪引起上肢不能外展和肩部骨折患者手术前后的固定（图2－14）。

（3）肘关节支具：保护肘关节以及肘关节在保护控制下的活动。

2. 下肢常用支具　下肢矫形器的主要作用是支撑体重、辅助或替代肢体的功能、预防和矫正畸形。近年来由于新材料和新工艺的应用，下肢矫形器增加了许多新品种。根据其结构和适用范围，下肢矫形器可分为用于神经肌肉疾病和用于骨关节功能障碍两大类。用于神经肌肉疾病的矫形器包括踝足矫形器、膝踝足矫形器、髋膝踝足矫形器、膝关节矫形器、截瘫支具、髋关节矫形器等。

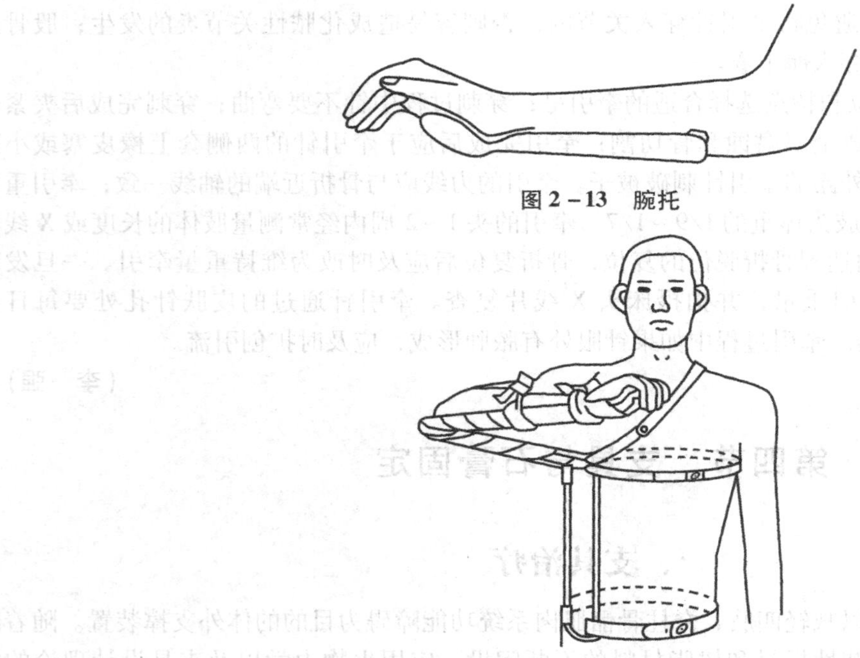

图2－13　腕托

图2－14　上肢外展架

（1）长腿支具或护膝装置：稳定膝关节，防止畸形（图2－15）。

（2）踝足支具：稳定踝关节，防止畸形（图2－16）。

（3）矫形鞋：矫正足部畸形，稳定踝关节，补偿下肢短缩（图2－17）。

3. 脊柱常用支具　分为颈椎矫形器、固定式脊柱矫形器和矫正式脊柱矫形器三大类。主要作用是限制脊柱的前屈、后伸、侧屈、旋转运动和减少脊柱的载荷。

（1）颈椎支具：常用塑料围领或头颅环装置，用于颈椎骨折脱位、颈椎不稳或颈椎术后固定（图2－18）。

（2）胸腰椎支具（Boston 支具）：常用硬塑料制作，用于脊柱侧凸矫形、维持脊柱的稳定性以及脊柱矫形的维持。适用于胸、腰椎损伤及肿瘤术后的固定、轻中型脊柱侧凸的矫正等（图2－19）。

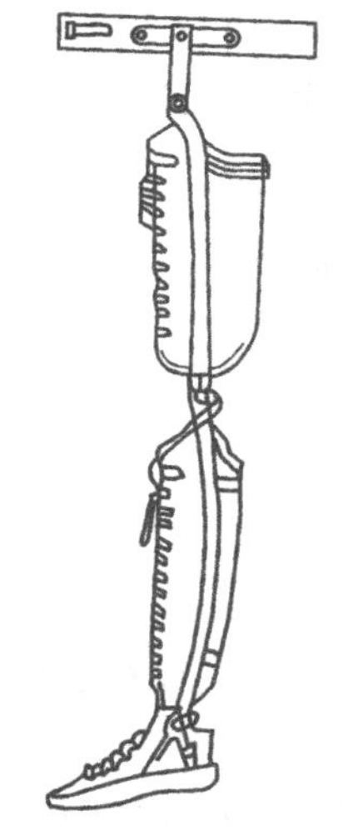

图2－15 长腿支具

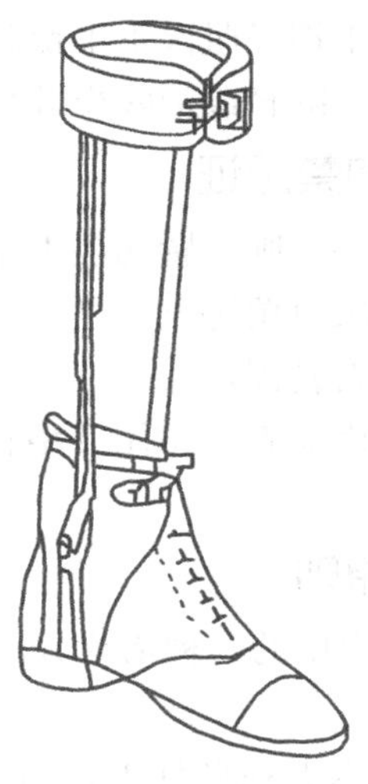

图2－16 踝足支具

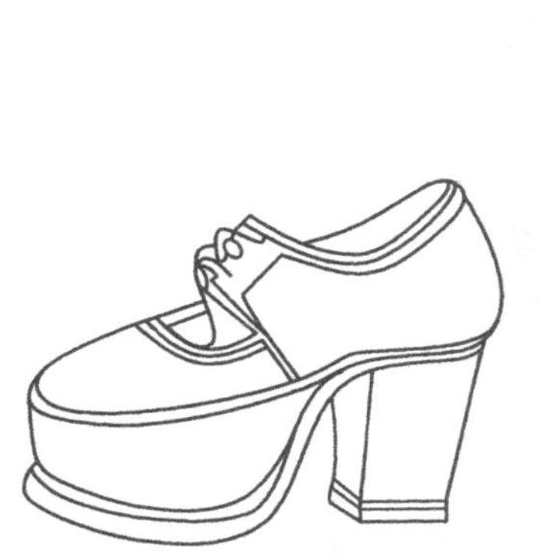

图2－17 内外补高鞋

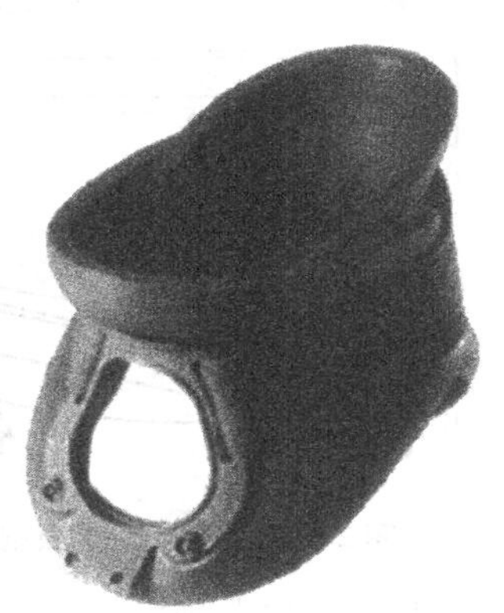

图2－18 颈部围领

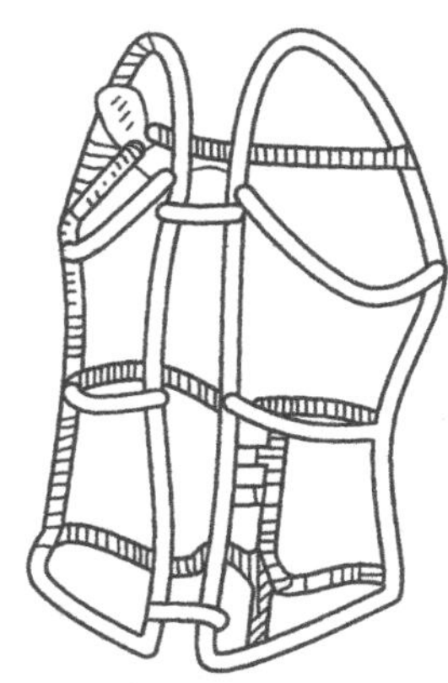

图2－19 胸腰椎支具

支具对骨骼肌肉系统疾病的治疗具有积极作用，但长期佩戴会使肌力减退，产生心理依赖，佩戴方法不正确可能会导致皮肤压伤、破溃和神经受损，因而应注意合理适时地应用支具并加以适当的护理。

二、石膏固定

（一）石膏的功能及应用

（1）骨折整复及关节脱位复位后的固定。

（2）肢体严重软组织损伤的固定。

（3）周围神经、血管、肌腱断裂或损伤手术后的固定。

（4）预防、矫正畸形以及骨科矫形手术后的固定。

（5）骨、关节急慢性感染及肢体软组织急性炎症的局部制动。

（6）通过石膏的重力行局部牵引治疗。

（7）制造各种石膏模型。

（二）石膏固定的适应证

（1）用于骨折、脱位、韧带损伤和关节感染性疾病，用来缓解疼痛，促进愈合。

（2）用于稳定脊柱和下肢骨折，早期活动。

（3）用来稳定固定关节，改善功能，比如桡神经损伤引起的腕下垂等。

（4）矫正畸形，比如用于畸形足和关节挛缩的治疗。

（5）预防畸形，用于神经肌肉不平衡和脊柱侧凸的患者。

（6）保护患病部位，减轻或消除患肢负重，有助于炎症的治疗。

（三）石膏固定的禁忌证

（1）全身情况差，心、肺、肾功能不全或患有进行性腹腔积液等。

（2）局部伤口疑有厌氧菌感染。

（3）孕妇忌做腹部石膏固定。

（4）年龄过大体力虚弱者，忌用巨型石膏。

（5）年龄过小。

（四）石膏固定原则

尽管石膏作为广泛应用的一种治疗方法已经有一百多年的历史了，但不能把它看作是万能的。石膏固定的原则有二。

1. 三点固定原则　术者在肢体的两端用力塑形，第三个点则位于石膏固定点的对侧，如图所示。骨膜和其他软组织一般要求位于石膏夹板的凸侧，以增加石膏的稳定性（图 2－20）。

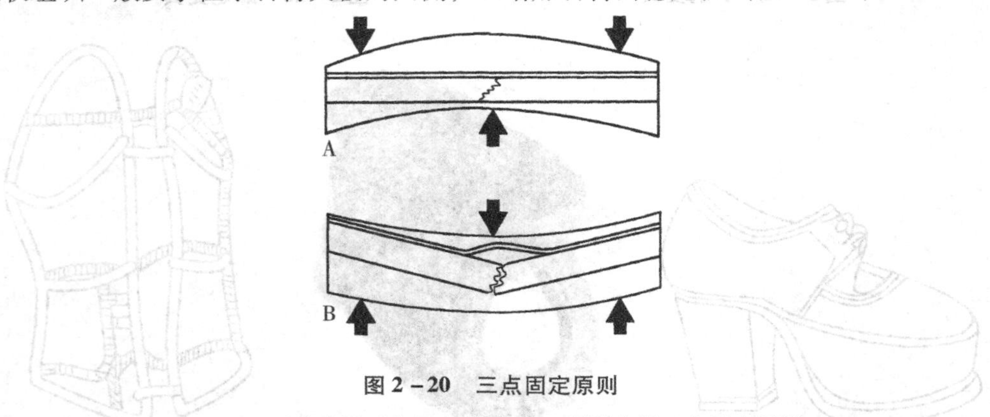

图 2－20　三点固定原则

A. 正确应用三点固定原则；B. 错误应用三点固定原则

2. 水压原则　如果一桶水放在一个坚硬的容器内，容器可克服水自身的重力而保持水的高度不变。在胫骨骨折时，如果石膏强度足够的话，那么在复位固定后，利用水压原则长度就不会丢失了。

（五）注意事项

（1）内置薄层内衬，保护骨突起部位。

（2）水温适宜，以 25～30℃最佳。

（3）待气泡完全停止排逸再排水，手握石膏绷带两端向中间挤，减少石膏丢失。

（4）石膏绷带贴着肢体向前推缠，边缠边抹，松紧适宜；在关节部位石膏固定时，应对石膏进行适当的修整，使之适合肢体形状而不致在肢体上形成皱褶（图 2－21）。

（5）石膏厚度根据石膏绷带的质量和性能而定，应掌握厚薄适宜。

（6）石膏固定应包括邻近的上、下关节，避免过长或过短。

（7）留出肢体末端观察血液循环。

（8）一般固定关节于功能位，个别骨折为了防止复位后的再移位，需要将关节固定于非功能位。根据具体的疾病或骨折类型，一般应于 2～4 周后将石膏更换为功能位固定，以免关节挛缩畸形的出现。

（9）石膏固定完毕，需在石膏上注明骨折的类型和固定日期；并向患者交代有关注意事项，抬高患肢，尽早锻炼未固定的关节及肌肉功能，以促进患肢的血液循环及患者的功能恢复。一旦出现肢体严重肿胀、剧烈疼痛、麻木或感觉异常，应及时随诊。

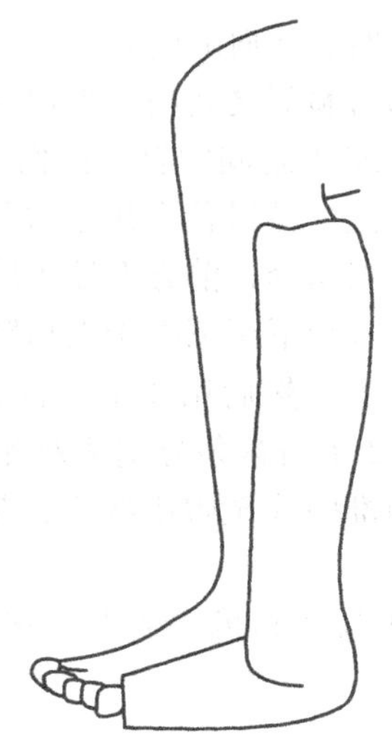

图 2－21　关节部位预防石膏皱褶的方法

（六）常用的石膏固定技术

石膏固定时应根据患者的病情及固定部位和目的，决定肢体或关节是固定在功能位或特殊的体位。在石膏的包扎过程中不要随意改变姿势，以免影响石膏包扎的质量及固定的效果。

1. 石膏托　常用于四肢长管状骨折及四肢软组织损伤的临时固定，或四肢的不全骨折和裂缝骨折。

操作方法：首先将患者置于需要固定的体位或功能位，骨突部位垫棉垫。取宽 7～10m 的石膏绷带，根据肢体的长度不同制成 8～10 层厚的石膏条，从两端卷起，浸泡后挤出多余的水，在操作台上展平石膏条，上面敷以棉花或棉纸衬垫，将做好的石膏托置于伤肢所需的部位，再用绷带固定，使之达到固定肢体的目的。无特殊要求时，应将关节置于功能位。

前臂石膏托一般置于前臂和腕的背侧。上肢石膏固定的功能位为肘屈曲 90°、腕背屈 10°～15°，拇指位于对掌位。

下肢石膏托一般放于大腿、小腿的背侧和足底部。下肢石膏固定的功能位为患肢屈膝 15°、踝关节背屈 90°、足趾向上。

2. 管型石膏　常用于四肢骨折或四肢骨折内固定术后（图 2－22）。

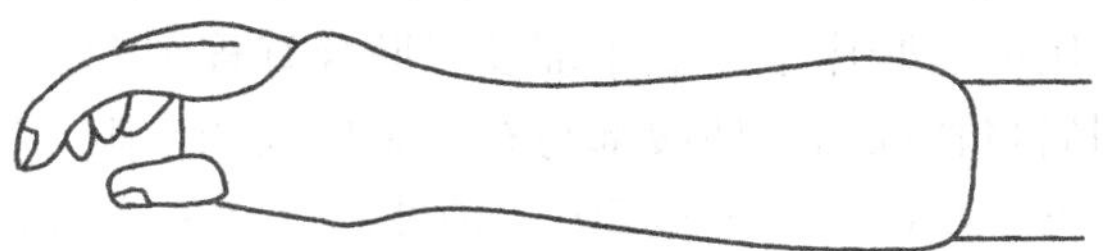

图 2－22　前臂的石膏管型固定

操作方法：首先将患者置于需要固定的体位或功能位，患肢套上棉织套，骨突部位垫棉垫，长腿管型石膏固定时，应注意在腓骨小头处多放置衬垫物。可先用石膏前后托或上下托固定，再用浸湿的石膏卷自上而下将石膏带包缠在肢体上，缠绕过程中以手蘸少量的水将石膏绷带抹平整，缠绕 3～4 层后塑型；也可先以石膏卷缠绕一石膏条加固一缠绕石膏卷的方法。

注意将指（趾）末端露出，以便于末梢血运和活动的观察，注意对非矫形位的固定，应将患肢置于功能位。

3. 肩人字石膏　常用于肩部、肘部及上臂部骨折或矫形手术后（图 2－23）。

操作方法：患者多采用坐位，躯干及上肢穿好适宜的棉织套，在骨突部垫棉垫，特别在腋下、肘、腕部位多加衬垫，女性患者应防止乳房受压。肩关节外展 60°～70°，前屈 30°～45°，外旋 15°，肘关节屈曲 90°，腕背伸 30°，前臂呈中立位，手掌与口部相对。缠绕石膏绷带时应在患者腹部垫上棉垫，待石膏完成后取出，增加腹部与石膏之间的空间，避免影响腹部的活动。

操作步骤：首先放置上肢上、下托，然后在肩的两侧“8”字交叉加固，再从腋窝向下至髂嵴，最后用宽的石膏带缠绕躯干和患肢。在肘部与髋部之间用一木棍支撑，修整石膏边缘。

4. 石膏背心　常用于第6胸椎至第3腰椎之间的脊柱损伤、结核或脊柱融合术后（图2－24）。

操作方法：患者取站立、坐位或俯卧位（俯卧位多用于脊柱骨折复位或融合术后）。在站立时应直立，两上肢平伸并向两侧外展。给患者穿棉织套，前方上端于胸骨上凹至下端于耻骨联合：后方上端于肩胛下缘至下端于臀中线上；两侧上端于腋窝下至下端于大粗隆。在骨凸部垫棉垫。

操作步骤：首先用1个石膏条包绕躯干；然后用2个石膏条分别从胸骨柄起向两侧腋下横过第6、7胸椎棘突，两端在后背中线重叠；再用2个石膏条分别从双侧腋下至大粗隆部位；再用1个石膏条由胸骨柄中线至耻骨，1个石膏条由第6胸椎中线至臀中线上；最后用石膏绷带缠绕2～3层并将边缘修平整。

5. 髋人字石膏　常用于髋部和股骨上端骨折的患者及矫形术、股骨截骨术、髋关节融合术、髋关节病灶清除术等术后固定（图2－25）。

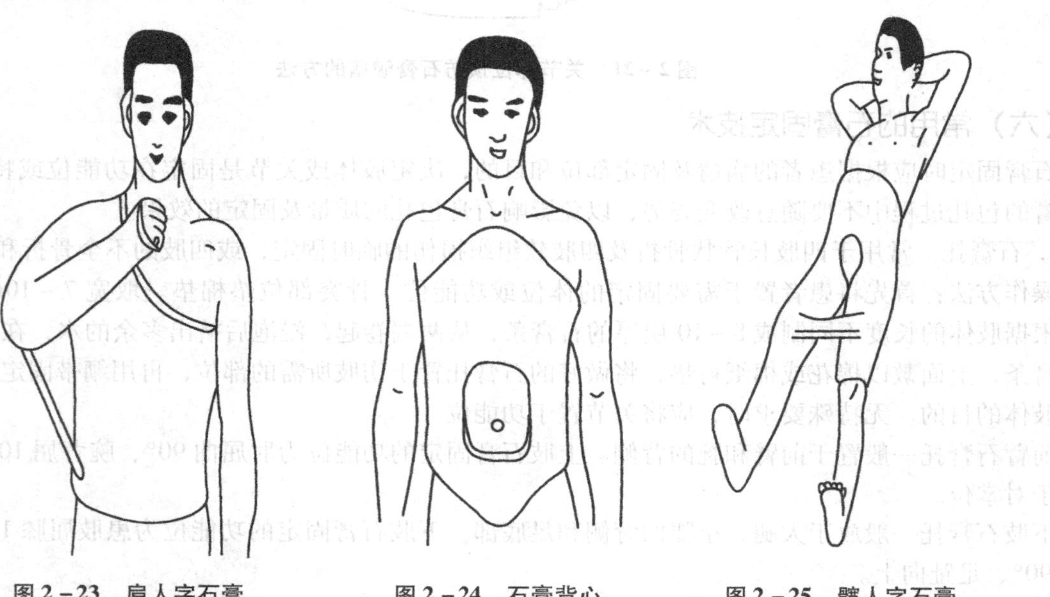

图2－23　肩人字石膏　　图2－24　石膏背心　　图2－25　髋人字石膏

操作方法：患者仰卧在专用的石膏床上，躯干部及患肢穿好棉织套，骨突部位垫棉垫，在衬里与腹壁之间放一薄枕，待石膏硬固后将枕取出，使腹部与石膏有较大的空隙，以利患者的饮食和呼吸。将两脚固定于固定腿架上，髋关节置于功能位，外展20°，稍外旋，膝关节屈曲15°～20°，踝关节背屈90°，足趾向上。

操作步骤：首先取3条石膏条由剑突下至耻骨绕腹部1周，两端在后背中线重叠；然后用长腿石膏前、后托固定患肢；后用1条石膏条由健侧髂前上棘开始，经下腹绕过患侧大转子和大腿，到达大腿下1/3内侧。再用1条石膏条由健侧髂前上棘经腰骶部绕过患侧大转子和大腿前侧，到达大腿下1/3内侧，以此交叉加固髋部的石膏硬度。最后用石膏卷缠绕达一定的厚度。臀部留一洞口，以便患者排便，并将石膏边缘修平整。

（李　强）

第五节 植骨术

一、概述

临床上，植骨术是将骨组织移植到患者体内骨骼缺损处或骨关节需要加强固定部位融合的一种手术方法。根据患者的具体病情可采用皮质骨或松质骨移植。移植骨可取自患者本人或其他健康人，也可取自异种的动物骨骼。骨移植的种类有传统骨移植、带肌蒂骨（瓣）移植及带血管的骨移植。近年来，对人工骨（羟基磷灰石、磷酸三钙等）及生物材料的研究进展迅速，在临床上的应用也日益广泛。

（一）骨组织生理

骨组织由骨细胞及骨基质构成。骨基质由有机物质胶原纤维及无机物质钙盐（磷酸钙、碳酸钙）结合而成，赋予骨骼一定的韧性及坚固性。星状的骨细胞散布于骨基质中间。松质骨像海绵一样，含有许多小空隙，储以骨髓；而皮质骨则坚实质密，其骨基质中有许多骨小管与骨外膜内层的毛细血管相通，皮质骨可借此得到部分血液供应。人体的皮质骨主要分布于长骨（股骨、肱骨、胫骨等）的骨干部分，松质骨主要分布于短骨及扁平骨（肋骨、盆骨、椎骨及手腕骨、足跗骨等），长骨两端膨大处也属于松质骨。

（二）移植骨的转归

被移植的骨骼，并不像金属或其他固定物那样仅起一种连接、支撑作用。而是经过一定时间后，与受区的骨骼坚固地融为一体、牢不可分。传统的观点认为，游离骨移植后骨块内的骨细胞失去活性，产生许多空隙，构成骨架。周围血肿首先机化，继而成骨细胞在血肿周围形成许多骨样组织，并呈条状小梁向内生长，占据全部血肿组织，使之钙化、骨化，与骨块接触并逐渐占据骨块的全部表面。与此同时，破骨细胞沿移植骨块的骨基质挺进并将其吞噬，而成骨细胞则紧跟其后，一部分停留来建立新的骨基质，一部分则跟随前进，为了输送营养物质、排出代谢废物，许多新生毛细血管、破骨细胞、成骨细胞的突起伸展到骨块中，并经哈佛管向纵深发展，边吞噬已死亡的骨细胞，边建立新的骨组织。最终，植骨块完全被吸收，代之以新的、有生命的骨组织，并与受体骨组织融为一体，即爬行替代作用。但近来的研究证明，移植骨能诱导宿主的间充质细胞转化为具有成骨能力的细胞，即移植骨有诱导成骨的作用。

人体的骨骼可分为两类：一类为皮质骨，如股骨、胫腓骨、肱骨、桡尺骨的骨干部分；另一类为松质骨，如髂骨、脊椎骨、足跗骨、腕骨及长管状骨的两端。这两类骨在显微镜下的组织结构大致相同，都是在一片均匀的骨基质中间散布着许多星状的骨细胞。所不同的是皮质骨较致密，其活力依靠哈佛管中的血管系统维持，移植以后往往需要相当长的时间才能完全再生，而且必须在有了活的骨细胞产生后移植骨才坚实。松质骨非常疏松，像海绵一样有许多小空隙，所以又有海绵骨之称。松质骨的结构有利于营养物质的弥散及受区血管肉芽组织的长入，因而爬行替代作用易于完成，所以松质骨是植骨时最常选用的材料，但支持作用较差。相反，由于皮质骨的结构比较致密，上述两种作用受到一定的影响，因而爬行替代作用进行缓慢，但一旦完成，则可起到较坚强的支持固定作用。因而，皮质骨及松质骨的移植各具优缺点，临床应根据病情加以选用或二者并用。但无论是皮质骨还是松质骨，其爬行替代作用的进行均是逐渐的、缓慢的、持续不断的，其完成时间须以月计。

（三）植骨适应证

（1）骨折断端硬化或骨质缺损引起的骨折不愈合、假关节形成。

（2）填充良性骨肿瘤或骨囊肿等肿瘤样疾病刮除后所遗留的空腔。

（3）修复骨肿瘤切除后形成的骨质缺损。

（4）脊椎的植骨融合术及促进关节的融合。

（5）重建大块骨缺损间的连续性。

（6）提供骨性阻挡以限制关节活动（关节限制术）。

（7）填充骨结核病灶清除术后遗留的空腔。

（8）促进延迟愈合、畸形愈合、新鲜骨折或截骨术的骨愈合，或填充术中的缺损。

（四）植骨禁忌证

（1）取骨部位或手术部位有炎症时，须待炎症消退后方能植骨，以防感染。

（2）有开放伤口存在时，须待伤口完全愈合半年至一年后，才能进行植骨手术。但对经久不愈、伴有窦道的慢性骨髓炎或骨结核病灶清除术遗留的空洞，在彻底清创的基础上辅以有效的抗生素治疗，可进行Ⅰ期松质骨移植术。

（3）植骨处广泛瘢痕形成、血运不佳，须先行整形手术改善血运，方考虑植骨。

（五）植骨的术前准备

（1）仔细检查患者，确定无感染病灶。

（2）自体取骨时应于取骨部位做好皮肤准备：术前3日开始，每日用肥皂水清洗取骨部位及其周围皮肤，清洗后以75%乙醇涂布1次，然后用无菌巾严密包扎。术前1日清洗后剃毛，并重复上述步骤。手术当日晨起再以75%乙醇消毒1次，更换无菌巾，包扎后送进手术室。这种方法与术前仅做1日皮肤消毒的备皮方法相比较，更为安全可靠。

（3）于髂骨或胫骨取骨时，因出血较多，应备好骨蜡，必要时做好输血准备。

（4）为预防感染，术前麻醉开始后予以适当的抗生素，对骨关节结核患者术前两周加用抗结核治疗。若为大块的同种骨或骨库骨移植，术前3~4日即应予以抗过敏药物，如苯海拉明、氟美松等。

（5）很多需要植骨的患者都已经过多次手术或长期外固定，以致伤肢肌肉萎缩，骨质脱钙疏松，有不同程度的关节活动限制，血液循环不好，抗感染力低，组织生长能力也差。植骨术后必不可少的一段时间的外固定，将会造成肌萎缩与关节僵硬加重。因此，术前应进行一段时间的功能锻炼与理疗，对无移位的下肢骨折不愈合或骨缺损的患者，可在支架或外固定的保护下进行功能锻炼。

（6）术前摄X线片，了解病骨情况，根据病情设计手术（包括植骨部位、植骨片的大小和植骨方式）。如拟作吻合血管的骨移植，术前应对移植骨的全长摄正、侧位X线片，以便选择植骨的部位和长度。

（7）吻合血管的骨移植术前，应当用超声血流仪探测供区和受区肢体的主要动脉是否存在及血流情况，以便设计手术。一般受区动脉多选用肢体主要动脉的分支作吻合，如股动脉的股深动脉、旋股内、外侧动脉等。如受区有2条主要动脉，如尺、桡动脉、胫前、后动脉，亦可选用其中一条主要动脉作吻合，其先决条件必须是另一条主要动脉经超声血流仪或临床检查证实血供良好。受区的静脉一般多选用浅静脉作吻合，如头静脉、贵要静脉、大隐、小隐静脉及其分支。因此，术前应检查受区的浅静脉有无损伤或炎症，近期用作穿刺，输液的浅静脉不能用作接受静脉。

（六）植骨术后的处理

植骨术后必须加用范围足够、固定确实的外固定，待移植骨的爬行替代作用全部完成、骨质愈合后方可拆除，因而应根据接受植骨的部位、内固定的强度以及采用的植骨方法选用石膏托、管型石膏或硬质支具外固定，以促进植骨的愈合。尽管植骨融合判定的金标准是手术中探查，但临床上对植骨过程完成的判定通常以X线片检查为依据，因而术后必须定期复查X线片。

二、植骨术的取骨操作步骤

进行自体骨移植时，为了缩短手术时间，可将手术人员分为两组，手术同时进行。一组暴露受骨区，为植骨做好准备；另一组切取移植骨块，为植骨准备好材料。取整块骨条或骨块时，首先应选择胫骨，其次为髂嵴及腓骨，再次为肋骨。髋关节手术时，若仅需少量植骨时，可就近于股骨大转子或股骨上端取骨，这样可省去取骨切口。

取骨看来简单，实为一精细工作。所取骨块的大小、形状应与受骨部位的需要相符，过大则浪费，并给患者造成不必要的损伤；过小则不能应用。于肢体取骨时应尽量使用止血带，以减少出血。取骨后若切骨面渗血严重，可用骨蜡涂抹止血或用明胶海绵贴敷。

自体骨是最理想的植骨材料。当新鲜自体骨的来源受限时，如儿童的自体骨量有限，可结合应用新鲜或冷冻的同种异体骨移植，或单纯使用新鲜或冷冻的同种异体骨及其他生物植骨材料。但临床实践和动物实验证实，同种异体骨的成骨特性远不及新鲜自体骨优越，在骨移植治疗长骨干骨折不愈合的病例，自体骨移植的成功率比同种异体骨移植约高18%。因而在尽可能的情况下，应多选用自体骨移植。

临床上需要植骨时，可自下列部位取骨：①胫骨；②髂骨；③腓骨；④肋骨。此外，有时也可从受区附近的骨端挖取少量松质骨移植，以填充较小的骨腔。

（一）胫骨骨条的切取

切取胫骨骨条时，为避免术中出血过多，宜在大腿中部使用气囊止血带。

1. 切口　在小腿前内侧面作一略带弧形并避开胫骨嵴的纵切口，以免在胫骨嵴处形成疼痛性瘢痕。

2. 取骨　不要翻开皮瓣，沿皮肤切口切开骨膜直到骨骼，将骨膜向内、外侧剥离，显露胫骨嵴与胫骨内缘之间的整个胫骨面。为了更好地显露切口两端的骨骼，可在骨膜切口两端各作一短的横切口，使骨膜切口呈Ⅰ形。在切骨之前，先在预定取骨区的四角各钻一小孔（图2－26）。用单片电锯稍斜向移植骨片中央方向锯开皮质骨，如此则可保留胫骨的前缘和内侧缘。若无电锯，则可在胫骨前内侧面的纵轴上凿刻出所需取骨的长度和宽度，再以骨钻在凿刻线上钻出一排小洞，然后用骨刀将这些小洞之间的皮质骨凿开。要求沿取骨线的全长逐渐深入，不可一次在一处凿进髓腔，以免移植骨片碎裂或胫骨骨折。儿童取骨时应注意勿损伤骨骺。

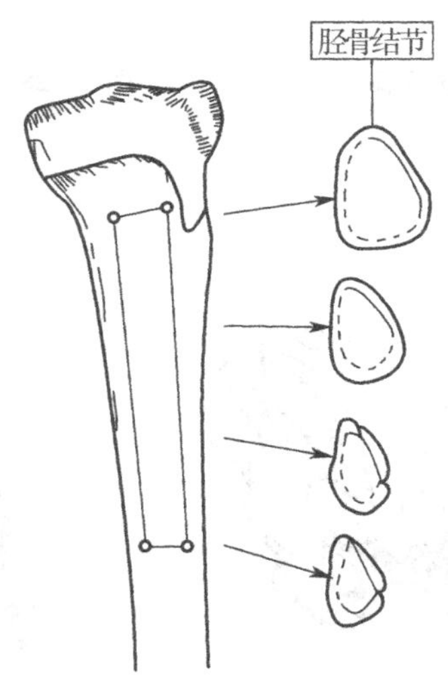

图2－26　胫骨骨条的切取方法

3. 缝合　取出移植骨条后，即将伤口缝合。儿童骨膜厚，可单独缝合。成人骨膜薄，则与皮下组织深层一起缝合，以覆盖取骨的缺损处。然后再缝合皮肤。

4. 术后处理　如取骨条较大，必须用石膏托固定该肢2～3个月。

（二）髂骨块的切取

髂骨有丰富的松质骨，在髂嵴的前1/3分段纵行取骨块，可获取髂嵴的一小段坚硬的皮质骨和其下的一大段松质骨（图2－27）。如欲获得较坚硬的骨片，则横向取髂嵴前部或后部的长条骨块。在患者仰卧时，可取髂嵴的前1/3段；患者俯卧时，则取髂嵴的后1/3段。如希望保留髂嵴，则可仅取髂骨的外层皮质骨（图2－28）。

在切取髂骨时，应注意约有10%的股外侧皮神经，距髂前上棘后方越过髂嵴至股外侧皮肤。故在髂嵴前取骨时，切口应距髂前上棘后上方2cm开始向后伸延至需要长度为止。但向后伸延不要逾越距髂后上棘前上方8cm的髂嵴，因臀上皮神经穿腰背筋膜，在距髂后上棘前8cm越髂嵴至臀部。无论前方或后方取髂骨时，均要注意避开该部位走行的皮神经，以免对其造成损伤（图2－29）。

儿童应将髂骨的骨骺及其附着的肌肉一并翻开，在其下的髂骨上取骨块，取完后将骨骺复回原处。

1. 切口　髂骨的显露较为容易，但可引起相当多的出血。从髂前上棘沿髂嵴的皮下缘向后作皮肤切口，沿髂嵴中线切开软组织，此切口正好在躯干肌和臀肌附着于髂嵴骨膜处。

2. 取骨　切开皮肤及皮下组织后即可径直切达骨骼，在骨膜下剥离以显露髂骨外板。若只需要包含一侧皮质骨的松质骨作移植，则根据受骨区所需要的大小凿取髂骨外侧皮质骨；若需要包含两侧皮质的髂骨全厚骨块，需将髂肌自髂骨内面作骨膜下剥离，然后用骨刀凿取相应大小的全厚髂骨块（图2－30）。骨块取下后，可用刮匙插入两层皮质骨之间，挖取多量的松质骨。

3. 缝合　完成取骨后，将翻下的臀肌缝回髂嵴原位。

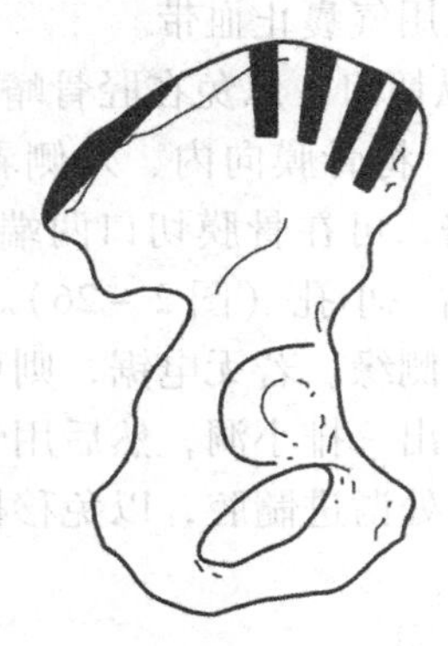

图2－27　髂骨的分段切取

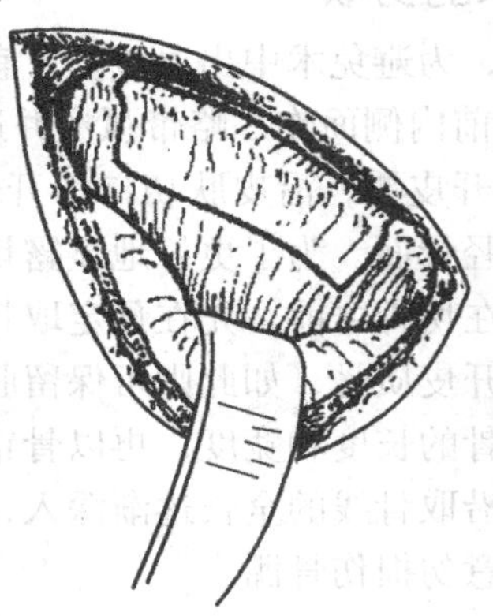

图2－28　外层骨板的切取

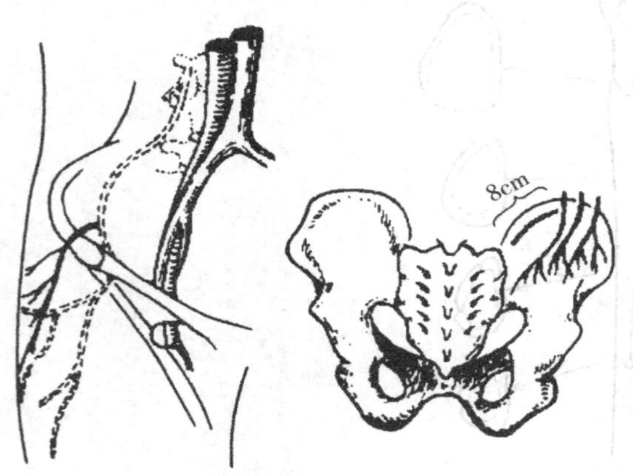

图2－29　股外侧皮神经和臀上皮神经的走行

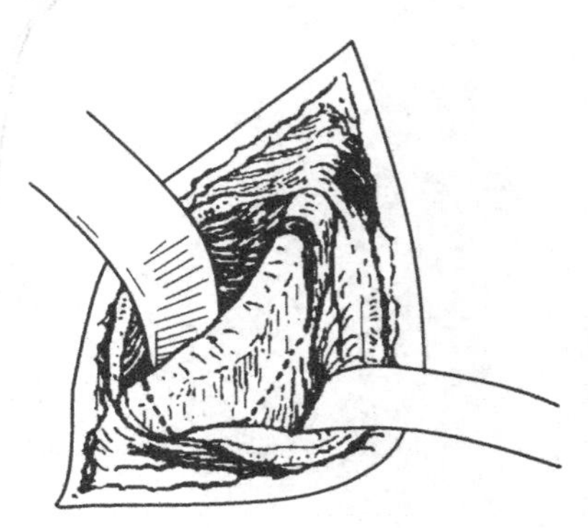

图2－30　全厚髂骨的切取

（三）腓骨的切取

取腓骨时，应注意不要损伤腓总神经；为保持踝关节的稳定和儿童踝关节的正常发育，应保留腓骨的远侧1/4；避免切断腓骨长、短肌，以免影响踝部的动力性稳定。

1. 切口　通常切取腓骨干的中1/3或上1/2段作移植。采用Henry入路，从腓骨长肌和比目鱼肌之间进入。切口从腓骨小头上2cm开始，沿腓骨外侧缘直行向下，至所需切取的长度。

2. 取骨　将腓骨长、短肌牵向前侧，比目鱼肌牵向后侧，显露腓骨，切开骨膜行骨膜下剥离，将腓骨长、短肌翻向前方。骨膜剥离应从远侧开始，逐渐剥向近侧，以使从腓骨斜向起始的肌纤维连同骨膜一并剥开。然后，在显露的腓骨干上判明准备截取的腓骨段，在其近端及远端各钻一排小孔，用骨刀将这些小孔间分别一一凿断，最后连成一线而将腓骨凿断。避免不先钻孔而直接一次性将腓骨凿断，因为这样会使腓骨劈裂，也可用线锯或摆动锯锯断腓骨。有时，需要将从腓骨中段后侧面进入腓骨的滋养动脉予以结扎。若需切取腓骨上段以替代桡骨远端或腓骨远端时，在切口的近端要避免损伤腓总神经。首先在股二头肌腱远端的后内侧显露腓总神经，向远侧追踪到腓总神经围绕腓骨颈之处。在此处，腓总神经被腓骨长肌的起点所覆盖。用刀背对向此神经，以刀刃将架越神经的薄层腓骨长肌条索切断。然后将腓总神经牵向前方。继续作骨膜下分离时，注意勿损伤在腓骨和胫骨之间经过的胫前血管（图2－31）。

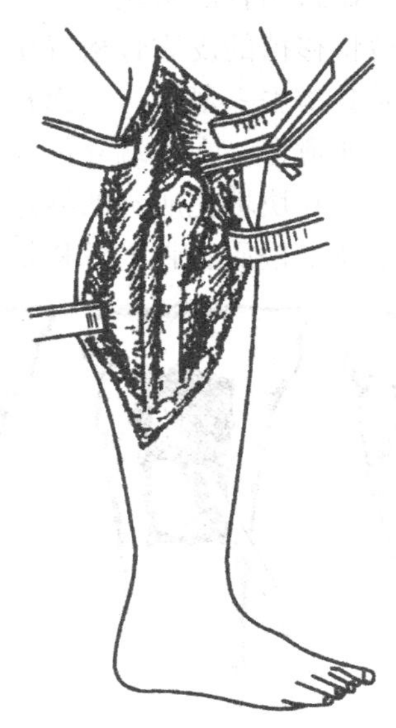

图2－31　腓骨上段的显露和切取

3. 缝合　先缝合深筋膜，再缝合皮下组织及皮肤。切取腓骨上段时，宜将股二头肌腱缝到邻近的软组织上。

（四）肋骨的切取

1. 切口　沿拟切取的肋骨作一长切口。

2. 取骨　切开筋膜及肌肉直至肋骨。切开肋骨骨膜，用肋骨骨膜剥离器进行骨膜下剥离。用骨剪剪断肋骨，将其取出。

3. 缝合　分层缝合切口。当需一段肋骨植骨时，可切取游离的第十二肋骨。

三、骨移植的方法

（一）松质骨移植术

松质骨移植的优点是刺激成骨作用大，爬行代替过程快，抗感染力较强，且可制成碎骨片，填充于骨端间的任何裂隙，消除植骨空腔的形成。因此，其应用范围较广，缺点是松质骨质地较软，内固定作用弱。故临床上常需与皮质骨移植或金属内固定合用，一般松质骨移植多用于骨肿瘤或炎症刮除后形成的骨腔填充、关节融合、骨折不愈合、骨缺损等。此外，在血供不良的骨折行切开复位（如胫骨下1/3骨折）时也可用松质骨碎片移植于骨折断端间，以促进骨折愈合。

髂骨有较多优质的松质骨，需用大量松质骨时可从髂骨采取；亦可取自肋骨。需用少量松质骨时，则可在病骨邻近的骨端采取，但含脂肪较多，质量较差。

松质骨移植常与其他手术合用，用以填充骨腔缺损和促进骨的愈合，病灶显露后在其周围钻孔，只钻通一侧皮质骨，各个钻孔排成矩形，再用骨刀切开各孔间的骨质，即可取下一块皮质骨，将病变组织搔刮干净后，将松质骨填入。如病变位于负重区，应加用适量皮质骨移植，轻轻打压后，按层缝合（图2－32）。

（二）皮质骨植骨术

上盖骨移植是取皮质骨板固定于两段病骨上、促使骨愈合的手术。皮质骨板坚硬，临床多用以治疗长管骨骨干的骨折不愈合、骨干缺损以及关节融合手术时的关节外植骨。这种植骨术除有刺激成骨作用外，主要利用其内固定作用。实际应用时常并用松质骨移植，以填充空隙及加强刺激成骨作用。上盖骨移植术的缺点是骨移植后受骨区的直径要增粗，伤口缝合困难，同时皮质骨的抗感染能力弱，有潜在感染的患者最好不用。

依病骨的部位选用合适的显露途径，显露病骨的两端，切除骨端的硬化骨质和瘢痕组织，凿通或钻通骨髓腔，使两骨端形成新的创面。然后将移植的皮质骨板置于承受骨的表面，植骨面应选在承受骨无弯曲或弯曲较小的一面，并将该面的皮质骨凿去一薄层，其面积应稍大于移植的皮质骨板，这样可使移植骨与承受骨密切接触，有利于固定和加速愈合。在骨端复位并放好移植的皮质骨后，用螺钉固定。然后，在骨缺损区和移植骨的周围，用松质骨碎块填充所有的缝隙和缺损，根据具体的操作方法可分为单片骨上盖骨移植术、双重骨上盖骨移植术及带松质骨骨上骨移植术（图 2－33～图 2－35）。

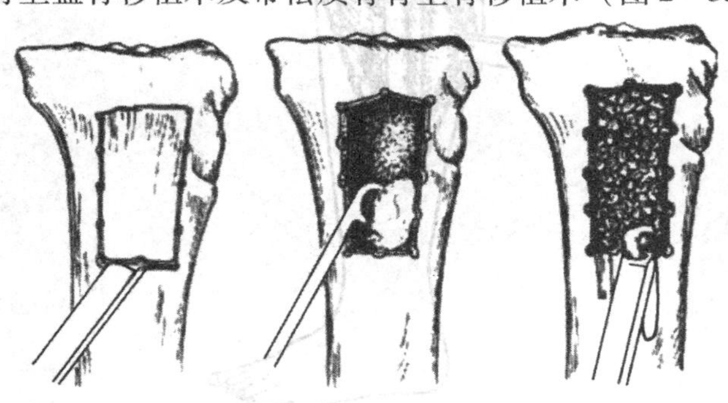

图 2－32　松质骨填充植骨术

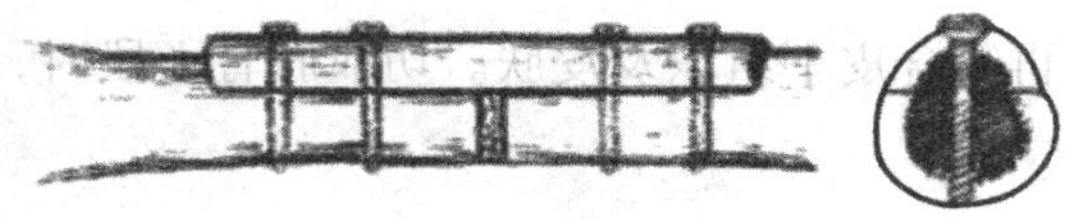

图 2－33　单片骨上盖骨移植术

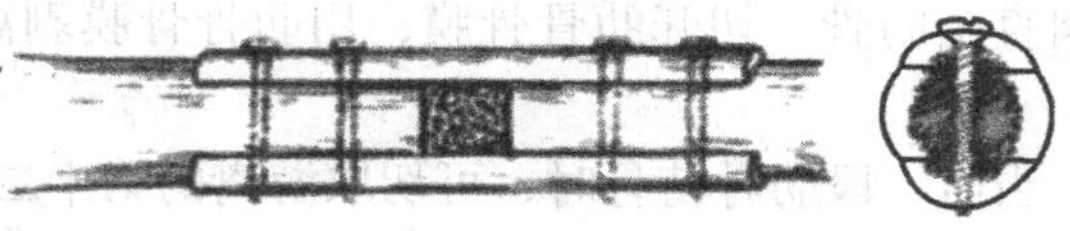

图 2－34　双重骨上盖骨移植术

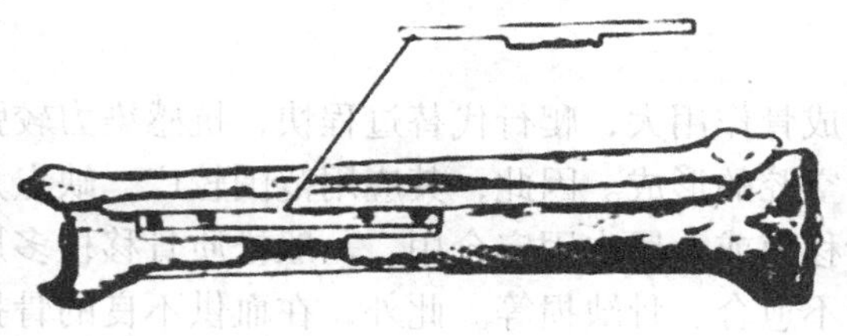

图 2－35　带松质骨的上盖骨移植术

（三）嵌入骨移植术

融合关节时常在关节内融合的同时并用嵌入骨移植作关节外融合，以促进骨愈合和加强固定。关节内融合后将关节置于功能位，先在组成关节的短骨上凿一骨槽或骨隧道，再在组成关节的另一长骨上取一条等宽的、长度为短骨骨槽或隧道一倍的长条骨片，跨过关节嵌入骨槽或插入隧道。如在关节组成骨上不能采取骨片，也可单纯凿槽，另取自体或异体骨片嵌入，然后用螺钉作内固定（图 2－36）。这一方法的优点是植骨后病骨的直径不增粗；其缺点是需要有一定的设备（如双锯片电锯），内固定作用不如上盖骨移植术可靠，有骨缺损者应用此手术则更不牢靠，因此多用于无骨质缺损的骨折不愈合及各种关节融合术。

（四）支撑植骨术

以诱导骨生成的松质骨和起支撑作用的皮质骨充填病损区，促进血管再生和支撑软骨下骨，这种植骨术适应于锥体骨折、关节面塌陷骨折以及股骨头坏死后钻孔减压的支撑植骨。

（五）吻合血管的骨移植

吻合血管的骨移植解决了传统方法难以治愈的大段骨缺损，同时可修复合并软组织广泛损伤的疑难病症。缩短了移植骨的愈合时间，成功率高，比传统的骨移植有较大的优越性。即使带肌蒂骨块移植，也受骨块不能很大及不能远距离移植的限制。吻合血管的骨移植则不受这些条件所限，起到了过去传统骨移植方法不能起到的作用。在此基础上，目前还有应用吻合血管的骨膜移植术（图 2－37），治疗骨不愈合或骨缺损的疗效满意，吻合血管的骨移植保存了移植骨的血供，骨细胞和骨母细胞是成活的，使骨移植的愈合过程转化为一般的骨折愈合过程，不经过传统骨移植后死而复生的爬行替代过程，而且可同时带有皮瓣，用于合并软组织缺损的 I 期修复。不足之处是，术者必须熟悉显微外科技术，手术操作较复杂，手术时间长，有失败的可能，而且对供区的损害较大，甚至影响患者的外观。因而，不能完全取代传统的骨移植术，可应用于传统方法治疗有困难或治疗效果不满意的病例。例如，先天性胫骨假关节经传统骨移植方法治疗失败者、创伤所致的大段骨缺损伴有软组织缺损者，特别是低度恶性肿瘤需连同部分正常骨和软组织一并切除者，较为适合吻合血管的骨或骨皮瓣移植。如受区有经久不愈的伤口，原则上应待伤口完全愈合后 3～6 个月时再施行吻合血管的骨移植。对受区因局部放射治疗、感染和严重创伤所致的血管条件差者，则应该慎重选用。

腓骨、髂骨和肋骨是常用的吻合血管的骨移植供区。根据其形状和结构的不同，在应用上又有所不同。例如，腓骨是直的皮质骨，对于修复四肢长骨的缺损优于肋骨。对股骨可用双根带血运的腓骨移植。

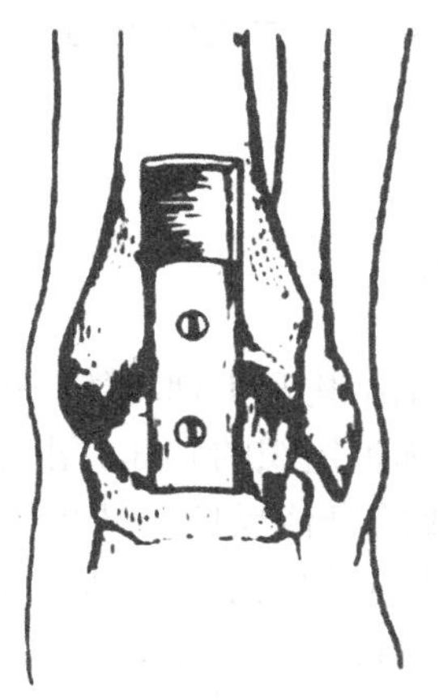

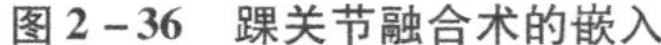

图 2－36　踝关节融合术的嵌入

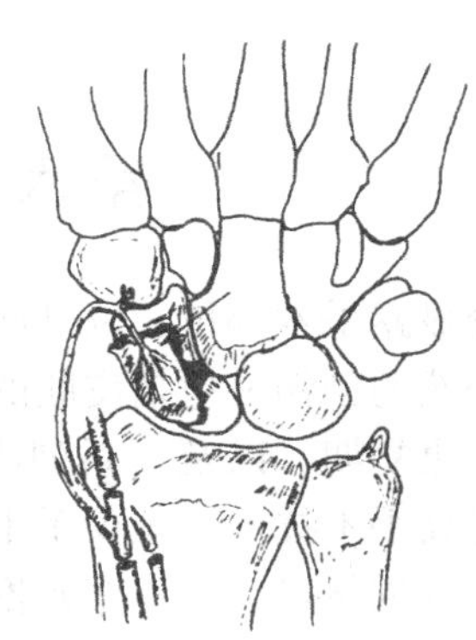

图 2－37　游离骨膜移植修复舟状骨骨不连

（六）组织工程修复

利用自身骨髓，经过体外培养及定向成骨诱导分化后，再种植到高孔隙率的可吸收支架材料上，形成生物活性“人造骨组织”，然后再移植到体内修复大节段的骨缺损。经组织学切片、微循环造影等多项检测证明：置入的“人造骨组织”与正常骨组织无异，形成了正常的哈佛系统，其微血管丰富，骨髓腔完全再通。

四、植骨床的处理

仔细准备植骨床是保证植骨融合成功的关键，否则可能导致植骨融合的失败、假关节形成导致内固定的断裂及畸形的再发和加重。在术中除充分显露植骨床外，如骨干的骨折不连，需切除骨折断端及周围的瘢痕组织，咬除骨断端的硬化骨，用骨钻将髓腔钻通，植骨融合时，最好掀开植骨骨床或除去表层骨皮质，避免软组织混杂在植骨中，对于骨缺损的修复，应注意植骨条、块应排列紧密，避免空腔形成。而在脊柱植骨融合时则应注意：①不能仅行椎板外、椎板间植骨，应同时行关节突间及横突间植骨；②需有足够的植骨量；③彻底清除植骨部位的软组织；④锥体间植骨时应彻底刮除软骨板；⑤仔细准备植骨床。术中切除椎板背侧和棘突上所有的软组织，并以骨凿将椎板凿成鳞状的小骨瓣，以增加植骨床的面积，尽可能清除小关节的软骨面，使术后小关节可发生自发性融合。同时，应避免融合骨的生长过程受到异常的应力干扰，方能提高植骨的融合率（图2－38，图2－39）。

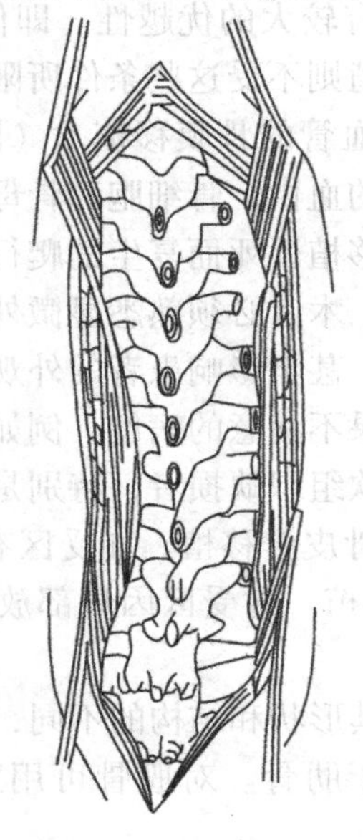

图2－38　脊柱植骨床的显露

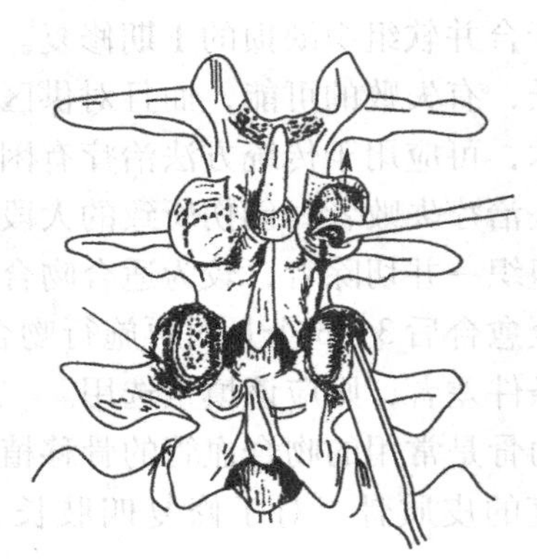

图2－39　脊柱关节突关节软骨面的去除

（李　强）

第六节　微创技术

传统手术要求充分显露手术部位，以彻底切除病灶、恢复解剖结构和生理功能。但在充分显露的同时，也给患者带来了必然的创伤，包括皮肤的美容学损失、病灶邻近组织的破坏、出血、疼痛、受累组织结构功能丢失和需要康复期，以及一系列缘于手术打击所造成的身体反应。从事传统手术的外科医生，一直期望着通过提高手术技术，减少手术损伤，降低手术并发症的发生率，骨科微创技术就是应其要求而应运而生。骨科微创技术如经皮穿刺椎间盘切除术早在20世纪70年代就已经应用于临床，但微创外科技术（minimally invasive surgery，MIS）作为一种新的手术概念，最早源自20世纪90年代初期的微创冠脉搭桥（minimally invasive direct coronary artery bypass，MIDCAB），它不仅仅强调手术的小切口，而且强调在保证获得常规外科手术疗效的前提下，通过精确的定位技术，减少手术对周围组织造成的创伤和对患者生理功能的干扰，降低围手术期并发症，促使患者早日康复。近年来，随着内镜技术、各种影像与导航技术及骨科器械的不断发展与更新，微创技术日益成熟，骨科微创技术在临床上得到了越来越广泛的应用，其涉及的领域和手术种类也不断得到拓展，一些微创手术已经比较成熟，并成为骨科的定型手术。虽然通过微创技术治疗的患者可直接体会到，快速的康复与良好的美容效果，但各种微创技术的开展必须具备相应的条件，并需经过专门的培训与考核后才可应用于临床，微创技术的适应证、长期疗效、经济性及临床应用价值还存在相当大的争议，但随着骨科器械的不断改进、新型固定材料与融合替代物的出现，还有内镜成像、计算机影像导航与立体定向以及电脑控制机械手臂等技术的不断完善，将会显著提高微创技术的准确性、成功率与临床疗效，微创技术将会是外科手术发展的一个方向，在后面的相关章节中将会有对相应微创技术的详细介绍，下面仅简要对骨科常用的微创技术作一介绍。

一、关节疾病的微创手术治疗

关节镜在骨科的应用已有80年历史，是外科内镜手术中起步较早的一种。由于受到技术和条件等限制，在相当长的一段时间内主要作为一种诊断手段，未得到重视和发展。直到20世纪70年代彩色闭路电视监视系统开始应用后，关节镜下手术才得以发展。特别是近二十年来，随着各种关节镜下切割、缝合、固定等专用器械的开发，以及微型电动刨削系统、钬激光器、低温组织气化仪等高科技配套仪器的应用，使得关节镜手术的应用范围迅速扩大，其微创手术带来的优越性进一步得到体现和重视，成为骨科中发展最快的三大领域之一。关节镜技术显著深化了人们对关节局部解剖结构、生理及病理的认识，拓展了关节疾患的诊疗范围，极大地提高了关节疾病的诊治水平。

目前关节镜手术应用最多的是膝关节、肩关节和踝关节，其他如髋关节、肘关节、腕关节、掌指关节、指间关节、颞颌关节及椎间关节等也均可应用。常见的镜下手术有各种关节炎的滑膜切除，滑膜瘤、软骨瘤的切除，关节内骨赘和游离体的摘除，老年性、创伤性关节炎的关节清理，各种半月板损伤的修补、部分切除或成形，交叉韧带损伤、肩袖或盂唇损伤的修补及重建，关节内骨折的复位固定，髌骨半脱位和肩关节脱位的松解或修补，腕关节三角纤维软骨损伤的修整，肩峰下撞击综合征、腕管综合征的减压和松解。近年来还开展了关节镜下关节软骨面的修复，包括软骨面的刨削、骨膜移植，软骨或骨软骨移植，细胞移植以及细胞因子和人造基质植入，异体半月板移植，目前除人工关节置换外几乎各种关节手术均可在关节镜下完成。

由于关节镜手术的创伤小，对骨关节正常结构的破坏干扰少，手术操作更为精细准确，可以最大限度地保留和修复关节内组织，大大减轻患者的痛苦，明显缩短康复周期，使关节功能得到更快、更好的恢复。由于关节镜技术的不断发展，使得各种关节病的诊断、治疗和疗效都发生了根本变化，关节镜外科已逐渐发展成为一门相对独立的分支学科，微创手术目前已成为运动性关节损伤的主要治疗手段，对提高运动员的竞技水平、延长国家优秀运动员最佳竞技状态的时间等都具有极为重要的意义。近年来四肢小关节诸如腕、指、趾、足距下等关节微创手术的开展，有效地提高了运动性小关节损伤的诊断和治疗水平，解决了运动损伤后长期踝、腕、趾、足距下关节疼痛的治疗问题。

随着关节外科的发展及医疗器械的技术革新，近年来出现了微创全髋和全膝关节置换新技术，微创全髋关节置换目前有两种方法："单切口"技术与"两切口"技术。"单切口"技术采用常规的改良外侧入路或后入路，常规手术切口通常需要作15～20cm的手术切口，而微创技术仅需8～10cm的手术切口，通过特殊设计的拉钩与器械，减少对髋关节周围正常组织的解剖；"两切口"技术通过其中一个切口植入股骨假体，另外一个切口植入髋臼假体，手术过程中需用C形臂或导航技术监视。两种手术技术都需要借助一些特殊的拉钩、手术工具来完成。微创全髋关节置换手术具有以下优点：周围组织创伤小、出血少、患者康复快、住院时间短，"两切口"手术24h后患者即能出院。

自1974年第一例全膝置换手术以来，全膝置换技术如截骨与软组织平衡技术日益成熟，远期临床疗效非常满意。微创全膝置换技术始于单髁置换技术，20世纪90年代后期，Repicci和Eberle等倡导通过有限的外科显露进行单髁置换。随着技术与器械的不断改进，微创单髁置换对于单间隙病变取得了满意的疗效，也为微创全膝置换奠定了基础。Tria等首先将微创全膝置换技术应用于临床，该技术不仅仅切口小（常规手术的1/3）、美观，而且强调不干扰伸膝装置与髌上囊，患者手术后疼痛少、功能康复快，显著降低了常规全膝手术后的关节康复锻炼时间，明显缩短了患者的住院时间，初步临床疗效满意。微创关节置换技术还处于起步阶段，有一定的适应证、禁忌证，如髋关节存在明显畸形、过于肥胖者不适宜该项技术，膝关节置换仅用于10°以内的内翻、15°以内的外翻及10°以内的屈曲挛缩畸形，但随着影像导航定位系统的不断改进与推广其将会得到广泛的应用和认同。

二、微创技术在脊柱外科的应用

脊柱微创技术是指应用于脊柱外科领域，并需借助医学影像、显微内镜等特殊仪器和手术器械对脊柱疾患进行诊治的方法和技术。应用于脊柱外科领域的微创技术主要分为两类：一是指经皮穿刺脊柱微创技术，1934 年 Ball 经脊柱后外侧入路行椎体穿刺活检术，开创了脊柱外科经皮穿刺脊柱微创技术的先河。随后的 30 年，经皮穿刺脊柱微创技术只限于用作脊柱疾患的诊断手段。直到 1964 年 Smith 首先报道了在 X 线透视下经皮穿刺进入病变的椎间盘，将木瓜凝乳蛋白酶注入，使髓核溶解而间接减压治疗椎间盘突出症，这是经皮穿刺微创技术用于脊柱外科疾患治疗的开端。随后 Hijikata 于 1975 年首创了经皮穿刺髓核摘除术，其后有 1985 年 Onik 设计的经皮髓核切吸术以及 Choy 于 1987 年报道的经皮穿刺激光气化的治疗方法等。上述方法均由于适应证相应较窄，自 1999 年后国外文献报道已较少见。1987 年法国 Galibert 等首先报道经皮椎体成形术治疗椎体血管瘤，继之 Deramond 等将此技术用于椎体肿瘤及骨质疏松性锥体压缩性骨折的治疗。Theodorou 等用经皮穿刺气囊椎体成形矫正疼痛性椎体压缩性骨折畸形，对缓解疼痛、矫正畸形取得了满意疗效。Varge 则利用计算机辅助经皮髂骨穿刺成功地切除 12 例骶骨多节段肿瘤，随着技术的日益成熟，其在脊柱肿瘤和椎体骨质疏松性压缩性骨折的治疗中具有良好的应用前景。二是指需借助内镜系统进行操作的脊柱微创技术，即通过窥镜在镜下进行病变切除和椎管减压，从而达到直接切除病变并解除神经根压迫的目的。内镜系统辅助下的脊柱微创技术，主要是应用胸腔镜、腹腔镜、椎间盘镜及关节镜对颈、胸、腰、骶椎疾患进行治疗。颈椎微创技术已广泛应用于经颈前方、侧前方和后方椎板间隙及椎间孔入路的颈椎间盘切除、神经根管减压、颈髓内肿瘤切除、椎管内骨赘切除等。胸椎微创技术主要是在胸腔镜辅助下经胸腔及胸膜腔外行胸椎间盘切除、胸椎穿刺活检、胸椎及椎旁肿瘤切除、结核病灶清除、胸椎核心减压融合修复重建术，以及僵硬型脊柱侧凸前路松解、融合、胸廓内成形术和轻中型脊柱前路固定。内镜辅助下开展的腰椎微创技术主要有在腹腔镜辅助下开展的经腹腔及腹膜后入路腰椎间盘切除术、全腰椎间盘置换术、腰椎骨折前路减压融合术、显微内镜辅助下的腰椎板切除减压术、经椎间盘镜腰椎间盘切除术、腰椎骨折前路减压融合术、经关节镜腰椎间盘切除术，以及计算机辅助下腰椎前路融合经椎板螺钉内固定术等。与开放性手术相比，脊柱微创技术的优点主要是术中出血少、麻醉耐受性好、术后镇痛药用量少、椎管手术入口周缘瘢痕形成小、康复快、住院时间短、脊柱稳定性好等。脊柱微创技术用于椎间盘疾病的治疗是较为成熟的技术，但目前对于椎间盘的最佳切除量、选择椎间融合、人工椎间盘置换还是人工髓核植入等，还没有一致的意见。

从脊柱微创技术应用之日起，该技术引起的并发症问题就引起骨科界的高度重视，尽管文献报告此类手术与开放性手术相比并发症的发生率显著降低，但相关并发症的报告仍见于微创技术的各个领域。如经皮椎体成形术治疗椎体骨质疏松性压缩性骨折注射骨水泥时，注射区域可出现骨水泥的热损伤，一旦骨水泥渗漏入椎旁肌肉，可引起局部疼痛和异物反应而导致活动受限；渗漏入椎间孔可引起神经根受压，症状严重者需手术减压；渗漏入静脉可引起全身毒性和（或）过敏反应；渗漏入下腔静脉可导致肺、脑栓塞等致命性的并发症出现。而内镜辅助下的颈椎微创手术可能发生椎动脉、胸导管损伤、硬脊膜撕裂等并发症；经胸腔镜辅助下经前路胸椎微创手术出现的并发症包括术后肋间神经痛、肺不张、肺大泡、气胸、皮下气肿、乳糜胸、椎体螺钉错位等；经腹腔镜腰椎微创术可能导致血管损伤出血、椎间盘炎、马尾神经损伤及输尿管损伤、逆向射精等。

三、微创技术在骨折治疗中的应用

传统的骨折治疗强调解剖复位、坚强内固定的生物力学观点，客观上使内固定承受更大的应力。导致内固定失效的危险性加大，由于过分强调机械固定的效用，实践中应力遮挡、局部血运破坏影响骨折愈合、钢板下骨质疏松、骨萎缩、骨愈合延迟、再骨折等问题屡屡发生。而人们在非直接复位内固定术中观察到：牵拉主要的骨折块，充分利用骨折块与软组织之间的联系可达到良好的轴线复位，由于不剥离软组织与骨膜从而减少了手术创伤，保护骨组织的生机。微创钢板接骨术（minimally invasive plate osteosynthesis，MIPO）是近年骨折生物学内固定术的一个新进展，通过一小切口建立皮下隧道，用间接复位技术使骨折复位并作钢板内固定。由于不作广泛的切口及广泛的软组织剥离，同时对髓腔内的血液循环产生较小的干扰，其最大限度地保持了骨折处的生物学完整性，生物学完整性即组织结构的维持与血液循环的保护，并据此提稳定有效的力学结构——机械固定。临床应用显示其创伤小、操作简单并具有优良的效果。近年来，也有学者在关节镜下行关节骨折的治疗（图 2 – 40），通过镜下的操作减少了手术对关节的创伤，有利于患者术后的功能恢复，临床应用疗效满意。

尽管目前新型仪器设备性能的改善和手术技艺的提高已经大大促进了微创技术的发展，但整个骨科领域仍有很多疾病的治疗不能达到理想的微创要求，即使在先进的影像设备引导下，利用先进的关节镜或腔镜进行手术，虽然切口变小，但在患者体内操作的范围和显示仍不完全满意，同时其智能化程度较低，其所带来的创伤不能忽视。需要不断改进、发展相应的器械和技术，来推动微创技术的发展。微创技术的主要目标是最大限度地减小手术的侵袭性，但不能不加选择地盲目使用，如果在并发症和术中改行开放手术比率均较高的情况下应用，则无疑会增加患者的痛苦，而且丧失了微创手术的优越性。因此严格掌握微创手术的适应证，在具备相应技术和经验的前提下进行各种微创手术，是保证和提高微创手术疗效的关键。

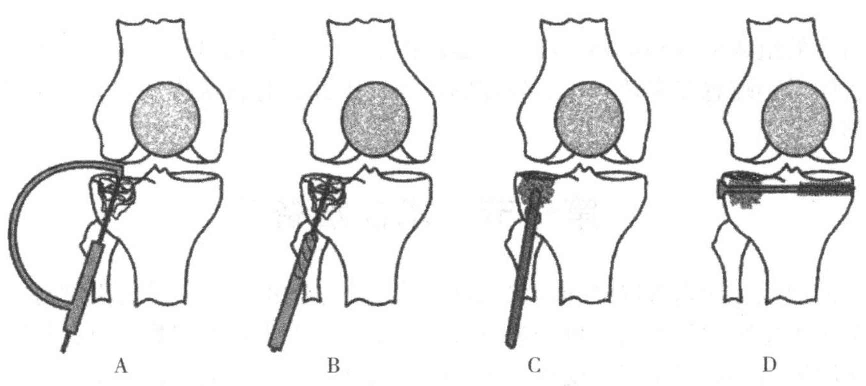

图 2 – 40　关节镜下胫骨平台骨折的复位、内固定

A. 放置定位器，打入导针；B. 经导针放置钻孔；C. 置入套管撬拨并植骨；D. 拧入拉力螺钉

（李　强）

第三章

术前准备与术后处理

手术是骨科治疗的组成部分和重要手段，也是取得治疗效果的关键环节，但一次成功的手术，可以完全毁于术前准备的微小疏忽和失败于术后处理的不当。因此，骨科医生要像认真对待手术操作一样，重视骨科围手术期的处理。

第一节　术前准备

术前准备的目的应该是使患者以最佳的状态接受手术。术前准备与手术的类型有密切关系。骨科手术种类繁多，但就手术急缓的程度大致可分为三大类：①择期手术：大多数需要骨科治疗的患者，病情发展均较缓慢，短时期内不会发生很大变化，手术时间可选择在患者的最佳状态下进行。如小儿麻痹后遗症的矫正手术等属于择期性手术。这类手术的特点是术前准备时间的长短不受疾病本身的限制，手术的迟早也不会影响治疗的效果，手术可选择在做好充分准备和条件成熟的情况下进行。②限期手术，有些疾病如恶性骨肿瘤等，手术前准备的时间不能任意延长，否则会失去手术的时机。为了取得较好的手术效果，要在相应的时间内有计划地完成各项准备工作，及时完成手术，这类疾病的手术称为限期手术。③急症手术：开放性骨折的清创缝合、断肢再植等，属于急症手术。这类患者病情发展快，只能在一些必要环节上分秒必争地完成准备工作，及时手术，否则将会延误治疗，造成严重后果。三种手术的术前准备基本相同，但急症手术因伤势较重，加之伤口污染、损伤严重继续出血等，通常需要在较短时间内完成必要的术前准备，而后二者可以从容不迫地做完必要检查，待条件适宜再行手术。急症手术因其紧迫的特殊性，以下单独列出。

一、急症手术的术前准备

除特别紧急的情况，如呼吸道梗阻、心搏骤停、脑疝及大出血等外，大多数急诊室患者仍应争取时间完成必要的准备。首先在不延误病情发展的前提下，进行必要的检查，尽量作出正确的估计，拟订出较为切合实际的手术方案。其次要立即建立通畅的静脉通道，补充适量的液体和血液，如为不能控制的大出血，应在快速输血的同时进行手术止血。

骨科医生可按下列三个步骤处理，即首诊检查、再次检查及有效处理措施。

（一）首诊检查

主要是保护生命体征，一般遵循 ABC 原则：

1. 保持气道通畅（airway，A）　在交通事故中，死亡最常见的原因为气道梗阻。急诊首诊医生首先要检查患者的呼吸道是否通畅，排除任何气道梗阻因素。

2. 呼吸支持（breathing，B）　对患者的气道通气功能进行评价，危及生命的急症有张力性气胸、巨大血胸、反常呼吸及误吸等。张力性气胸可通过严重的气胸体征及胸膜腔正压引起的纵隔偏移、静脉回流减少而诊断，此时应立即行胸膜腔穿刺减轻症状。这需要在 X 线检查完成之前进行。反常性呼吸（连枷胸）表现为患者虽能自主通气，但患者有持续发绀和呼吸困难，可通过观察胸壁的反常运动而诊断，需要通气支持治疗。对于呕吐物、血块、脱落牙齿，需要及时清除，处理的措施有向前托起患者颜面部、经鼻腔或口腔气管插管和气管切开等，气管切开一般用于紧急情况，不能作为一种常规方法。另外，对急性窒息的患者还可行环甲膜穿刺，但注意一般不适用于12岁以下儿童。

3. 循环功能支持（circulation，C） 检查患者的生命体征，即刻进行循环功能的评价和支持是必需的。控制外出血，加压包扎，抬高患肢，帮助减少静脉出血，增加静脉回心血量，而传统的头低位帮助不大。

4. 功能判定 对清醒的患者，进行快速规范的神经系统检查是必要的。对不清醒的患者，按照Glasgow评分（GCS），根据患者的光反应、肢体活动和痛觉刺激反应来评判患者的病情和预后。

（二）再次检查

再次检查的内容如下：

1. 病史 病史应包括外伤发生的时间、地点、损伤机制、患者伤后情况、治疗经过、转送过程及患者既往史，如患者神志不清，应询问转送人员和家属。为便于记忆，可按照“AMPLE”顺序进行；A：过敏史（allergies）；M：药物（medications）；P：过去病史（Past illness）；L：进食时间（Last meal）；E：外伤发生情况（Events of accident）。

2. 详细的体格检查 体格检查应小心、全面，从头到脚依次进行。首先是神志情况，主要根据Glasgow评分（GCS）；仔细检查头面部，注意检查可能隐藏在头发内的损伤；对于高位截瘫患者，要注意区分头外伤和颈髓损伤，常规X检查是必需的，颈部在明确损伤前一定要固定；血胸、气胸是可预防性死亡的常见原因，注意要监测血压和肺通气功能，详细检查胸部，仔细阅读胸部X线片；腹部损伤也是可预防性死亡的常见原因，仔细检查腹部体征和监测生命指征变化，必要时行腹腔穿刺和灌洗术。四肢外伤一般比较明显，但要注意多发伤和合并血管、神经损伤的可能性。

3. 对任何可疑骨折行X线检查 对所有的多发伤患者，在初次检查后，都应行胸片、颈椎侧位和骨盆像，如怀疑脊柱骨折，应行正侧位及颈椎张口位像，必要时进一步CT检查。对意识有问题的头部外伤患者，常规行头颅CT检查。

（三）有效处理措施

在多发伤患者的诊治中，可能会包括许多专家参与的多次手术和操作。应该综合患者全身的病情，适时讨论手术时机、类型和手术操作范围。

二、常规手术准备

在手术前应按以下流程：明确诊断，确定手术指征；术前综合评估患者情况；术前讨论，确定手术治疗方案；术前与患者及家属的交流；调整患者的健康状态最佳化；细化医生准备。

（一）明确诊断，确定手术指征

术者必须全面掌握病史、临床表现和影像化验检查资料，将资料归纳分析后得出明确的诊断，并复验入院诊断是否正确，提出有力的手术指征。

（二）术前综合评估

在确定患者是否需要手术治疗后，需要对患者进行术前综合评估，评价手术的风险，除外手术禁忌，这一阶段的主要目的在于确定患者能否接受手术治疗的问题。评估病史和有重点系统回顾的体格检查，然后决定是否需要进一步检查。根据患者的疾病程度、主要脏器功能状态以及全身健康状态，将手术危险分层化，可将患者对手术的耐受性分成二类四级（表3-1）。对于第一类患者，经过一段时间的一般准备后即可进行手术。而对于第二类患者，由于其对手术的耐受性差，手术风险非常高，且有可能高于手术的益处，那么需要多科室（例如麻醉科医生、内科医生等）会诊，请麻醉师及内科医生各自提出自己的见解，并最终确定是否存在手术禁忌。如果无手术禁忌，需要对主要脏器的功能进行认真检查，有针对性地做好细致的特殊准备后，才能考虑手术。如有必要可分期手术，暂时改善全身情况后再彻底地手术。

表 3-1　患者耐受性的分类、分级

患者情况	一类		二类	
	Ⅰ级	Ⅱ级	Ⅲ级	Ⅳ级
骨科疾病对机体的影响	局限，无或极小	较少，易纠正	较明显	严重
主要脏器功能变化	基本正常	早期，代偿期	轻度，失代偿期	严重，失代偿期
全身健康状况	良好	较好	差	极差

（三）术前讨论

在明确患者诊断、确定其具备手术指征并除外手术禁忌后，应提请术前讨论。此阶段的主要目的在于解决手术方法的问题。

在术前讨论中，首先由主管医师介绍患者的病史、重要体征以及辅助检查等资料，作出诊断，提出强有力的手术指征，同时提出手术治疗的目的及手术方案（包括术前准备情况、手术操作步骤、需要准备的特殊器械、术后结果评价以及术后护理注意事项等）。科内医生对此提出建议及评价，首先需要再次确认诊断是否正确，是否需要进一步检查；其次，评价手术方案是否合理，例如手术途径是否合理等等；最后，确定最终手术方案。

（四）术前交代

因为患者及其家属的决定才是最终的决定，也只有他们才能决定是否可以接受手术的危险，所以一旦医生方面对治疗的意见达成一致，那么就需要在术前向患者本人及家属或单位交代清楚疾病的治疗原则、手术方案以及预后等，与其协商治疗方案，使患者方面从心理上认清接受手术的必要性，对手术要达到的目的及可能发生的并发症与意外事项等有所了解。如果医生与患者两方面最终对手术方案达成一致，应嘱患者或其监护人、委托人签好手术同意书。

（五）调整患者的健康状态最佳化

任何一种骨科手术，都需要将每个患者的手术前情况调整到最佳状态。这也是术前准备的目的。通常，手术前需要以下准备工作：

（1）患者心理方面的准备：手术对患者是一极严重的心理应激，多数患者怀有恐惧感。患者住院后，由于生活环境的改变和工作、家庭联系的暂时中断，特别是对自身疾病的种种猜疑，患者的思想是很复杂的。对即将进行的手术治疗，怀着各种各样的顾虑：害怕麻醉不满意而术中疼痛；担心手术后不能坚持工作和丧失劳动力；对肿瘤根治性手术的效果悲观失望等。医护人员应和家属、亲友一起共同做过细的思想工作，有针对性地解除患者的各种忧虑，增强患者与疾病斗争的决心。同时，医生和护士要优质服务和满腔热忱、无微不至地关怀，使患者对手术充满信心，让患者从医护人员的言行中，建立起对手术的安全感和必胜的信念。

（2）适应性锻炼：长期吸烟者，住院后应立即戒烟。要求特殊体位下手术的患者（如颈椎前路手术，术中取头后仰、颈部过伸姿势），术前 2～3 天应在医生指导下进行相应的训练。术后病情需要较长时间卧床者，术前应进行卧床大、小便的练习。

（3）饮食的管理：中小手术的饮食一般不需严格限制，但必须在术前 12 小时禁食，术前 6 小时禁饮，以防麻醉和手术过程中发生呕吐而误吸入肺。

（4）肠道的处理：局麻下的一般手术，肠道无须准备。需要全麻和硬膜外麻醉者，手术前一日晚灌肠一次，排出积存的粪块，可减轻术后的腹胀，并防止麻醉后肛门松弛粪便污染手术台。

（5）手术前用药：体质差伴营养不良的患者，术前数日可适当输入适量的白蛋白液、复方氨基酸等，并口服各种维生素。手术复杂和时间较长或在感染区内的手术，术前 48 小时开始预防性抗生素的应用，可使手术过程中血液内和手术野内保持一定浓度的抗生素，对减少术后切口感染的发生率有一定作用。

（6）手术部位的皮肤准备：病情允许时，患者在手术前一日应洗澡、洗头和修剪指（趾）甲，并更换清洁的衣服，按各专科的要求剃去手术部位的毛发，清除皮肤污垢，范围一般应包括手术区周围5～20cm，剃毛时应避免损伤皮肤。备皮的时间多数在手术前一日完成。手术前日晚主管医师应该仔细检查皮肤准备情况，如发现切口附近皮肤有破损、毛囊炎，应推迟手术日期。

（7）如术前应用抗凝药物，则应停用抗凝药物一周以上，并复查出凝血时间。

（8）高血压、糖尿病患者应控制血压及血糖接近正常水平。

（9）术后功能锻炼，器械的学习与使用。由于骨科手术后患者大多需要配合康复锻炼，因此术前应指导患者学习使用。

（10）如预计要输血，查血型，交叉配血试验，备血、预存自体血或准备吸引－收集－过滤－回输装置。

（11）特殊患者的术前准备：术前慢性贫血、营养不良的患者，应给以高蛋白质及高糖饮食，并补给各种维生素，必要时多次少量输血或血浆。幽门梗阻的患者常伴有较严重的水与电解质紊乱，术前应加以纠正，同时每晚用温盐水洗胃一次，共3～5天，有利于胃黏膜炎症与水肿的改善。肝脏疾病的手术前准备应加强保肝措施，以增加肝糖原的储备。

婴幼儿有些器官发育不完善，基础代谢率高，糖原储备量较少，而且总血量明显低于成年人。手术前应特别注意水、电解质失调的纠正；宜常规应用维生素K，以纠正术中的出血倾向；即使是短时间禁食，术前也应静脉滴注5%～10%的葡萄糖溶液。

老年人的重要生命器官逐渐出现退行性变，代偿和应激能力较差，消化和吸收功能日益减弱。另外，老年人常伴慢性心血管疾病和肺气肿，对手术的耐受力相应较弱。术前应该特别注意改善心功能和肺功能，加强营养，纠正贫血，最大限度地增加手术的安全性。

（六）细化医生准备

1. 术前测量与设计　术前有关的绘图、设计、测量等是术前必须做好的准备工作，例如股骨上端截骨术，截骨线的设计、矫正的角度及矫正后的固定措施等都必须在手术前通过描图、剪纸计划好，以期术中能够达到预期矫正的目的。

2. 手术径路的选择　骨科手术途径非常之多，选错途径将增加手术困难，并有损伤重要结构的可能，一般来说以分开软组织少而能清楚显示病灶的手术途径为最佳途径。

3. 手术体位　手术体位与显露病灶的难易极有关系，为了显露满意，要慎重选择体位和铺无菌巾的方法。

4. 手术部位的定位　在术前要考虑周到，采用何种方法才能做到准确无误，特别是胸椎及胸腰段，如有变形或畸形，术中的定位标志常不明确，易发生错误，应该在术前找好标志，必要时应借助术中X线透视或照片定位。

5. 器械准备　骨科手术常需要一些特殊器械和内固定物，为了方便手术，有些器械需要术者亲自选好，交手术室护士灭菌备用。

6. 其他科室准备　术中需要行放射线造影、特殊化验检查和冰冻切片检查时，主管医师应在手术前一日与有关科室取得联系。

（李　强）

第二节　手术后处理

手术的结束并不意味着治疗的结束，术后处理是手术治疗的重要组成部分之一，忽视术后处理往往会对手术效果产生负面影响。术后处理也有全身和局部之分，短期和长期之别。

一、全身处理

与一般外科手术的术后处理基本相同，骨科手术后当天和短期内，须密切观察和及时处理手术创伤和失血反应、麻醉反应、手术并发症，以及观察是否继续失血、原有病情是否加重等。常规观察血压、脉搏、呼吸、体温、神志、液体出入量，治疗方面包括输液、镇痛及抗菌药物的应用等等。需要强调以下几个问题。

（一）麻醉后反应

骨科手术的麻醉，成人上肢常用臂丛神经阻滞，下肢常用硬脊膜外麻醉，除儿童外，很少对四肢手术应用全身麻醉。脊柱手术或经胸手术的患者，在术后应重点护理。麻醉的改进并不意味着可以放松术后观察和处理。

（二）输液与输血

禁食期间，每日应由外周静脉补入一定数量的葡萄糖、盐水和电解质。成年人每日补液总量为2 500～3 500mL，其中等渗盐水不超过500mL，其余液体由5%和10%的葡萄糖液补充。三日后仍不能进食者，每日可静脉补钾3～4g，如有大量的额外丢失，应如数补入。术后有严重低蛋白血症者，可间断补入复方氨基酸、人体白蛋白和血浆，以利于手术创口的愈合。慢性失血伴贫血的患者，术后应继续给予输血，以保证手术的成功。

（三）饮食与营养

骨科手术很少干扰胃肠道，多从口服途径给液、给药和补充营养。一般情况下，局部麻醉后饮食不需严格的限制。较大的手术，进食的时间和饮食的种类取决于病变的性质和手术及麻醉的方式。由于手术创伤的影响、麻醉和镇痛药物的作用，术后短时间内患者的食欲有所减退。全身麻醉的患者有正常排气和排便后，开始正常进食。口服饮食的原则是先从容易消化吸收的流质开始，逐步过渡到半流质，最后恢复到正常的普通饮食。

（四）抗感染

预防性应用抗生素大大降低了术后感染的发生，但是随便地预防性应用抗生素，非但不能减少感染的发生，反而有促进耐药菌株生长的危险，使医务人员忽视无菌术和手术基本操作的要求，错误地用抗生素来弥补无菌术和手术操作上的缺陷。

一般对于血运丰富的部位，如手部手术、一般软组织手术、时间短、不超过1～2h的无菌手术，均不需预防性使用抗生素。但对于人工关节置换术、大关节开放手术、脊柱手术等较大的手术或使用内固定的手术，均可考虑预防性应用抗生素。使用的方法为在麻醉后或作切口前从静脉给予抗菌药物1个剂量，若手术时间长或污染严重，可在4～6h后再给药一次。一般术后使用3天，有内固定物者5～7天，体温正常即可停用。

一旦手术部位出现感染迹象，宜及时更换广谱、高效及敏感的抗生素，并给予全身支持疗法，当发现切口内有脓液时，宜及时切开引流或闭合冲洗。

（五）止痛、镇静和催眠药物的应用

几乎所有的骨科急症患者都会有疼痛和焦虑，使患者情绪尽快稳定下来非常重要。用药应根据患者的体表面积、既往药物应用剂量和病情来决定。

理想的止痛、镇静药物用量应使患者保持规律的昼夜作息制度，即白天清醒无痛，夜间安然入眠。日间因可以分散注意力，轻度的疼痛不适可以忍受，而夜间不同，失眠可导致患者虚弱。可考虑在患者入院后应用非成瘾性止痛剂。

1. 止痛剂　应用前应了解患者疼痛的严重程度。最有效的止痛方法是使用由患者控制的胃肠外途径鸦片类止痛剂。胃肠外应用止痛剂，可在避免毒性作用的同时保持血液中最低有效浓度。吗啡和哌替啶是最常用的药物。临床上常用的仍然是阿片类药物，一般在术后可用哌替啶50～100mg或吗啡5～10mg，肌内注射，疼痛持续者必要时可以4～6h重复1次。患者自控镇痛（PCA）和椎管内给药镇痛法，如硬膜外注药镇痛是近年来发展的较新的镇痛技术，若使用得当，临床效果较好。

2. 麻醉剂　这些药物有共同的不良反应，持续应用4周后会产生成瘾性。药物的作用和不良反应都有个体差异，要通过实验性应用药物尽快找出适合患者的最有效的药物。注意，对于慢性疼痛病史的

患者，麻醉剂不能有效地控制疼痛，一般要联合应用止痛剂。药物的不良反应包括抑制呼吸和咳嗽反射、降低膀胱的敏感性和结肠活动、恶心呕吐等，要及早采取干预措施。

3. 镇静催眠药物　对于过度焦虑的患者，镇静药联合止痛剂往往有效。如患者正在接受功能锻炼，要在当天避免使用肌松剂。

（六）预防静脉血栓

血栓栓塞是困扰每个手术者的棘手问题。老年人和卧床超过1天者都应采取预防措施，包括抬高患肢、鼓励患者做肌肉收缩功能锻炼改善循环，有条件时可应用弹力绷带和弹力袜或使用足底静脉泵。高危患者包括：既往有血栓病史；既往下肢手术史或慢性静脉曲张病史；口服避孕药；肿瘤；骨盆、股骨骨折；吸烟；下肢行关节置换后等。对这些患者应常规预防性治疗，腰麻或硬膜外麻醉可能会减少深静脉血栓（deep venous thrombosis，DVT）发生的概率。对于高危患者，术前应行多普勒超声检查。华法林及低分子肝素和四肢静脉泵，均可应用于预防性治疗。在预防血栓治疗的同时，要注意抗凝引起的并发症（出血、感染等）。

（七）各种管道的处理

由于治疗上的需要，骨科手术后的患者常常带有各种管道，因放置管道的目的不同，各管道的拔出时间不尽相同。因此，必须认真管理，既要发挥各管道的治疗作用，又要防止因管道所产生的并发症。

1. 留置导尿管　肛门和盆腔手术后常留有导尿管，留管时间长短不等，少数可长达1～2周。留管期间应记录每日尿量，定时更换外接管和引流瓶，应防止尿管过早脱出。留置时间较长的导尿管，应用呋南西林溶液冲洗膀胱，拔管前数日可先试夹管，每4小时开放一次，以促使膀胱功能的恢复。

2. 体腔引流管　手术后胸腔引流管等在治疗上有重要意义。术后应仔细观察引流物数量和性质方面的变化，定时更换外接管及引流瓶，保持清洁，防止脱出。引流管的留置时间差异较大，确实达到治疗目的后才能考虑拔管。关于拔管的方法、步骤及适应证，可参考各有关章节。

3. 切口引流的处理　部分手术为了防止术后切口内积血或积液，术毕于切口内留置有橡皮条或细橡皮管作为引流用，一般24～48小时后拔出。手术创面较大、渗出物较多时，可适当延长时间，但要经常更换已被浸透的敷料，防止切口污染。

二、局部处理

患者从手术室返回病室后，对于手术肢体的局部处理，应注意以下几点。

（一）患者的体位

手术后患者的卧床姿势取决于麻醉方法、手术部位和方式，以及患者的全身情况。全麻未清醒之前应平卧并将头转向一侧，以防呕吐物误吸。硬膜外麻醉和腰麻手术后应平卧6小时，可减少麻醉后并发症如头痛的发生。胸部、腹部和颈部的手术，如病情许可常采用半侧卧位，有利于呼吸和循环。脊柱或臀部手术后，常采用仰卧位或俯卧位。对于四肢手术，术后多需抬高患肢，其高度一般应超过心脏平面，以利于淋巴、静脉回流，减轻肢体水肿。

（二）观察患肢血液循环

手术当天与以后几天密切观察患肢血液循环，是骨科术后处理的重要环节。其次，手术后用引流或负压吸引装置将伤口内的渗血渗液引出，对改善患肢血液循环和预防感染也极为重要。除负压吸引装置外，引流条的放置时间不可超过36小时，否则可增加伤口感染的机会。

（三）预防褥疮等并发症

患者手术后常需长期卧床休养，容易发生褥疮、肺炎、尿路感染或结石等并发症，故定期翻身、协助四肢活动、鼓励起坐、主动活动、深呼吸、多饮水等，都是重要的预防措施。

（四）手术切口的处理与观察

1. 无感染的缝合切口　缝合切口无感染时应按时拆除缝合线，并根据切口愈合情况，按统一的要求作出准确记录。

（1）拆线的时间：经临床观察无任何感染迹象的切口，不应随意更换敷料。结合患者的年龄、营养状态、手术部位和切口大小等情况，决定缝线拆除的时间。颈部血运丰富，切口愈合较快，术后4～5天即可拆线；胸腹部切口需7～10天；下肢、腰背部切口需10～14天；腹部减张缝合线的拆除时间不得少于两周。切口一旦发生感染，拆线的时间应该提前。

（2）切口的分类和愈合的记录：根据手术中的无菌程度，通常将缝合的切口分为三类，分别用罗马字Ⅰ、Ⅱ及Ⅲ来表示。而切口愈合的情况也分为三级，分别用甲、乙和丙来表示。每一个患者出院时都要对切口的愈合等级作出正确的记录，如Ⅰ·甲、Ⅰ·乙、Ⅱ·甲或Ⅲ·丙等。有关分类和分级条件归纳于表3－2及表3－3。

表3－2　缝合切口的分类

切口	基本条件	表示法
无菌切口	手术基本上在无菌情况下进行	Ⅰ类
污染切口	手术野与消化道、泌尿道及呼吸道相通	Ⅱ类
感染切口	化脓、坏死的手术	Ⅲ类

表3－3　切口愈合的等级

愈合级	愈合特点	表示法
甲级愈合	切口愈合良好，无不良反应	甲
乙级愈合	切口愈合欠佳，如有硬结、积液等，但未化脓	乙
丙级愈合	切口化脓感染及切口裂开	丙

2. 感染切口的处理　切口一旦发生感染，应及时拆除缝线，敞开伤口充分引流。交换敷料时，要仔细清除异物和坏死组织，脓性分泌物应作需氧菌和厌氧菌培养及药敏试验，以便能准确地选用有效的抗生素。若感染逐渐控制，肉芽组织迅速生长，可争取二期缝合，以缩短病程。

3. 观察创口出（渗）血　骨与关节手术后常因骨面继续渗血而创口流血。如渗血面积不大，应加压包扎，流血自止；如流血不止，则需手术探查，予以止血。

4. 观察创口感染　创口疼痛，体温上升，白细胞总数和中性粒细胞百分比上升，切口部位肿胀、波动和压痛等，显示有化脓性感染，治疗原则是有脓排脓。

（五）石膏护理

石膏固定待石膏干硬后才能搬动，注意观察末梢血循环情况，防止并发症，后期还应观察石膏有无松动或折断，防止固定失败。拆石膏的时间，则决定于所做的手术以及X线摄片征象。

（六）功能锻炼

功能锻炼可促进局部功能的恢复和全身健康，手术后应尽早活动，活动强度和幅度要循序渐进。早期活动可改善呼吸和循环，减少肺部并发症和下肢深静脉血栓形成的机会，也有利于胃肠道和膀胱功能的迅速恢复。

三、手术后的对症处理

（一）恶心、呕吐

手术后恶心、呕吐是麻醉恢复过程中常见的反应，也可能是吗啡一类镇痛剂的不良反应。随着麻醉药和镇痛药作用的消失，恶心和呕吐即可停止，不需要特殊处理。但频繁的呕吐也可能是某些并发症的早期症状之一，呕吐有阵发性腹痛时，应想到机械性肠梗阻的存在。处理上要有针对性，如果无特殊情况，给以适当的镇静剂或解痉药即可。

（二）腹胀

腹部手术后胃肠道的蠕动功能暂时处于抑制状态，手术创伤愈大，持续时间愈长。胃肠道蠕动功能约在术后48～72小时逐渐恢复，大致经过“无蠕动期－不规律蠕动期－规律蠕动期”三个阶段。胃肠道蠕动功能未能恢复之前，随着每一次呼吸所咽下的空气在消化道内大量积存，是引起腹胀的主要原因。严重的胃肠胀气可压迫膈肌影响肺的膨胀，压迫下腔静脉使下肢血液回流受阻，增加了深静脉血栓形成的机会。非胃肠道本身的手术，防治术后腹胀的主要措施是肌注新斯的明0.5mg，每四小时一次，能促进肠蠕动的恢复。

（三）排尿困难

多发生于肛门、直肠和盆腔手术后的患者，全身麻醉或脊髓内麻醉后也可引起，前者系由于切口疼痛反射性引起膀胱括约肌痉挛，后者是由于排尿反射受到抑制的结果。少数患者由于不习惯卧床排尿，下腹膨胀有排尿感，但无法排出。处理方法：病情允许时，可协助患者改变姿势（或侧卧或立位）后排尿，也可于膀胱区进行理疗、热敷和按摩，以促进排尿。一般措施无效时，应在无菌操作下予以导尿，并留置尿管2～3天后拔除。尿潴留：创伤或术后尿潴留并不少见，如果膀胱已经扩张，需要有数天时间才能恢复至正常的敏感性，因此如果患者需要导尿的话，应使用细尿管，5mL气囊，留置尿管接引流袋。尿管应放置到患者下地行走或白天不用麻醉剂治疗为止。

（四）便秘

尽量采取有效的措施，保证患者的大便习惯不受影响，饮食习惯改变和止痛剂的应用常会引起便秘。如果患者正常进食后仍有便秘，可口服通便灵或麻仁润肠丸，必要时可用开塞露塞肛或灌肠。矿物油也会有所帮助，但会造成维生素吸收障碍。

（五）肺炎

长期卧床的患者容易发生坠积性肺炎。术后鼓励患者咳嗽、雾化吸入、使用化痰药，防止术后肺不张。一旦发生肺炎，需要使用敏感的抗生素及有效地排痰。

（六）褥疮

褥疮容易出现在高龄、重症疾病及神经系统疾病的患者中，好发部位为腰骶部、足跟、臀部等。褥疮可以成为感染源，甚至危及生命。加强护理、经常变换体位、使用特殊床垫、积极治疗全身疾病及纠正营养不良是预防褥疮的基本手段，一旦发生后，对严重程度达三度者应尽早行清创及肌皮瓣覆盖。

（七）心血管系统并发症

对于老龄患者，术前许多人合并有心血管疾病，术后可以发生心律失常、心绞痛、心肌梗死，严重者可以发生心力衰竭、心搏骤停。术后宜加强监测，必要时送入ICU病房，一旦发生意外，需及时处理，并请内科会诊。

（李　强）

第三节　术后康复

骨科手术后康复治疗的目的是通过综合性康复治疗，巩固和扩展手术效果，改善和恢复功能，预防疾病的复发，使患者重返社会和改善生存质量。广义的术后康复治疗除了功能训练和假肢矫形器辅助治疗以外，还包括物理治疗、心理治疗、康复咨询、药物、护理等。

一、功能锻炼

在骨科临床中常用的功能锻炼在康复医学中也称为运动疗法，是利用运动锻炼，通过促进功能恢复或功能代偿来促进机体康复的方法。功能锻炼对预防并发症及保持整体健康有重要意义，为大部分骨科患者所必需，是骨科康复的基本方法，其他康复疗法则起辅助及补充作用。功能锻炼时的肢体和躯干运动，按运动方式分主动运动、被动运动和助力运动。外力作用于人体某一部分所引起的动作称为被动运动，一般用于维持或增大已受限制的关节活动范围、防止肌肉萎缩和关节挛缩。依靠患者自身的肌力进行运动的方式称为主动运动，主要用于维持关节的活动范围、增强肌力和持久力以及增强肌肉间协调性的训练。助力运动在肌肉主动收缩的基础上施加被动助力，适用于肌力在三级以下或病体虚弱时完成运动，以保持和改善肌力及关节活动度。应用专用的器械，在一定的范围内作持续的被动运动，以改善关节及周围组织的血液和淋巴循环、改善组织营养的方法称为连续被动运动。当肌力和关节活动度恢复到一定程度后，还应通过进一步的功能锻炼，如跑步、行走、骑车、游泳、跳绳、踏车和平衡板等增进机体的运动耐力、运动敏捷性和协调性，为即将回到日常工作和运动中作最后的准备。这些锻炼同时能增进患者的耐力。

（一）肌力锻炼

肌纤维按碱性染色的深浅分为Ⅰ型和Ⅱ型纤维。Ⅰ型统称为慢肌纤维，其收缩较慢，厌氧潜能很低，对抗疲劳的能力很大，是做低强度运动及休息时维持姿势的主要动力。Ⅱ型统称为快肌纤维，其中ⅡB型收缩快，厌氧潜能很高，产生张力高，易疲劳，是做高强度运动时的主要动力。不同的肌力锻炼方式，对运动单元募集率的程度及Ⅰ、Ⅱ型纤维的作用程度不同。一般而言，损伤后首先萎缩的是慢肌纤维，这可能主要是由于慢肌纤维容易反映正常本体感觉的消失，因此，应先做慢速功能的康复治疗，然后做快速功能的康复治疗。肌力锻炼时应正确掌握运动量与训练节奏，根据疲劳和超量恢复的规律，无明显疲劳时不会出现明显的超量恢复，故每次肌肉训练应引起一定的肌肉疲劳，但过大的运动量可引起肌肉急性劳损，过于频繁的练习易使疲劳积累，导致肌肉劳损。肌力锻炼时还应注意无痛锻炼，因为疼痛往往是引起或加重损伤的警告信号。有心血管疾病的患者，在锻炼时还需注意心血管反应和必要的监护。

1. 等长锻炼　等长锻炼是指肌肉收缩但肌肉长度和关节位置没有发生明显改变，是肢体被固定、关节活动度明显受限制或存在关节损伤等情况下防止肌肉萎缩、增强肌力的一种康复技术。优点是容易执行和重复，不需要特殊仪器和花费不多。缺点是有显著的角度和速度特异性，有报道认为这种锻炼对增强肌肉的耐力作用较差，同时对改善运动的精确性、协调性无明显帮助。通过选择一定的角度进行锻炼（多角度等长练习）能最大程度地全面增强肌力，同时减少对组织愈合的影响。通过双侧肢体的锻炼，可最大程度地利用“交叉”效应（cross - effect），即健侧肢体锻炼同样能增强患肢的肌力（大约30%）。每次等长收缩的时间不宜过长，一般不超过5～10秒。对那些因为害怕疼痛而不愿做自主收缩者，可用经皮电神经刺激（transcutanous electrical nerve stimulation，TENS），刺激强度应介于其感觉和运动阈之间，每次治疗时间约为10分钟。

2. 等张锻炼　等张锻炼时肌纤维长度改变，张力基本不变，同时产生关节活动。根据肌肉在收缩中长度变化的不同，又分为向心性和离心性收缩。向心性收缩时肌肉两端相互靠近，是维持正常关节活动的主要方式；离心性收缩时肌肉被动拉长，主要用于姿势的维持。等张锻炼典型的方法是直接或通过滑轮举起重物的练习，如哑铃或沙袋等。其优点是容易执行，需要的器械很少，能够很好地提高肌肉的肌力和耐力；缺点是等张锻炼时肌力输出和所受的阻力，将随着不断改变的关节角度和力矩而变化，还受到运动加速及减速的影响，阻力负荷不能大于运动周期中最低的肌力输出，否则无法完成全幅度运动。这样，在每一个周期中大部分时间所承受的负荷偏低，影响锻炼效果。

渐进性抗阻训练（progressive resistance exercise，PRE）是Delorme于1945年首先提出并逐渐发展起来的经典的等张收缩训练。其原理是基于大负荷、重复次数少的练习有利于发展肌力。先测得某一肌群重复10次所能完成的最大负荷，以此负荷量为基准分三段训练。第一段取50%的最大负荷量重复10次；第二段取75%的最大负荷量重复10次；第三段取100%的最大负荷量重复10次。每天完成三段训练一次。当在最大负荷量下能完成15次时，需提高最大负荷标准。

3. 等速锻炼　1967年首先由Hislop和James Pernne等提出等速运动的概念，被认为是肌力测试和训练技术的一项革命。等速收缩需依赖特殊的等速肌力仪，锻炼时关节的活动速度恒定，但阻力会随肌力而变化。肌纤维可缩短或拉长，产生明显的关节活动，类似肌肉等张收缩。运动中等速仪提供的是一种顺应性阻力，如果肌肉收缩产生过多的力则为设备所吸收，转化为阻力，阻力和肌肉收缩时产生的力相互适应，即在一定的范围内用力越大，阻力也越大，所以等速收缩兼有等张和等长收缩的某些特点或优点，可使肌肉在短时间内增强肌力。等速技术在临床上主要运用于对肌肉功能进行评定、对各种运动系统伤病后的肌肉进行针对性的康复训练、对康复治疗进行客观的疗效评定等。等速锻炼的优点是安全、客观、重复性好、锻炼效率高等。缺点是这种锻炼是非生理性的，而且设备昂贵，锻炼时花费时间较多，使用过程中最好有康复师指导。

（二）关节活动度练习

疾病和手术后的关节活动障碍主要是因为关节韧带、关节囊和关节周围肌腱挛缩或关节内外粘连所致，属于纤维性挛缩。制动后肌肉发生萎缩，首先发生萎缩的是慢肌纤维，可能是由于慢肌纤维容易反映本体感觉的消失。在制动第5周，股四头肌大约萎缩40%。如果固定在肌肉短缩的位置，其萎缩的速率还可以加快。肌肉萎缩伴随着肌力下降。缺乏运动和负重的刺激，软骨细胞和纤维软骨细胞的营养就会受到影响。产生的废物也不能被消除，因而影响其正常的新陈代谢，表现为软骨细胞的异染性、含水量下降，细胞聚集成团，软骨受到破坏。这种变化超过8周就不可逆。成纤维细胞产生的胶原纤维循着应力方向排列，缺乏应力刺激其排列就会缺乏规律。在关节囊部位，这种变化加上原有胶原纤维的吸收会造成关节僵硬。对于韧带会造成韧带附着部位的吸收，韧带中胶原纤维顺应性和张力下降。制动8周后，韧带止点处的强度减少40%，刚度减少30%。由于制动产生不利于功能恢复的变化，而且制动超过6~8周后，这种变化的结果将非常严重，有些甚至是不可逆的，因此在条件允许的前提下，应该尽早进行主动或被动运动。

关节活动度练习的基本原则是逐步牵伸挛缩和粘连的纤维组织，需要注意的是及早地活动关节能防止关节组织的粘连和萎缩。大多数锻炼能够并且应该由患者单独完成，少数则需在康复师的指导下或借助特殊的器械来完成。应强调依据患者的个体情况决定活动开始的时间和活动范围。方法主要有：

1. 主动运动　动作宜平稳缓慢，尽可能达到最大幅度，用力以引起轻度疼痛为度。多轴关节应依次进行各方向的运动。每个动作重复20~30次，每日进行2~4次。

2. 被动运动　按需要的方向进行关节被动运动，以牵伸挛缩、粘连的组织。但必须根据患者的疼痛感觉控制用力程度，以免引起新的损伤。

3. 助力运动　徒手或通过棍棒、绳索和滑轮装置等方式帮助患者运动，兼有主动和被动运动的特点。

4. 关节功能牵引法　利用持续一定时间的重力牵引，可以更好地牵伸挛缩和粘连的纤维组织，从而更有效地恢复关节活动度。

（三）耐力锻炼

耐力是指有关肌肉持续进行某项特定任务的能力。特点是肌肉维持姿势及作较低强度的反复收缩，主要针对不易疲劳和中度耐疲劳的Ⅰ型和ⅡA型纤维。其能量消耗依靠糖原及脂肪酸的氧化分解来提供，而不同于大强度快速运动时依靠无氧酵解供能，故不易造成体内的乳酸积聚。耐力性运动涉及全身性大肌群时，机体的有氧代谢大大活跃，故也称为有氧运动。有氧代谢能力同呼吸系统的摄氧、循环系统的运氧和参与能量代谢的酶的活力有关，因此有氧训练实质上是一种增强呼吸、循环、代谢功能的方法，其运动强度约为最大耗氧量的40%~70%。有氧运动锻炼可维持或提高患者的有氧运动能力，减少日常活动中的劳累程度，提高日常生活的活动能力，还可以改善心、肺及代谢功能，控制血脂及体重，对防止血管硬化及心血管疾病、提高远期生存率有重要作用。

（四）持续被动锻炼

自Salter在20世纪70年代初提出关节的持续性被动活动（continue passive movement，CPM）的概念以来，CPM已成为关节外科康复中的一个重要内容。CPM被证明能增进关节软骨的营养和代谢、促进关节软骨的修复和向正常的透明软骨转化、预防关节粘连、防止关节挛缩、促进韧带和肌腱修复、改善局部血液淋巴循环、预防静脉血栓、促进肿胀、疼痛等症状的消除等。CPM需用专用的器械进行，关节活动度一般从无痛可动范围开始，以后酌情增加。运动速度一般选择每分钟1个周期。运动持续时间原为每天20小时，现多缩短为每日进行12、8、4小时，也有每日2次，每次1~2小时。CPM适用于人工关节置换术或韧带重建术后，也适用于关节挛缩、粘连松解术或关节软骨损伤修复术后、自体游离骨膜或软骨膜移植修复术后、四肢骨折尤其是关节内或干骺端骨折切开复位内固定术后等康复锻炼。

二、物理疗法

物理疗法简称理疗，是康复医学的重要组成部分，主要是利用各种物理因子作用于人体，预防和治疗疾病，促进机体康复。按作用的物理因子分类，一般分为两大类。第一类为自然的物理因子，包括矿泉疗法、气候疗法、日光疗法、空气疗法、海水疗法等；第二类为人工物理因子，包括电疗法、光疗法、超声疗法、磁疗法、冷疗法及水疗法等。骨科康复多采用人工物理因子，主要治疗作用包括消炎、镇痛、改善血循环、兴奋神经及肌肉组织、促进组织再生、促进瘢痕软化吸收、促进粘连松解和调节中枢神经系统及自主神经系统功能等。

（一）光疗法

光疗法是利用日光或人工光线（红外线、紫外线、激光）防治疾病和促进机体康复的方法。

1. 红外线疗法　应用光谱中波长为0.70~400μm的辐射线照射人体治疗疾病，称为红外线疗法。红外线治疗作用的基础是温热效应。在红外线照射下，组织温度升高，毛细血管扩张，血流加快，物质代谢增强，组织细胞活力及再生能力提高。红外线治疗慢性炎症时，可改善血液循环，增加细胞的吞噬功能，消除肿胀，促进炎症消散。红外线可降低神经系统的兴奋性，有镇痛、解除横纹肌和平滑肌痉挛以及促进神经功能恢复等作用。红外线还经常用于治疗扭、挫伤，促进组织水肿与血肿消散，减少术后粘连，促进瘢痕软化，减轻瘢痕挛缩等。红外线疗法在骨科多应用于亚急性或慢性损伤、扭伤、肌肉劳损、周围神经损伤、骨折、腱鞘炎、术后粘连等，但有高热、出血倾向及恶性肿瘤者都禁用红外线治疗。

2. 紫外线疗法　紫外线的光谱范围是100~400nm，应用人工紫外线照射来防治疾病称为紫外线疗法。紫外线的治疗作用包括抗炎、镇痛、加速组织再生、调节神经、脱敏、增强免疫功能等。多适用于各种感染性疾病、术后感染、神经痛和神经炎等的防治，恶性肿瘤、红斑狼疮、光敏性皮炎、出血倾向等都禁用紫外线治疗。

3. 激光疗法　应用物体受激光辐射所产生的光能来治疗疾病，称为激光疗法。激光的生物学效应包括热效应、机械效应、光化学效应和电磁效应。激光的治疗作用为消炎、止痛和促进组织再生。在骨科可适用于伤口感染、扭挫伤、神经炎和肩周炎。

（二）电疗法

1. 直流电疗法　直流电疗法使用低电压的平稳直流，通过人体的一定部位以治疗疾病，是最早应用的电疗方法之一。目前，单纯应用直流电疗法较少。但它是离子导入疗法和低频电疗法的基础。在直流电的作用下，局部小血管扩张，血循环改善，加强组织的营养，提高细胞的生活能力，加速代谢产物的排除，因而直流电有促进炎症消散、提高组织功能、促进再生过程等作用。直流电可改变周围神经的兴奋性，并且有改善组织营养、促进神经纤维再生和消除炎症等作用，因此，直流电常用以治疗神经炎、神经痛和神经损伤。断续直流电刺激神经干或骨骼肌时，在直流电通断的瞬间引起神经肌肉兴奋，而出现肌肉收缩反应。断续直流电可用以治疗神经传导功能失常和防治肌肉萎缩。直流电疗法在骨科适用于骨折、骨折延迟愈合、周围神经损伤、神经痛、神经炎、术后瘢痕粘连等的治疗。急性湿疹、急性化脓性炎症、出血倾向禁用。

2. 直流电药物离子导入疗法　在直流电场的作用下，使药物离子从皮肤黏膜进入体内以治疗疾病的方法，称为直流电离子导入疗法。该疗法的作用是直流电和药物的综合作用，适用于周围神经炎、神经痛、骨折、术后瘢痕粘连等。

（三）超声波疗法

频率>20kHz的高频声波对组织有温热和机械作用。与其他热疗作用一样，超声波也具有镇痛、缓解肌肉痉挛和加强组织代谢的作用。此外，还能促进骨痂生长。对新鲜的软组织损伤，超声波可以止痛、弥散血肿和软化瘢痕组织。在骨科可用于腕管综合征、急性腰扭伤、肩周炎、腱鞘炎、网球肘等，但若使用过量，可能会损伤组织，须格外小心。

（四）传导热疗法

利用各种热源直接传给人体，达到防治疾病和康复目的的方法称为传导热疗法。以蜡疗常用。石蜡加热融化后涂布于体表，将热能传至机体。石蜡的温热作用能促进局部血液循环增快，使细胞通透性增强，有利于血肿吸收和水肿消散，提高局部新陈代谢，从而具有消炎作用。由于石蜡在冷却过程中凝固收缩，对皮肤产生柔和的机械压迫作用，能防止组织内的淋巴液和血液渗出，促进渗出液的吸收，并使热作用深而持久。此外，石蜡内含有油质，对皮肤和结缔组织有润滑、软化和恢复弹性的作用。适用于扭挫伤、肌肉劳损、关节功能障碍、瘢痕粘连及挛缩、局部循环障碍。但恶性肿瘤和有皮肤感染者禁用此法。

（五）磁疗法

利用磁场作用于人体治疗疾病，称为磁疗法。不同强度的磁场具有镇痛、镇静、消肿和消炎作用。适用于软组织损伤、肌纤维组织炎、创伤及术后疼痛、肩周炎及网球肘等。

（六）冷疗法

利用寒冷刺激人体皮肤和黏膜治疗疾病，称为冷疗法。冷疗法的作用为消炎止痛、抗高热和抗痉度降低，感觉敏感度减弱。常用的冷疗法是局部冰袋或冰水湿敷，还可用雾状冷却剂。适用于扭挫伤、撕拉伤、肩周炎、肌肉痉挛等。但有感觉缺失、闭塞性脉管炎、雷诺病、高血压时禁用。

三、心理康复

骨科患者常伴有一定的心理障碍，他们悲观失望、情绪低落，甚至有轻生念头。对这些患者应做好心理康复工作。心理康复的原则是观察患者各阶段的心理反应，采取必要的对策。通过宣传解释、讨论交流、经常鼓励等方法，给予心理支持，使患者建立康复信心，提高功能锻炼的积极性，克服悲观、抑郁、消极情绪及各种思想负担。必要时使用行为疗法及抗抑郁、抗焦虑的药物治疗。

医师与患者之间应建立相互信任。对患者讲述病情和预后要简练、通俗，有说服力。避免模棱两可的意见或使用威胁性语气。目的是使患者了解病情，得到安慰和稳定情绪，增强战胜疾病的希望。在对患者解说病情和治疗方案时不应夸大其词，因为对疾患的过度忧虑往往会加重病情，甚至使患者产生逆反心理，拒绝治疗。心理康复要因人而异，对患有同一种疾患的不同患者，其心理治疗的方法是不同的。

此外，对严重功能障碍的患者应鼓励其参加力所能及的活动和工作。使他们感到自己是一个有用的人，这对心理康复也极有帮助。

四、作业疗法

作业疗法是针对身体、精神、发育上有功能障碍或残疾，以致不同程度地丧失生活自理和原有职业能力的患者，进行个体化治疗和作业训练，使其恢复、改善和增强生活、学习和劳动能力，在家庭和社会中重获有意义的生活。作业疗法其实就是将脑力和体力综合运用在日常生活、游戏、运动和手工艺等活动中进行治疗。

作业疗法的适应证十分广泛。凡需要改善四肢与躯干运动功能（特别是日常生活活动和劳动能力）、身体感知觉功能、认知功能和情绪心理状态、需要适应生活、职业、社会环境者，都适宜作业疗法训练。骨科的许多疾病都是作业疗法的适应证，例如截瘫、肢体残缺、周围神经损伤、手外伤和老年性骨科疾病患者等。

专门的作业疗法活动包括：①教授日常生活技巧；②提高感觉－运动技巧，完善感觉功能；③进行就业前训练，帮助就业；④培养消遣娱乐技能；⑤设计、制作或应用矫形器、假肢或其他辅助器具；

⑥应用特殊设计的手工艺和运动，来提高功能性行为能力；⑦进行肌力和关节活动锻炼和测试；⑧帮助残疾人适应环境等。

五、假肢、矫形器

对于伤残者可通过康复工程的方法和手段提供功能替代装置，促使功能恢复、重建或代偿。这类装置主要包括假肢、矫形器等。

（一）假肢

假肢是为恢复原有四肢的形态和功能，以补偿截肢造成的肢体缺损而制作和装配的人工上、下肢。

1. 上肢假肢　目的是为了在上肢截肢或缺失后，用类似于上肢外观的假体改善外观形象，并利用残存功能或借助外力代替部分功能。

上肢假肢包括假手指、掌部假肢、前臂假肢、肘离断假肢、上臂假肢、肩离断假肢。按动力来源可分为自身动力源与外部动力源假手，按手的使用目的分为功能手、装饰手和工具手。

（1）功能手：假肢有手的外表和基本功能，动力源来自自身关节运动，分随意开手、随意闭手二类。

（2）装饰手：假肢无自动活动功能，只为改善仪表或平衡重力。

（3）工具手：为了从事专业性劳动或日常生活而设计、制造的。由残肢控制与悬吊装置、工具连接器和专用工具构成，一般不强调其外观，但很实用。

（4）外部动力假手：分电动和气动两类。电动手以可重复充电的镍镉电池为能源、微型直流电机为动力驱动假手的开闭。按其控制方法可分为开关控制和肌电控制，后者即肌电假手或称生物电假手，其控制原理是利用残存的前臂屈肌、伸肌群收缩时产生的肌电讯号，由皮肤表面电极引出，经电子线路放大，滤波后控制直流电机的运动。肌电手开闭假手指随意、灵活，功能活动范围较大，但结构复杂，费用高，使用前应经较长时间的训练。

2. 下肢假肢　目的是为了满足负重，保持双下肢等长和行走。下肢假肢除需模拟下肢一定的活动度外，要求有很好的承重及稳定性能，并坚固耐用。与上肢假肢相比，下肢假肢发展更早，使用更普遍。随着科学技术的进步，专家们提出了较完善、系统的假肢装配理论，使假肢学逐步成为涉及面颇广的一门学科，并不断地发展和完善。近几年在下肢假肢的研究中，值得注意的是不满足于使患者站立和行走这两个基本要求，而且发展了适应不同需要的、具有各种不同功能的假肢，以及直接与骨骼相连的种植型假肢。与此同时，围绕着改善患者步态、节省体力、适应不同截肢残端等要求，进行了大量的研发工作。

（二）矫形器

矫形器又称辅助器，用于人体四肢、躯干等部位，通过外力作用以预防、矫正畸形，治疗骨关节及神经肌肉疾患并补偿其功能。

矫形器的主要作用包括：①通过限制关节的异常活动或运动范围，稳定关节，减轻疼痛或恢复承重功能；②通过对病变肢体或关节的固定促进病变痊愈；③防止畸形的发展或矫正畸形；④可减少肢体、躯干的轴向承重，减轻关节受力，保护关节。

1. 脊柱矫形器　主要用于限制脊柱运动、稳定病变节段、减轻疼痛、减少椎体承重、促进病变愈合、保护麻痹的肌肉、预防和矫正畸形。可分为颈椎矫形器、固定式脊柱矫形器及矫正式脊柱矫形器。值得注意的是各型脊柱矫形器都具有制动作用，长久使用必然引起肌肉萎缩、脊柱僵硬等不良后果，故应掌握好适应证，尽可能避免长期使用。并注意使用期间配合主动运动锻炼。

2. 上肢矫形器　主要作用是保护麻痹的肌肉，防止拮抗肌挛缩，防止或矫正关节畸形，改善功能。按其主要功能分固定性、矫正性和功能性三大类。

（1）固定性上肢矫形器的主要作用是局部相对制动，用于辅助治疗骨不连、关节炎或保护愈合组织等。

（2）矫正性上肢矫形器对某些关节的挛缩畸形起持续矫正作用，或限制关节的异常活动以防止畸形。

（3）功能性上肢矫形器可用于上肢肌肉瘫痪时，通过稳定松弛的关节来改善功能活动。

3. 下肢矫形器　主要用于辅助治疗神经肌肉疾患、骨与关节疾患。按其功能分为承重性、稳定性和矫形性，按其覆盖范围分为足矫形器、踝足矫形器或称短腿支具、膝踝足矫形器或称长腿支具、带骨盆带的长腿支具等。

（段剑平）

第四章

四肢创伤性疾病

第一节　肱骨干骨折

肱骨干是指从胸大肌止点至肱骨髁上嵴之间的范围。肱骨干骨折多见于50岁以上的患者，通常为中1/3骨折。肱骨干骨折常见于以下四种基本类型：①横形骨折。②斜形骨折。③螺旋形骨折。④粉碎性骨折。

一、解剖概要

解剖学上可见多块肌肉附着于肱骨干，从而导致其在骨折时易发生牵拉移位。三角肌止于肱骨干前外侧，而胸大肌则止于结节间沟的内侧。冈上肌止于大结节，产生外展和外旋作用。肱二头肌和肱三头肌附着远端，牵拉远侧骨折端向近侧移位。

胸大肌止点以上的骨折，由于冈上肌的牵拉可出现肱骨头外展外旋移位。而骨折线位于胸大肌和三角肌止点之间时，近侧骨折端由于胸大肌的牵拉而内收移位。三角肌止点以下的骨折，三角肌牵拉近侧骨折端常出现外展移位。

供应前臂和手的神经血管束沿肱骨干的内侧下行。肱骨干骨折可以导致上述结构的损伤，而最常见的还是桡神经损伤。桡神经在肱骨干中下1/3处紧贴骨面，此处骨折容易发生桡神经损伤。

二、损伤机制

肱骨干骨折可由直接暴力或间接暴力引起。最常见于直接暴力，如跌倒或者外力直接打击肱骨，也见于车祸伤。多为肱骨干横形骨折。

间接暴力常由于跌倒时肘部或者手着地，应力向上传导导致肱骨干骨折。另外，肌肉的猛烈收缩也可以导致病理性骨折。间接暴力多为螺旋形骨折。

对于安装肱骨假体的患者，相对轻微的损伤也可以导致肱骨干骨折。这种骨折可因过度扩髓打入假体时产生。

三、查体

患者上臂疼痛，肿胀。查体时可见上臂短缩，明显的畸形，骨折处反常活动，可有骨擦音或骨擦感。对于所有肱骨干患者，必须进行神经血管损伤的检查。

必须高度重视桡神经功能的检查，若合并桡神经损伤，应记录首次发现的时间。这些信息很重要，是因为：

（1）神经损伤一开始时多为神经麻痹。

（2）在手法复位或固定以后，如对神经的压迫未得到缓解，会出现轴突断裂伤。

（3）在骨折愈合过程中，神经损伤表现为缓慢的、进行性的轴突断裂伤。

四、影像学检查

X 线检查应包括整个肱骨的正位片和侧位片。

五、合并损伤

肱骨干骨折可能合并多种严重损伤。

（1）肱动脉损伤。

（2）神经损伤（桡神经多于尺神经或正中神经）。

（3）合并肩关节或肱骨远端骨折。

六、治疗

根据骨折的类型、移位的程度以及是否合并其他损伤而采取不同的治疗方法。肱骨干骨折可以分为两大类：①无移位的肱骨干骨折。②移位或成角的肱骨干骨折。

1. 无移位的肱骨干骨折　可见于横形骨折、斜形骨折、螺旋形骨折或者粉碎性骨折。急诊处理包括冰敷、镇痛药、应用结合夹板和早期转诊。随后予以颈领和袖带或 sling 和 swathe 悬吊等方法制动患肢。

肱骨干骨折愈合一般需要 10～12 周。相对于横形骨折，螺旋形骨折愈合时间较短，因为螺旋形骨折的骨折端接触面积更大。靠近肘关节或者肩关节的骨折愈合所需时间更长，预后结果也更差。

2. 移位或者成角的肱骨干骨折　此类骨折的急症处理包括冰敷、镇痛、应用结合夹板及急症转诊。予以颈领和袖带悬吊制动患肢以缓解疼痛，减轻进一步损伤。

大多数此类骨折的确定性治疗可采用非手术方法，包括继续应用结合夹板或者塑料矫形支具。这些方法固定牢靠，能够纠正骨折的成角畸形和移位。功能支具保留肘关节和肩关节的活动，有助于改善术后关节功能。由于睡姿可能对骨折的愈合有影响，因此，必须指导患者采取半坐卧位的姿势睡眠，这也是不建议使用腕部吊带的原因之一，因为腕吊带可能会抵消重力作用，进而影响骨折复位的维持。

上肢悬垂石膏曾经被广泛使用，但现在已经被上述方法取代。患者复位术后立即开始手部的功能锻炼。及早开始肩关节的环转活动。

6%～15% 的肱骨干骨折并发桡神经损伤。这些骨折多为肱骨中下 1/3 的螺旋形骨折，但也见于肱骨中 1/3 骨折或其他类型的骨折（如横形骨折）。

肱骨干骨折导致的桡神经损伤可能部分或完全累及运动或感觉神经纤维。完全性运动功能障碍见于 50% 以上的病例。大部分患者在损伤时即发生桡神经功能障碍，但高达 20% 的患者在治疗过程中神经损伤持续加重。

肱骨干骨折引起的桡神经麻痹在过去是手术探查的适应证。但现在已经不推荐采用。因为：①神经横断损伤仅见于 12% 的患者。②自发的神经再生。③延迟的手术干预并没有加重预后效果。

手术治疗通常采用钢板内固定。适应证包括：①成角畸形无法维持 $<15°$。②患者无法忍受非手术治疗的长期固定。③肱动脉损伤。④合并其他损伤需要长期卧床，无法利用对抗牵引复位。⑤合并其他骨折需早期固定。⑥骨折端有软组织嵌入，对位对线不良。⑦同侧臂丛损伤：如果合并臂丛损伤，上肢肌肉失去稳定性，难以对抗重力，骨折端分离，无法维持骨折的复位。⑧多节段骨折，病理性骨折，开放性骨折，或者两侧肱骨干骨折。

七、并发症

肱骨干骨折可能合并以下严重并发症。

（1）肩关节粘连性关节囊炎：早期功能锻炼可预防。

（2）肘关节骨化性肌炎：积极的功能锻炼可避免出现。

（3）桡神经麻痹迁延不愈。

（4）骨折延迟愈合或不愈合。

（段剑平）

第二节 肱骨近端骨折

肱骨近端骨折占上肢骨折的3%，最常见于老年人。从解剖学上看，肱骨近端骨折包括所有邻近肱骨外科颈的肱骨骨折。在这些骨折当中，80%的肱骨大结节无移位。

1. 解剖概要　为了理解肱骨近端骨折的损伤机制和移位倾向，需要对肱骨近端的解剖结构有更好的了解。

肱骨头关节面止于解剖颈，因此，解剖颈以上的骨折都归于关节面骨折。外科颈是位于肱骨近端、解剖颈以下的狭窄部分。大、小结节是解剖颈稍靠下的骨性隆突。

肱骨近端有多块肌肉附着和包绕。肩袖由冈上肌、冈下肌和小圆肌组成。肩袖的腱性部分止于大结节。肩袖肌肉向上牵拉骨折端，并伴有前旋。肩胛下肌止于小结节，牵拉骨折端向内，伴有后旋。胸大肌止于结节间沟的外侧缘，牵拉骨折端向内移位。而三角肌止于三角肌粗隆，牵拉骨折端向上移位。但这两者的附着点都位于外科颈的远端，因此，不属于肱骨近端的范畴。

2. 损伤机制　肱骨近端骨折多由于直接暴力和间接暴力引起。直接暴力作用于上臂的外侧面可导致骨折，如跌倒伤。间接暴力则更常见，常由于跌倒时，手部着地，引起继发骨折。

肱骨骨折的位置取决于跌倒时上肢的姿势。跌倒时，若上肢外展，即发生外展型骨折，远侧骨折端处于外展位。如果上肢内收时跌倒，则发生内收型骨折，远侧骨折端呈内收位。肱骨近端骨折的位置和类型由以下4种因素决定。

（1）骨折时的暴力决定了骨折的严重程度，并在一定程度上影响移位情况。

（2）暴力作用时肱骨的旋转情况决定了骨折类型。

（3）暴力作用时邻近肌肉的张力和作用方向决定移位程度。

（4）患者的年龄决定了骨折的位置：对于肱骨近端骨骺未闭合的儿童，通常发生骨骺分离而不是骨折。青年人骨骼强壮，多发生关节脱位，偶见骨折。老年人由于骨质疏松，多易骨折，占肱骨近端骨折的85%。

3. 影像学检查　包括肱骨内旋、外旋的肩关节X线正位片，肩胛骨冈上肌出口位。肱骨外旋时，是检查大结节是否存在骨折的最佳视角。内旋时可以观察到小结节邻近盂肱关节。肩胛骨冈上肌出口位则有助于诊断肩关节脱位、肩胛骨骨折以及肱骨近端骨折。

另外，我们也建议采用肩关节腋位投照法。操作时，患肢需外展90°，通常患者因为疼痛而不能配合。

这4种摄片方法可以充分评估肩关节和肱骨近端包括关节面的情况。患者取俯卧位、站位和坐位，都可以进行这4种X线检查，我们也建议坐位。

关节内骨折合并导致肱骨头下移的关节积血。影像学上称为假性关节脱位，这多表明存在关节内骨折。另一个表明存在关节内骨折的影像学征象是脂液线。

多层螺旋CT较之X线检查更易发现隐匿的骨折。

4. 治疗　根据患者的年龄、性别和生活方式，肱骨近端骨折的治疗措施有所不同。

规则：肱骨近端骨折的治疗效果取决于能否早期功能锻炼。因此不必过度强调解剖复位，以避免术后长期制动，影响肩关节的功能恢复。

无移位的骨折（占肱骨近端骨折的80%）可采用sling和swathe或腕带悬吊。我们建议早期即进行被动的功能锻炼。主动功能锻炼随后进行。对于较复杂的、有移位或成角畸形的骨折，常需要手术治疗，术式的选择可参考以下分类系统。

分型：我们采用Neer改进的分型。根据Neer的建议，肱骨近端分为四部分（图4－1）：①肱骨头。②肱骨干。③大结节。④小结节。

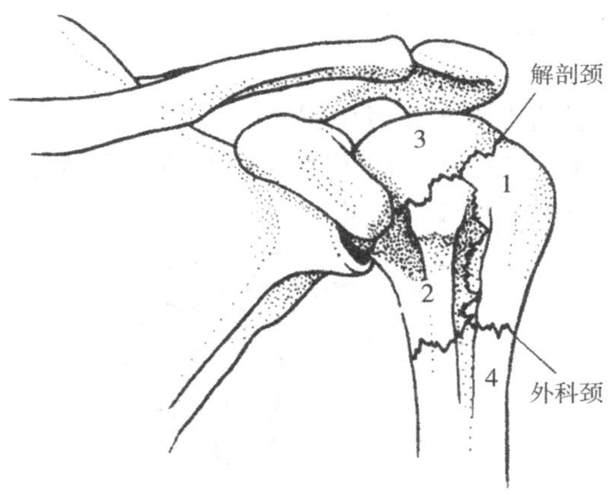

图 4－1 肱骨近端四部分结构（Neer 分型）

1. 大结节；2. 小结节；3. 肱骨头；4. 肱骨干

该系统根据骨折块和移位的情况进行分类，对治疗和预后有一定的指导意义。

骨折后，如肱骨近端所有骨折块均无移位和成角畸形，则称为一部分骨折。如有一个骨折块相对于完整的肱骨近端移位＞1cm 或者成角＞45°，称为两部分骨折。如有两个骨折块相对于肱骨近端分别出现移位，称为三部分骨折。如四块骨折块均有移位，称为四部分骨折。移位的单一骨折块，如果包含肱骨近端两部分结构也归为两部分骨折。值得注意的是骨折块分离＞1cm 或者成角＞45°才被称为骨折移位。

一、肱骨外科颈骨折

肱骨头和肱骨干之间的夹角正常值为 135°。医师在治疗过程中应测量该角度，以判断损伤情况和治疗效果。夹角≤90°或＞180°即为异常，并结合患者的年龄和日常活动，考虑予以复位。

外科颈骨折分为三类：无移位骨折（图 4－2）、移位性骨折（图 4－3）和粉碎性骨折（图 4－4）。

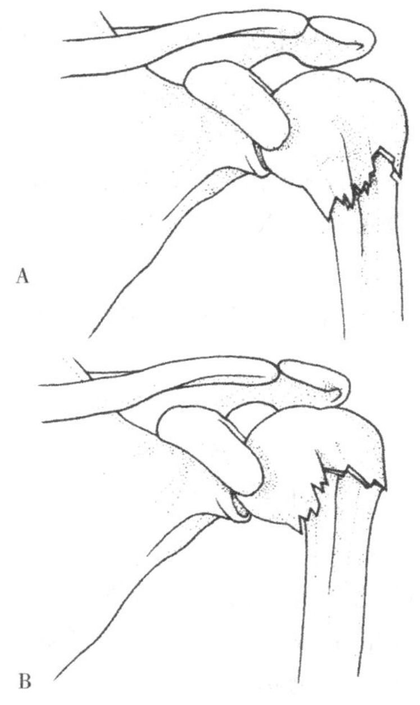

图 4－2 肱骨外科颈骨折：无移位

A. 轻度成角（＜45°）；B. 明显成角

1. 损伤机制　肱骨外科颈骨折由直接暴力和间接暴力引起。最常见的是间接暴力，跌倒时，手部着地，引起外科颈骨折。如果跌倒时，上肢外展，肱骨干骨折端向外侧移位。如果上肢内收时跌倒，肱骨干骨折端大多向内侧移位。

直接暴力引起的肱骨外科颈骨折在老年患者中很少见。

2. 查体　患者上臂和肩部疼痛、肿胀。如果患肢呈内收位，臂丛神经和腋动脉受累的可能性较低。如果患肢呈外展位，则高度怀疑臂丛和腋动脉受损。

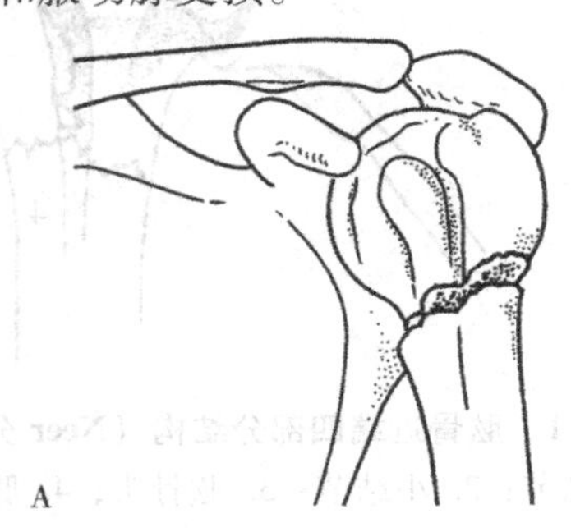

A

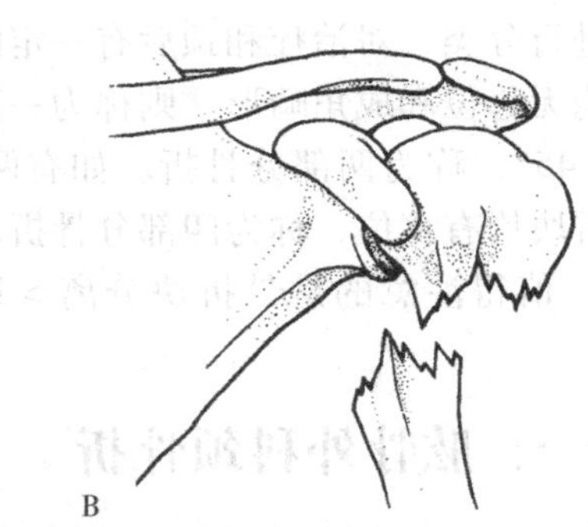

B

图 4－3　肱骨外科颈骨折：移位

A. <1cm；B. >1cm

规则：如果怀疑患者存在外科颈骨折，而且患肢呈外展位，需将其暂时固定，不要尝试复位，以免损伤神经、血管。这类骨折多有明显、严重的移位，内收的肱骨干可能对邻近的神经血管产生永久性损害。影像学检查时，患肢应予以固定，避免骨折自行复位。

影像学检查之前，医师应详细记录患肢末端的血供和感觉功能。

3. 影像学检查　包括患肢内旋、外旋时的 X 线正位片，肩胛骨冈上肌出口位和肩关节腋位。这些检查足以明确诊断。

4. 合并损伤　无移位的外科颈骨折可能合并腋神经挫伤或撕脱伤。腋神经、血管和臂丛神经损伤常见于移位或粉碎性外科颈骨折。

夹角 <45°无须复位。夹角 >45°，再结合患者的年龄和生活方式，考虑是否予以复位。骨折块分离 >1cm 就认为是骨折移位。

5. 治疗　根据骨折有无位移分为以下两种治疗措施。

（1）无移位肱骨外科颈骨折（图 4－2）

1）成角 <45°：这类骨折属于一部分骨折。治疗措施包括患肢吊带制动、冰敷、抬高患肢和止痛药。早期进行手部功能锻炼，在能忍受的情况下及早进行腕部环转练习。2～3 周开始肘关节和肩关节的被动练习。3～4 周开始肩关节的主动功能锻炼。

2）成角 >45°：对于老年患者，由于其较低的要求，即便成角 >45°，只要骨折端之间有接触，吊带悬吊即可，不需手法复位。然而，对于年轻患者，这类骨折归于两部分骨折，需要手法复位。骨折时，部分骨膜仍保持连续，有助于手法复位时骨折块的复位。急诊处理措施包括吊带悬吊、镇痛药物，以及局部麻醉或全身麻醉条件下复位所需的各种准备。

（2）移位的外科颈骨折（图 4 - 3）

1）移位 <1cm：为一部分骨折。治疗措施包括患肢吊带悬吊、冰敷、抬高患肢和应用镇痛药物。

早期进行手部功能锻炼，随后进行关节的环转练习，2～3 周开始肘关节和肩关节的被动练习，3～4 周开始肩关节的功能锻炼。

2）移位 >1cm：急诊处理包括患肢吊带悬吊、冰敷、应用镇痛药物以及其他常规措施。局部麻醉或全身麻醉下行手法复位，并以吊带悬吊。如果复位后仍有移位的可能，就需要克氏针翘拨复位或切开复位。

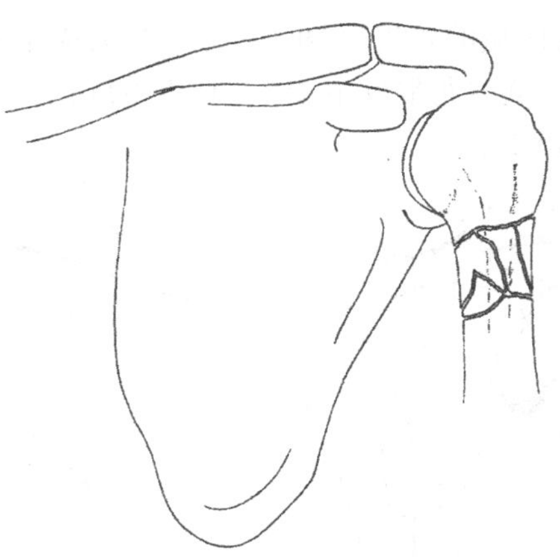

图 4 - 4　肱骨外科颈骨折：粉碎性

如果常规处理无法缓解神经、血管受压的情况，可以在麻醉条件下手法复位，步骤如下（图 4 - 5）。

沿骨折移位的反方向牵引进行手法复位粉碎性骨折（图 4 - 4）。急诊处理措施包括患肢制动、冷敷、应用镇痛药物和其他常规措施。治疗方法包括上肢悬垂石膏、切开内固定术或者尺骨鹰嘴牵引术。

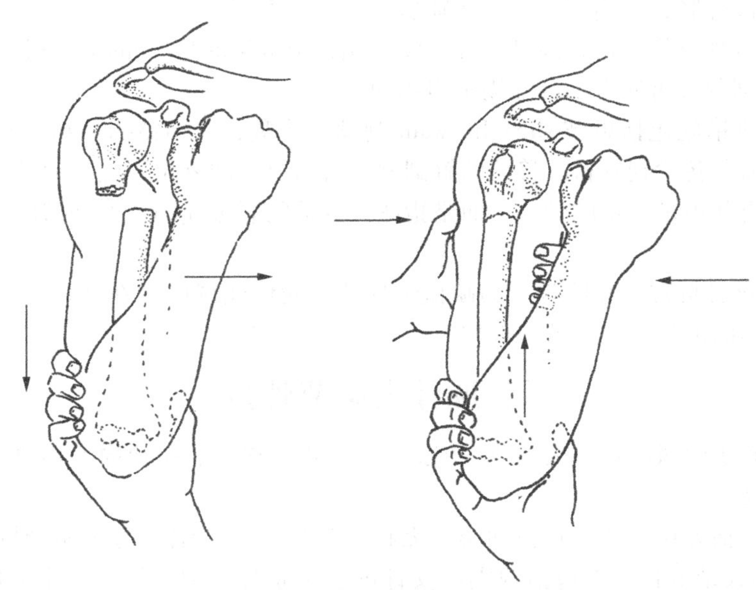

图 4 - 5　肱骨近端骨折移位手法复位示意

a. 患者仰卧位或半卧位，屈肘，沿肱骨纵轴向下持续牵引

b. 牵引条件下，将患肢置于胸前，轻度前屈

c. 牵引可以使骨折块暂时分离。此时，医师另一只手置于患侧肱骨内侧，挤压骨折块复位。逐渐放松牵引

d. 手法复位后，再次详细检查患侧末端血供和感觉。并用 sling 和 swathe 固定患肢于胸壁

6. 并发症　肱骨外科颈骨折可能并发以下严重并发症。

(1) 术后关节僵硬是常见并发症，早期功能锻炼有助于缓解。

(2) 畸形愈合：常见于移位的骨折。幸运的是，健侧肩关节有很大的活动范围，使这个并发症并不会引起严重的功能降低。

(3) 骨化性肌炎：大多数情况下可自行吸收。

二、肱骨解剖颈骨折

解剖颈骨折是指位于肱骨骺板区域的骨折（图4-6），分为成年型和儿童型。成年型骨折少见，分为无移位型和移位型（>1cm）。儿童型通常发生于8~14岁的儿童。

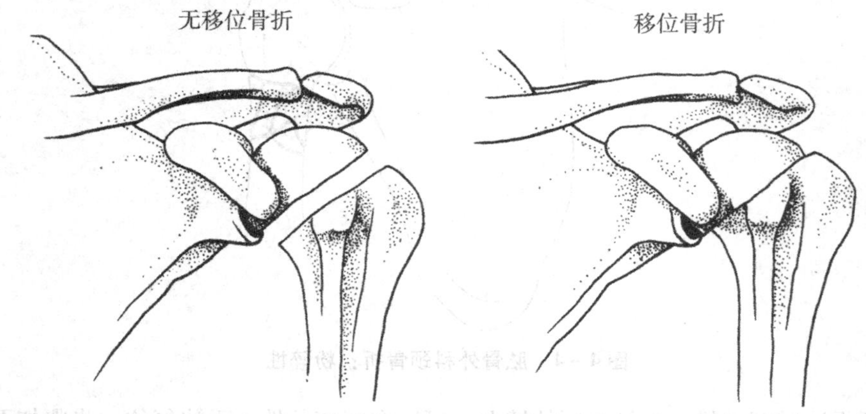

图4-6　肱骨解剖颈骨折

1. 损伤机制　常见机制是跌倒时，上肢伸直，手或肘部触地。

2. 临床检查　肩部肿胀，触痛明显。疼痛随肩关节活动加剧。

3. 影像学检查　常规影像学检查即可明确诊断。儿童中常见的是SalterⅡ型骨折。

4. 合并损伤　解剖颈骨折通常不合并周围组织的损伤。

5. 治疗　急诊处理措施包括患肢sling和swath制动、冷敷、应用镇痛药物和早期转诊。移位或无移位的解剖颈骨折均需要转诊到骨科。移位的解剖颈骨折需要立即复位，应急症转诊到骨科。

儿童期解剖颈骨折并不是真正的骨折，而是指肱骨近端的骺板损伤。处理措施包括患肢制动、应用镇痛药物和急症转诊。

6. 并发症　解剖颈骨折常合并肱骨头的缺血性坏死。我们建议医师在处理此类患者时应该咨询骨科专业医师，制订恰当的治疗方案和随访计划。

三、肱骨大结节骨折

冈上肌、冈下肌和小圆肌均止于大结节，因此，骨折时，牵拉骨折块向上移位。向上移位的骨折块阻挡肩关节的外展活动。

肱骨大结节骨折包括无移位和有移位两类。无移位骨折进一步细分为压缩骨折和非压缩骨折（图4-7）。而合并移位的大结节骨折也包括两类：仅骨皮质撕脱骨折和大结节完全撕脱骨折（图4-8）。骨折块移位>1cm常合并肩袖撕裂。

规则：肱骨大结节骨折移位合并肩袖纵向撕裂。15%的肩关节前脱位病例可见大结节骨折。

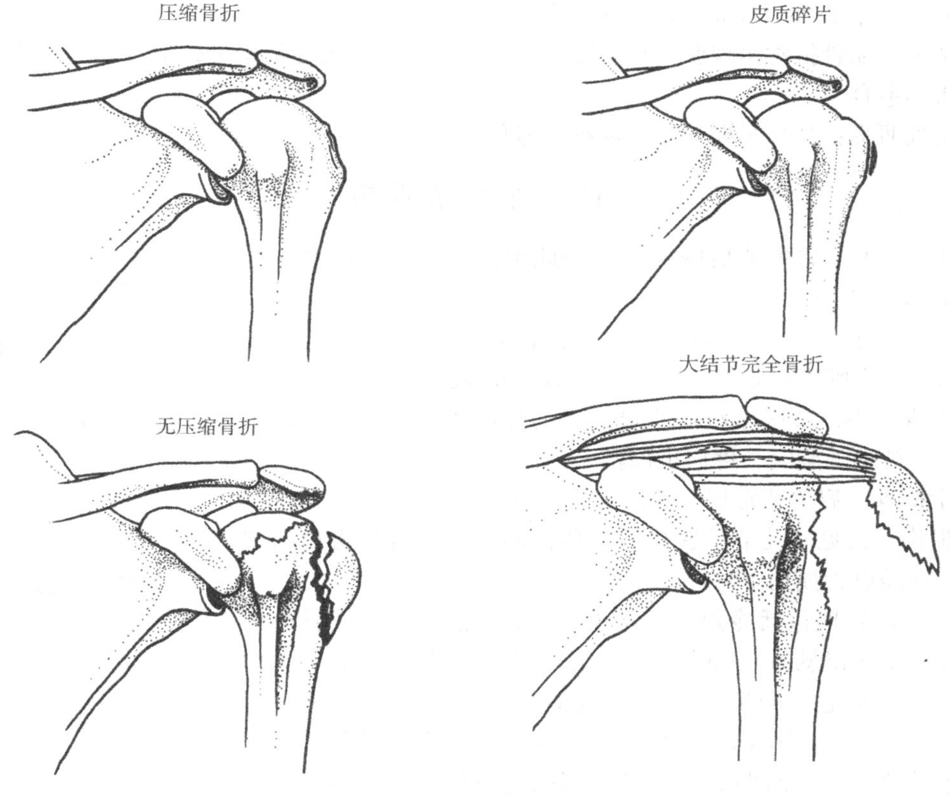

图4-7 大结节骨折无移位　　图4-8 大结节骨折移位

1. 损伤机制　大结节骨折常由直接暴力或间接暴力引起。直接暴力常导致大结节压缩骨折。跌倒时，上臂外侧撞击地面引起压缩骨折。那些肌肉萎缩、肌力下降的老年人特别容易摔倒发生这类损伤。

间接暴力多引起大结节撕脱骨折。跌倒时，上肢伸开，手部着地，间接引起大结节无移位的撕脱骨折。如暴力过大时，引起肩袖撕裂，牵拉骨折块移位。

2. 临床检查　患者大结节区疼痛、肿胀。患肢外展无力，外旋时，疼痛加剧。如果骨折块向后移位撞击肩胛骨关节盂的后缘，就会限制肩关节的外旋。

3. 影像学检查　肩关节X线正位片能很好地显示大结节骨折及骨折块上移。但是正位片难以评估骨折块后移的准确程度，骨折块也与关节面重叠，影响诊断。肩关节腋位片有助于弥补正位片的不足。因此，如果仅用肩关节正位片，可能会低估骨折块后移的程度，以及误诊两部分骨折。CT检查大大增加移位程度诊断准确率。

4. 合并损伤　神经血管损伤少见。大结节骨折，特别是合并骨折移位的大结节骨折，常伴发肩关节前脱位和肩袖撕裂。

5. 治疗　大结节骨折有以下治疗措施。

（1）无移位骨折：压缩骨折和非压缩骨折的急诊处理包括冷敷、应用镇痛药物、悬吊制动，由于并发症发生率较高，应及早转诊。

（2）移位的大结节骨折：如果合并肩关节前脱位，复位以后，大结节骨折块也多能复位，即可按照无移位骨折治疗。

如果仍有脱位，或者是肩关节无脱位但骨折移位，则根据患者的年龄和生活方式采取不同的治疗措施。年轻患者采用切开复位内固定术，并修复撕裂的肩袖。必须要有足够大和强度的骨折块才能采用螺钉固定，但老年患者常由于骨质疏松致固定失败。老年患者常不适合手术治疗，可采用冷敷、悬吊、应用镇痛药物和早期转诊。老年患者必须及早进行功能锻炼，预防关节僵硬。

6. 并发症　大结节骨折可能有以下并发症。

（1）大结节压缩骨折常出现肱二头肌腱长头撞击症，导致慢性腱鞘炎，最终肌腱断裂。

（2）骨折不愈合。

（3）骨化性肌炎：如果早期功能锻炼则可避免。

四、小结节骨折

小结节骨折少见。肩关节后脱位可见到此类损伤。骨折块很小或很大（>1cm）（图4-9）。

1. 损伤机制　小结节骨折常由间接暴力引起，例如，癫痫发作或跌倒时上肢内收，肩胛下肌猛烈收缩，导致小结节撕脱。

2. 临床检查　小结节区域触痛明显。主动外旋或者对抗阻力内收时，疼痛加剧。被动外旋时，疼痛也加剧。

3. 影像学检查　肩关节常规检查即可明确诊断。

4. 合并损伤　常见肩关节后脱位。无移位的外科颈骨折也可出现小结节骨折。神经血管损伤少见。

5. 治疗　急诊处理包括冷敷、应用镇痛药物、悬吊，以及骨科会诊。骨科医师大多建议悬吊3～5d，然后逐步进行功能锻炼。有些医师倾向于手术固定，因此，早期会诊是有必要的。

6. 并发症　由于肩部肌肉的代偿作用，这类骨折多无并发症。有些医师相信小结节骨折能减弱肩关节囊前部的支持作用，进而诱发肩关节再次脱位。

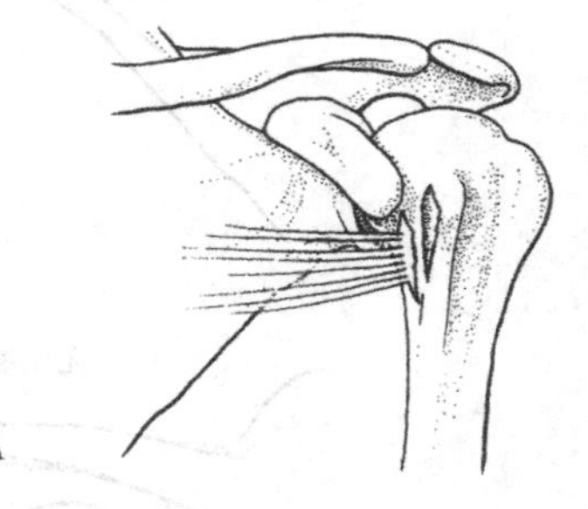

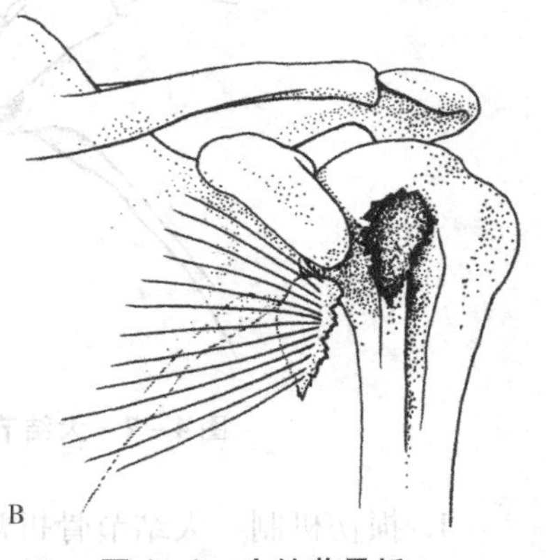

图4-9　小结节骨折

A. 小骨折块；B. 大骨折块>1cm

五、肱骨近端粉碎性骨折

肱骨近端粉碎性骨折，常由严重暴力引起，合并肩关节脱位。

1. 损伤机制　最常见的原因是严重摔伤。受累的结构和移位的程度取决于暴力的大小和肌肉的张力。

2. 临床检查　肱骨近端弥散性疼痛、肿胀。患肢活动受限。

3. 影像学检查　包括肩关节X线正位片和肩胛骨出口位。

4. 合并损伤　常合并严重合并伤。

（1）肩关节脱位。

（2）肩袖损伤。

（3）臂丛神经、腋血管损伤及腋神经和肌皮神经损伤。

5. 治疗　急诊处理措施包括冷敷、应用镇痛药物、悬吊及入院常规检查。肱骨近端粉碎性骨折都需要手术治疗，有些需要行人工肩关节置换术（四部分骨折）。

6. 并发症　早期即并发神经血管损伤。由于严重损伤肱骨头血供，四部分骨折有很高的肱骨头坏死概率。

六、关节面骨折

关节面骨折有些学者也称为嵌入骨折。这类骨折分为：①<40%面积受累。②>40%面积受累。③粉碎性骨折（肱骨头劈裂）。

1. 损伤机制　跌倒时，手臂外侧直接撞击地面引起。肩关节前脱位可能导致肱骨头外侧面受累，此类损伤称为Hill-Sachs骨折。

2. 临床检查　疼痛一般较轻，但是粉碎性骨折疼痛剧烈，活动受限。

3. 影像学检查　肱骨内旋、外旋条件下的肩关节X线正位片能很好地显示骨折线。嵌压骨折很难判断，常依据骨折的继发征象来明确诊断。患者站立位行肩关节正位片检查，如有脂液平，多表明有关节内骨折。

另外，嵌入骨折合并的关节血肿常导致肱骨头向下半脱位。

4. 合并损伤　关节面骨折常合并肩关节前方或后方脱位。

5. 治疗　该类骨折的急症治疗包括冰敷、镇痛、腕吊带制动和早期转诊。如果关节面受累不超过40%，上肢外旋位制动。如关节面受累超过40%或是粉碎性骨折，则要求假体置换。老年患者要求早期活动，不适宜选择手术修复。

6. 并发症　如前所述，神经、血管损伤可能使得这些骨折的处理更复杂。四部分骨折由于肱骨头血供受损，发生肱骨头缺血性坏死的概率很高。

（段剑平）

第三节　肱骨远端骨折

肱骨远端骨折是儿童最常见的骨折，好发于3～11岁；同时，在年龄超过50岁的骨质减少成人中也较常见。在儿童，60%的肘关节骨折为肱骨髁上骨折；在成人，此类骨折占骨折总量的0.5%，而且往往为粉碎性。

1. 解剖学基础　肱骨远端由肱骨内髁和肱骨外髁组成（图4－10）。肱骨冠状窝是非常薄弱的区域，有时可发现该区域仅有透明的骨质连接内外侧髁。肱骨内髁关节面称作肱骨滑车，而外侧关节面称作肱骨小头。肱骨远端外侧非关节面的部分称作肱骨内外上髁，肱骨内上髁为前臂屈肌群止点，肱骨外上髁为前臂伸肌群止点。肱骨内外上髁近端分别为肱骨内外上髁嵴，也是前臂肌肉的附着点。包括肱骨内外上髁嵴的远侧部分解剖学上即为肱骨远端。如果发生骨折，由于这些肌肉的牵拉作用，易造成骨折移位，甚至复位困难。

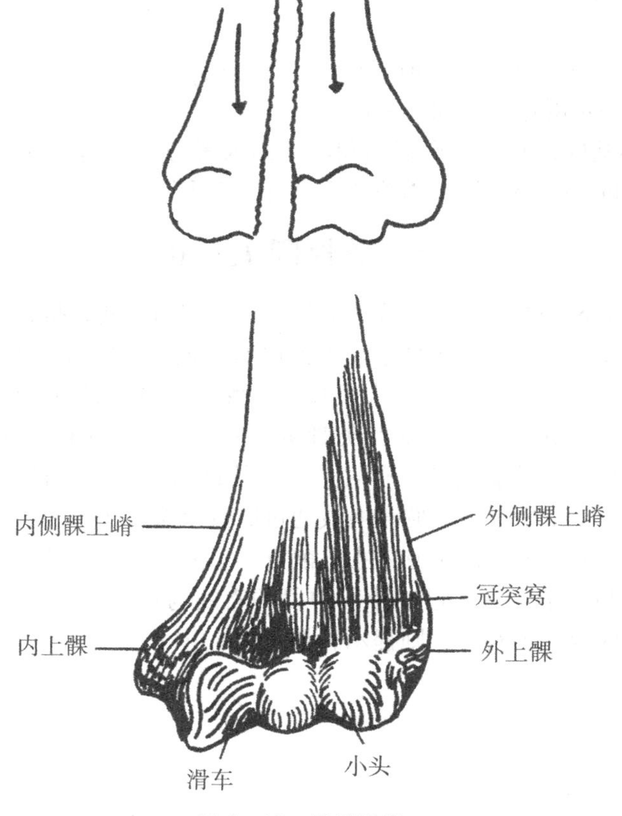

图4－10　肱骨远端

肱骨远端的外侧及内侧面可被看作是两柱，向下与桡骨及尺骨构成关节，两髁之间的骨质非常薄弱。

2. 损伤机制　肱骨远端骨折有两种常见机制。

直接损伤机制：肘关节屈曲，直接的暴力导致肱骨远端骨折。骨折块位置取决于暴力大小和方向，以及肘关节和前臂的原始体位（如前臂屈曲旋后位），和肌肉的紧张度。

间接损伤机制：手处于伸展位，间接暴力通过传导导致肱骨远端骨折。同样，暴力的大小和方向，以及肘关节和前臂的原始体位和肌肉的紧张度，决定着骨折块的位置。超过90%的肱骨远端骨折由间接暴力造成。典型的骨折为伸直型骨折，即骨折块向后移位。对于屈曲型骨折，即骨折块向前移位，仅占肱骨远端骨折的10%。当然，无论是直接损伤机制，还是间接损伤机制，都可以导致屈曲型骨折。

3. 查体　急诊接诊医生应进行详细的查体，尤其应检查并记录肱动脉、桡动脉和尺动脉的搏动情况，以及正中神经、桡神经和尺神经的功能，并和对侧未受伤肢体作比较。通常，骨折大都伴发广泛的血肿，形成局部肿胀，严重者，还有发生骨筋膜室综合征的风险。

对怀疑有骨折者，应进行正侧位 X 线片检查。拍摄正位片时，前臂应在旋后位，肘关节尽可能处于伸直位；侧位片检查，肘关节应处于屈曲90°位。肘关节处于伸直位的斜位片对隐匿性骨折的诊断很有意义。前脂肪垫征和后脂肪垫征出现时关节积血的表现，同时也是隐匿性骨折的重要诊断依据。在儿童和青少年，肱骨远端具有4个骨化中心，了解骨化中心的出现对诊断帮助很大。另外，当疑有骨折时，还应当与对侧肢体相应 X 线片对称比较，以做出正确诊断。

4. 治疗　肱骨远端骨折，远侧骨折块由于移位，成角或旋转，导致移位、成角、旋转或混合畸形。另外，还应注意肱骨髁水平面形成肘关节的中心，若骨折复位不良，势必造成肘关节的屈伸功能障碍。

规则：务必校正旋转和成角移位。即使在儿童，部分移位性骨折可在以后逐渐重塑，但成角移位和明显的旋转移位也不能自行校正。

对肱骨远端骨折的治疗虽然仍存在争议，但常分为以下3种方法：

（1）闭合复位，石膏或夹板外固定——无移位骨折。

（2）切开复位内固定——移位性骨折。

（3）尺骨鹰嘴牵引——移位性骨折，但存在手术禁忌证。

以上3种方法均有其一定的适应证和禁忌证。

5. 分类　依据解剖学基础，并整体将解剖和治疗纳入考虑，我们将肱骨远端骨折分为：①髁上骨折和经髁骨折。②髁间骨折。③髁骨折。④关节面骨折。⑤上髁骨折。

一、肱骨髁上骨折

肱骨髁上骨折，好发于3～11岁儿童。该骨折是肱骨远端的横断骨折，位于关节囊之上，造成肱骨干与肱骨髁分离，为关节外骨折。依据肱骨远端骨折块的位置，将肱骨髁上骨折分为：A. 伸直型（后脱位）。B. 屈曲型（前脱位）（图4－11）。大多数肱骨髁上移位性骨折（95%）为伸直型。无移位性和轻度移位性骨折仅占全部骨折的25%。对此类骨折，X 线片诊断显得困难，应特别注意一些微小的变化，如后脂肪垫征和异常的肱骨前线等，有时是唯一的诊断线索。肱骨前线为 X 线侧位片上，自肱骨前面通过肘关节的连线。正常情况下，肱骨前线通过肱骨小头中1/3。当发生伸直型骨折时，该线将通过肱骨小头的前1/3处，或是直接位于肱骨小头前方。另外一个判断儿童肱骨髁上骨折的方法则是测量提携角角度，即 X 线侧位片上，自通过肱骨干中段的直线与通过尺骨干中段的直线的交角。正常提携角为0°～12°，当 >12°或双侧不对称，则提示骨折存在。

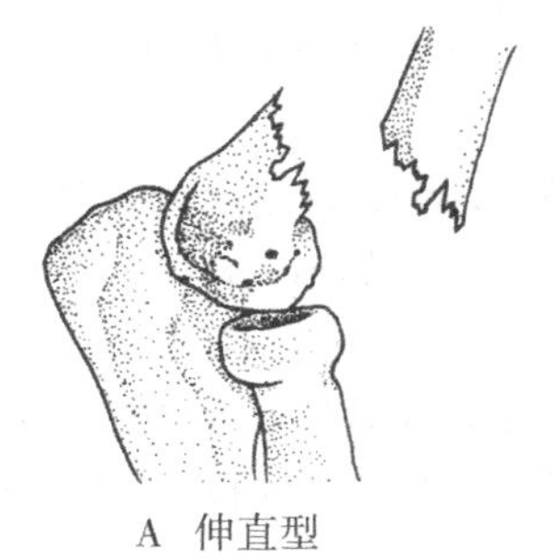
A 伸直型

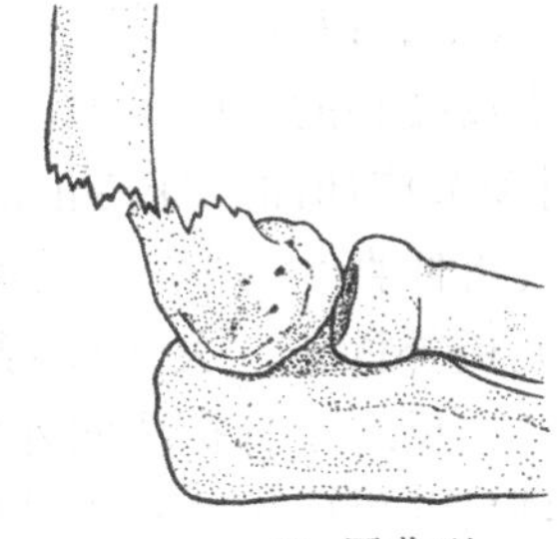
B 屈曲型

图 4－11 髁上骨折

A. 伸直型；B. 屈曲型

（一）伸直型肱骨髁上骨折

1. 损伤机制 最常见的损伤机制为坠落伤，上肢伸展伴肘关节伸直位（间接损伤机制）。儿童肘关节前方关节囊和侧副韧带相对于骨骼更健壮，因而经常发生骨折，却没有韧带结构损伤。20 岁以上成年人，常见的是骨折伴有韧带结构损伤。其次的损伤机制为直接损伤机制，即直接的暴力作用于肘关节造成的损伤。

2. 查体 新鲜损伤往往肿胀不显著，但疼痛明显。由于肱三头肌的牵拉，肱骨远端骨折块可于肘关节后方和上方触及。对局部肿胀明显的病例，由于尺骨鹰嘴突出和关节后方凹陷的出现，应注意和肘关节后脱位鉴别。另外，与未受伤的对侧相比，患侧前臂可出现缩短。

3. 影像学检查 肘关节 X 线正侧位片是重要的影像学检查方法。在儿童，还可与对侧对比。后脂肪垫征、肱骨前线异常和提携角 >12°时，提示隐匿性骨折可能。必要时还应加拍斜位片。

4. 合并损伤 肱骨远端骨折常伴有神经血管损伤，有时无移位骨折也可伴有此类并发症。常见的合并损伤有正中神经和肱动脉损伤。对后内侧移位的骨折，更易造成正中神经损伤。查体时应记录桡动脉、尺动脉和肱动脉的搏动情况，也可应用脉搏血氧计记录脉率和血红蛋白饱和度，进一步确证临床发现。即使动脉有搏动存在也不能排除严重的血管损伤，该类情况有 3 种：①动脉壁挫伤。②内膜撕裂。③动脉裂伤。另外，检查和记录桡神经、尺神经和正中神经的运动和感觉支配情况。因此，遇到肱骨远端骨折，应实施细致的查体，明确是否有神经血管的伴发损伤，并做好记录。另外，还应尽量避免实施手法复位时造成的神经血管损伤。

5. 治疗 患者应及早就诊。对此类骨折，有时手法复位十分困难，并能造成并发症发生。如果移位性骨折合并血管损伤，应及时急诊处理，以免造成肢体坏死等并发症。还应注意骨筋膜室综合征和神经血管损伤的诊断。

（1）无移位骨折：对无移位性和成角 <20°的伸直型肱骨髁上骨折，可应用长臂夹板固定制动，固定范围自腋窝到掌骨头近侧，夹板至少环绕上肢直径的 3/4，肘关节屈曲 90°，患肢悬吊，并应用冰敷减轻肿胀。注意肢体远端动脉的搏动情况，若发现脉搏缺失，应将肘关节伸直 5°～15°，或直至搏动出现为止。患者应留院观察，进一步判定神经血管的功能。

规则：对肱骨髁上骨折，最初先不要应用石膏外固定。

对于无移位性伸直型肱骨髁上骨折，成角 >20°，急诊处理可应用夹板固定、冰敷、抬高患肢等措施，请骨科医生会诊，并在全身麻醉或局部麻醉下实施复位。有学者主张应用钢针固定肱骨髁上骨折。严重的肿胀会影响复位效果，此时则需要经皮钢针固定，或是切开复位内固定。

（2）移位性骨折：对于移位骨折，不伴有神经血管者，可请有经验的骨科医生尝试复位。对造成血管损伤和患肢缺血者，如无条件请骨科医生会诊，也应该由急诊医生立即实施骨折的复位，可以早期解除对血管的压迫。

1）第一步进行复位准备和必要的震惊措施。

2）由助手握持骨折近端，术者握持腕部，实施纵向牵引，直至患肢长度接近正常。

3）术者轻轻过伸肘关节，以使骨折解除锁定，然后向前压远端骨折块，纠正内外侧成角。同时，助手可对近端骨折块实施较缓和的后向压力，以利复位。

4）为完成复位，肘关节应屈曲以保持正常力线，并后方对远端骨折块施加压力。肘关节可屈曲至动脉搏动减弱为止，然后再伸直5°～15°，重新检查动脉搏动情况并记录。

复位后，应用长臂夹板外固定。关于前臂的位置，尚存有争论。在儿童，若远端骨折块向内侧移位，前臂应制动于旋前位；反之，骨折块向外移位者，前臂应旋后位。在成人，前臂应制动于中立位或轻度旋前位。术后患肢悬吊并可应用冰敷以减轻肿胀。复位术后常规拍片复查。患者应得到及时随诊，进一步观察神经血管的功能。

注意：反复的手法复位会造成邻近神经血管的损伤，应高度注意。

手术切开复位内固定指征如下：①闭合复位失败者。②合并前臂骨折者。③闭合复位后不能保持骨折稳定。④神经血管损伤需手术修复者。

6. 并发症　有以下几种。

（1）神经血管损伤，可引起急性或迟发性症状。如怀疑血管损伤，可行血管造影检查。如发生骨筋膜室综合征，应行筋膜室切开减压。尺神经瘫痪为晚期并发症。

（2）在儿童，易并发肘内翻和外翻畸形，往往因远端骨折块对位不良引起。

（3）在成人，因长期制动而易并发肘关节屈伸功能受限和关节强直。因此，复位后，应在术后2～3d就开始前臂旋前和旋后活动；2～3周，应去除夹板，实施肘关节的屈伸锻炼。

（二）屈曲型肱骨髁上骨折

屈曲型肱骨髁上骨折多为直接暴力引起：当肘关节屈曲时，直接暴力自后方造成肘关节损伤（图4－12）。间接暴力（坠落伤，上肢伸展位）偶尔也造成屈曲型骨折。

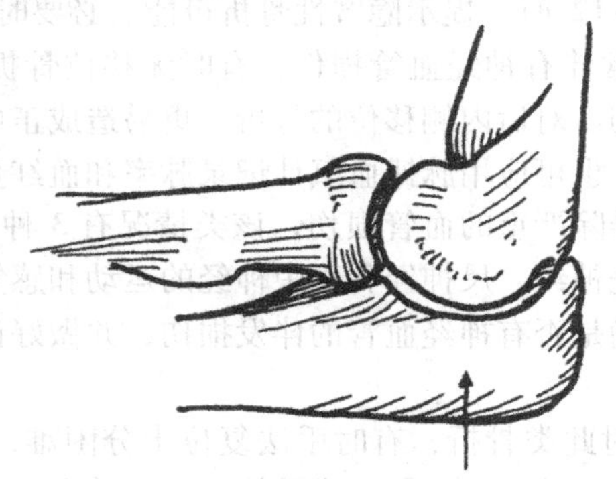

图4－12　屈曲型肱骨髁上骨折

肘屈曲位时，对于尺骨鹰嘴的直接暴力可导致肱骨远端骨折。

1. 查体　患肢呈屈曲位，鹰嘴突消失。

2. 影像学检查　常规正侧位X线片检查。后脂肪垫征对诊断具有重要意义。测量肱骨前线和提携角的变化提示隐匿性骨折的存在。

3. 合并损伤　神经血管损伤较少见。在实施手法复位前，检查并记录血管搏动和神经功能情况。

4. 治疗　移位性骨折应早期实施复位术，复位后钢针内固定是经常采用的方法。当发生血管危象并影响肢体血供时，更应尽早复位。复位时，肘关节屈曲位，实施纵向牵引和对抗牵引。术者向后推挤远端骨折块。骨折对位后，肘关节伸直并保持伸直位，应用长臂后侧夹板固定。我们选择肘关节不全伸直位固定（35°），以防止远期的肘关节强直等并发症。但有的学者主张肘关节应保持在完全伸直位。术后抬高患肢，局部冰敷并应用止痛处理。对闭合复位失败和不稳定型骨折应采用手术切开复位内固定术。

5. 并发症　屈曲型肱骨髁上骨折可出现严重的并发症。

（1）肘关节强直和肘关节屈伸障碍，尤见于肘关节完全伸直位固定者。

（2）少见神经血管损伤，包括迟发型尺神经瘫痪。

（3）骨筋膜室综合征，导致 Volkmann 缺血性肌挛缩。

（4）若复位不良，会出现畸形和肘关节功能障碍。

二、肱骨经髁骨折

此类骨折横切肱骨内外髁，骨折线位于关节内，常见于 50 岁以上骨质减少者，骨折远端骨折块可向前移位（屈曲型）或向后移位（伸直型），无移位骨折多见。其损伤机制、X 线表现和治疗方法类似于肱骨髁上骨折，但经常发生鹰嘴窝和冠状窝的骨痂沉积，导致肘关节屈伸范围减少。患者应及时就诊。其中屈曲型经髁骨折为 Posadas 骨折，多有直接暴力作用于屈曲的肘关节，远端髁骨折块向前移位。受伤后，患处肿胀、疼痛，鹰嘴突消失，肘前窝饱满。Posadas 骨折多伴有桡骨和尺骨的后脱位。急诊处理不必强求复位，以免引发血管危象，可应用长臂后侧夹板外固定，尽早就诊于专业医生。若发生血管危象，鹰嘴骨牵引是较好的选择。Posadas 骨折可出现急性或迟发性神经血管损伤。由于复位欠佳和骨痂形成而造成的肘关节屈伸活动障碍也是常见的并发症。

三、肱骨髁间骨折

肱骨髁间骨折多发于 50 岁以上患者，实际为肱骨髁上骨折伴有垂直骨折线（图 4－13），根据骨折线的形状，有“T”形和“Y”形骨折线等。“T”形骨折有单一的横形骨折线，“Y”形骨折则有两条通过肱骨髁上柱骨折线。依据骨折块分离的程度，将骨折分为两类：①无移位骨折。②移位性、旋转型或粉碎性骨折。无移位骨折指肱骨头和肱骨滑车间没有移位，如果肱骨头和肱骨滑车间存在移位，但在冠状面上没有旋转，为移位性骨折。移位性和无移位骨折均不伴有囊韧带的损伤，因此，骨折块可维持在原位。骨折移位合并旋转是指肱骨头和肱骨滑车分离并旋转，其中旋转主要由于附着于肱骨上髁的肌肉牵拉所致。另外，累及关节面的重度粉碎性骨折和肱骨髁的严重分离也可发生。

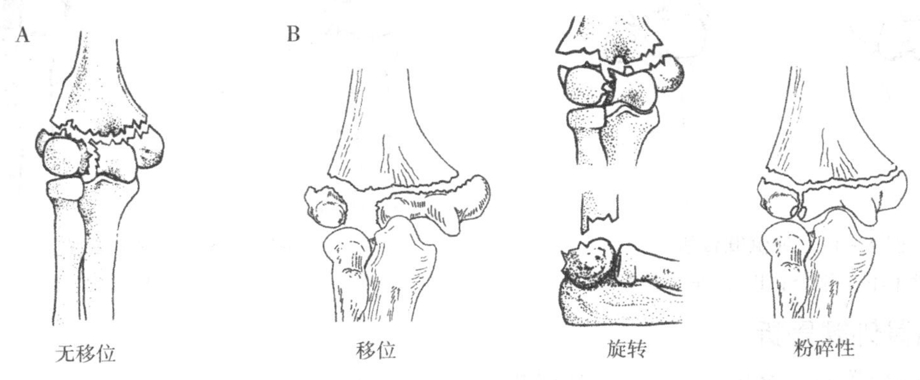

图 4－13 髁间骨折

A. 无移位；B. 旋转移位及混合移位

1. 损伤机制　最常见的损伤机制为直接暴力，致使尺骨鹰嘴在滑车部位进入远端肱骨。此时，肘关节的位置决定着骨折为屈曲型还是伸直型移位。骨折块伸直型或是向后移位型更为常见。由于附着于上髁肌肉的牵拉，骨折块旋转也较多见。肱骨髁可造成分离，或是与肱骨干分离，分离程度与暴力的大小和方向，以及肌肉的紧张度相关。总之，较大的暴力往往造成程度较重的骨折移位。

2. 查体　常见前臂缩短。对伸直型骨折，可触及肘后空虚和鹰嘴突出。

3. 影像学检查　常规行 X 线正侧位片检查，对显示不清的粉碎性骨折，还可行 CT 检查，并对手术有所帮助。

4. 合并损伤　常常合并神经血管损伤。

5. 治疗　肱骨髁间骨折患者应及时就诊，以便确定治疗方案。

（1）无移位骨折：此类骨折为稳定型骨折，可应用长臂后侧夹板外固定，前臂保持在中立位，患肢悬吊并抬高，冰敷还可减轻水肿。2～3 周开始主动活动练习。

（2）无移位性、旋转型或粉碎性骨折：此类骨折虽然较少见，但治疗却较困难，应及早就诊，可先应用夹板固定和冰敷。

过去认为手术治疗的风险性较大，现在的观点认为手术是有效的方法。对存在手术禁忌证的患者，可应用鹰嘴牵引等方法。总之，对治疗方式的选择，取决于骨折的类型、患者的运动强度以及医生的建议。手术切开复位内固定和骨牵引是最常用的两种方法。对老年重度粉碎性骨折，可实施肘关节置换。

6. 并发症　有以下几种。

（1）肘关节功能障碍，最为常见。

（2）创伤性关节炎。

（3）神经血管并发症，少见。

（4）畸形愈合和骨折不愈合，少见。

四、肱骨髁骨折

肱骨髁包括关节面部分和非关节面的上髁部分。因此，所谓肱骨髁骨折，既可累及关节面部分，也累及非关节面的部分，共同形成了骨折块（图 4－14 和图 4－15）。骨折可包含内髁（肱骨滑车和肱骨内上髁）和外髁（肱骨头和肱骨外上髁）。骨折块可累及外侧滑车嵴，否则此结构依然附着于近侧。这个特征十分重要，因为外侧滑车嵴向远侧移位，揭示肘关节内外侧和尺桡骨的不稳定。

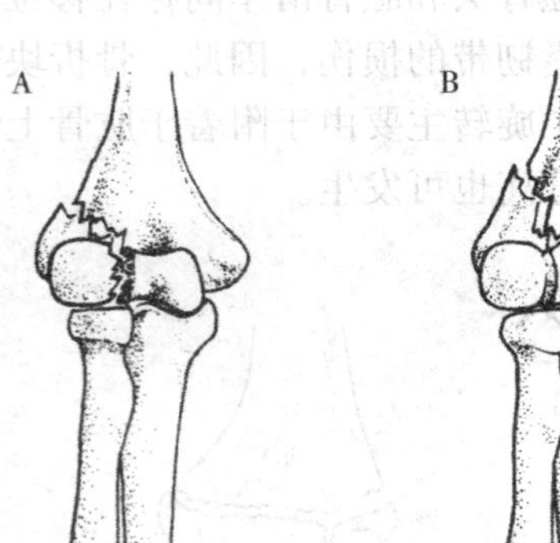

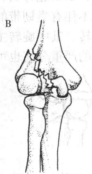

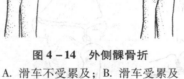

图 4－14　外侧髁骨折

A. 滑车不受累及；B. 滑车受累及

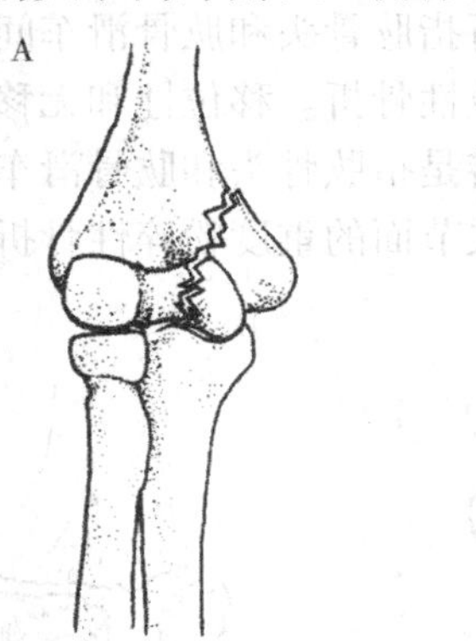

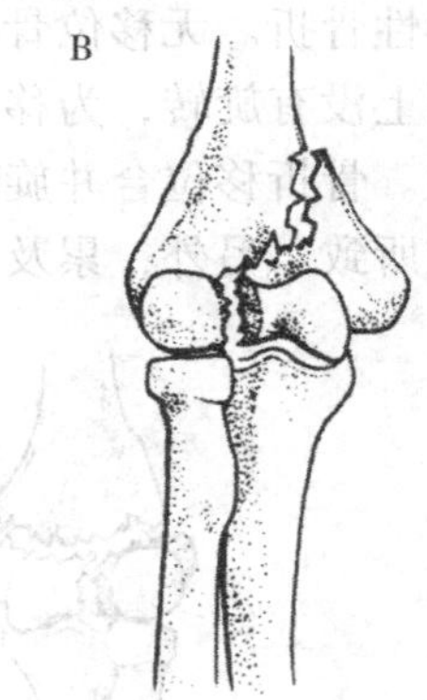

图 4－15　内侧髁骨折

A. 滑车不受累及；B. 滑车受累及

（一）肱骨外髁骨折

肱骨外髁的位置较为突出，很容易造成骨折（图 4－14）。

1. 损伤机制　常见有两种损伤机制。一是当肘关节屈曲时，直接暴力从后方作用造成骨折；二是肘关节伸直位时，造成肘关节内收和过伸的暴力导致骨折。在儿童，由于伸肌的牵拉，骨折易于旋转。在成人骨折旋转很少见。

2. 查体　常见患处局部肿胀和触痛。

3. 影像学检查　X 线正侧位片可清晰显示髁间距离。肱骨外髁骨折后骨折块可向前方移位，但是通常向后方和下方移位。当外侧滑车嵴未受累及时，可发生尺骨移位。在儿童，因成骨尚未完成，应实施双侧拍片对比。

4. 合并损伤　无明显的合并损伤。

5. 治疗　由于并发症发生率较高，对外髁骨折应进行严密评估和随访。

（1）骨折未包含外侧滑车嵴

1）无移位骨折：以长臂后侧夹板外固定，肘关节保持屈曲位，前臂旋后位，腕关节伸直位，以减轻伸肌的牵拉作用，患肢悬吊，2d 后查 X 线片。当肿胀减轻后，可改用石膏外固定。

2）移位性骨折：患者应及时就诊，临时应用长臂后侧夹板外固定，择期实施手术切开复位内固定术为首选。

（2）骨折包含外侧滑车嵴

1）无移位骨折：由于此类骨折多为非稳定性骨折，初期可应用长臂前侧和后侧夹板外固定，保持肘关节 >90°屈曲位，前臂旋后和腕关节伸直位。2～3d 拍 X 线片复查，可应用石膏外固定。

2）移位性骨折：患者应及时转诊到骨科就诊。此类骨折是手术切开复位内固定术的指征。闭合复位术常导致肘外翻畸形。

6. 并发症　肱骨外髁骨折可导致以下并发症。

（1）肘外翻畸形。

（2）前臂外侧转位。

（3）关节囊和软骨损伤导致的关节炎。

（4）迟发型尺神经麻痹。

（5）儿童骨骼过度生长和由此导致的肘内翻畸形。

（二）肱骨内髁骨折

此类骨折较肱骨外髁骨折少见（图 4－15）。

1. 损伤机制　有两种损伤机制。一是直接暴力通过尺骨鹰嘴向内侧作用导致内髁骨折；二是前臂伸直位，肘关节外翻导致内髁骨折。

2. 查体　肱骨内髁压痛，腕关节在抵抗阻力屈曲时患处疼痛常见。

3. 影像学检查　基本同肱骨外髁骨折的影像学表现，只是由于屈肌的牵拉作用，骨折远端骨块向前方和下方移位。

4. 合并损伤　无明显的合并损伤。

5. 治疗　肱骨内髁骨折治疗如下。

（1）骨折未包含外侧滑车嵴

1）无移位骨折：应用长臂后侧夹板外固定，保持肘关节屈曲位，前臂旋前和腕关节屈曲位。注意拍 X 线片复查，防止后期骨折的移位。

2）移位性骨折：早期的急诊处理包括制动、冰敷、患肢抬高，以及手术内固定等。

（2）骨折包含外侧滑车嵴

1）无移位骨折：由于此类骨折多为非稳定性骨折，初期可应用长臂前侧和后侧夹板外固定，保持肘关节 >90°屈曲位，前臂旋前和腕关节屈曲位。2～3d 拍片复查，可应用石膏外固定。

2）移位性骨折：早期的急诊处理包括制动、冰敷、患肢抬高及手术内固定等。

6. 并发症　肱骨内髁骨折可导致以下并发症。

（1）创伤性关节炎。

（2）骨折对位不良导致的肘内翻畸形。

（3）迟发型尺神经麻痹。

五、关节面骨折

此类骨折限于肱骨小头和肱骨滑车，很少为单独的损伤，常合并肘关节后脱位（图 4－16）。肱骨滑车骨折更为少见，但需及时诊治。

肱骨小头骨折仅占整个肘外伤的 0.5%～1%，占肱骨远端骨折的 6%。

1. 损伤机制　多为手伸展位，暴力作用于手部，通过桡骨传导至肱骨头导致骨折。由于肱骨头无肌肉附着，因而骨折块往往无移位。移位往往因为肘关节的活动。

2. 查体　骨折早期，可能没有明显的症状和体征。后期，由于血肿等因素，可有肿胀、疼痛等出现。若骨折向前移位进入桡窝，肘关节则不能完全屈曲且伴屈曲疼痛；若骨折向后移位，肘关节活动障碍，且随肘关节屈曲疼痛加重。

3. 影像学检查　X 线侧位片可显示肱骨头相对于原位置，向前或近端移位。

4. 合并损伤　常合并桡骨小头骨折。70% 的骨折合并尺侧副韧带损伤。

5. 治疗　对小的肱骨头骨折块（关节软骨和软骨下骨）可实施切除。但随着手术技术的改进，手术内固定是最常用的措施。早期急诊处理包括应用后侧夹板外固定、冰敷、患肢抬高和止痛等。若骨折块较大，或是骨折包括部分滑车，是手术指征。但无论是闭合复位和切开复位，准确地复位是肱桡关节良好功能的保证。

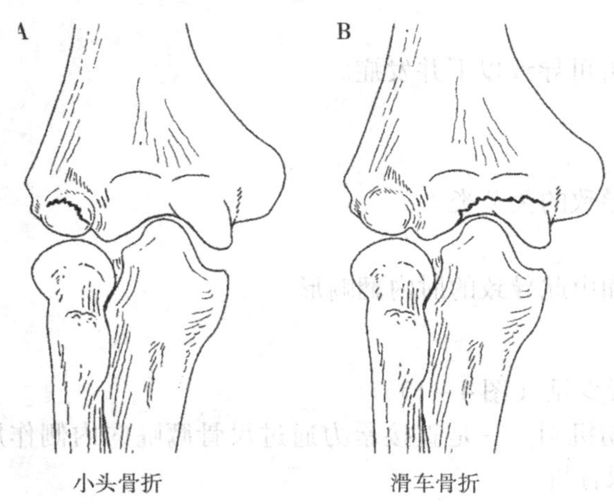

图 4-16　关节表面骨折

A. 肱骨小头骨折；B. 滑车骨折

6. 并发症　关节面骨折可导致以下并发症。

（1）创伤性关节炎。

（2）骨折块的缺血性坏死。

（3）关节功能障碍。

六、肱骨上髁骨折

多见于儿童，其中肱骨内上髁骨折多与肱骨外上髁骨折。

肱骨内上髁骨化中心在 5~7 岁出现，大约到 20 岁时与肱骨远端融合。肱骨内上髁撕脱骨折常合并于肘关节后脱位，且可被触及，单纯的内上髁骨折移位较少见。

（一）肱骨内上髁骨折（图 4-17A）

1. 损伤机制　有以下三种常见的损伤机制。

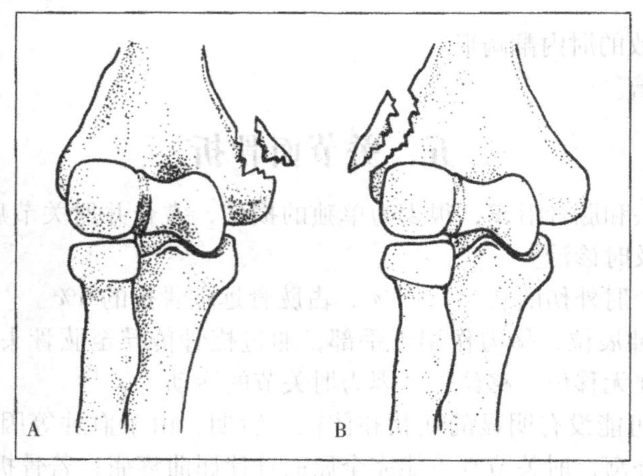

图 4-17　上髁骨折

A. 内上髁骨折；B. 外上髁骨折

（1）较常见的肱骨内上髁撕脱骨折好伴发于儿童和青少年的肘关节后脱位。但年龄超过20岁时则较少见。

（2）前臂屈肌旋前肌肌腱止点位于肱骨内上髁骨化中心。反复的肘关节外翻应力可导致骨折，且骨折向远端移位，常见于青少年棒球运动员，有所谓“小队员肘”之称。

（3）单纯成人肱骨内上髁骨折多为直接暴力导致。

2. 查体　若肱骨内上髁骨折合并于肘关节后脱位，肘关节常处于屈曲位，鹰嘴突出。若为单纯骨折，则局部压痛明显。疼痛随肘关节屈曲，以及前臂和腕关节的旋前而加重。查体时还要注意尺神经的功能情况。

3. 影像学检查　在儿童和青少年，应双侧对比。注意当骨折块移位至关节线时，有进入关节内的可能。注意对骨化中心出现和融合时的表现。肱骨内髁骨化中心在5～7岁时出现，在18～20岁时融合。而肱骨外上髁骨化中心在9～13岁时出现，在14～16岁时融合。

4. 治疗　若骨折移位 <4mm（通过测量骨折块和肱骨之间的间隙），可应用长臂后侧夹板外固定，保持肘关节和腕关节屈曲位，且前臂旋前。若骨折伴发于肘关节脱位，先实施脱位复位，然后再观察骨折，若骨折块进入关节内，应实施切开复位术。

5. 合并损伤　常伴发肘关节后脱位。

6. 并发症　如果持续骨折移位会造成尺神经骨性卡压。另外，还有肘关节后脱位的并发症。

（二）肱骨外上髁骨折

此类骨折很少见，常由直接暴力导致，而且往往多为髁骨折而非外上髁骨折。大多数骨折为无移位骨折，治疗方法相应也较简单（图4－17B）。

（段剑平）

第四节　尺桡骨骨折

一、尺桡骨双骨折

（一）概述

尺桡骨干双骨折较为多见，占全身骨折的6%左右，青少年占多数。由于尺肱关节、桡肱关节、上尺桡关节、下尺桡关节和桡腕关节在前臂发挥着精妙而又复杂的功能，尺桡骨骨干完全骨折后，骨折端可发生侧方、重叠、成角及旋转移位，而复位要求较高。手法复位外固定治疗时，必须纠正骨折端的各种移位，特别是旋转移位，并保持骨折端整复后的对位，外固定直至骨折愈合。否则，将会影响前臂的功能恢复。所以，对于移位、不稳定性骨折要求使用坚强内固定治疗。

（二）诊断

1. 病史要点　导致骨折的原因主要有三种：直接暴力、间接暴力和旋转暴力，尺桡骨骨折的形态因暴力的类型不同而产生差异。其中直接暴力常见，为暴力或重物打击伤或轧伤。尺桡骨骨折多在同一水平，呈横形、粉碎性或多节段骨折。骨折的局部软组织损伤较严重，骨折端整复对位不太稳定，骨折愈合较慢，所以对前臂及手的功能影响较大。间接暴力常发生在跌倒时，手掌着地，地面的反作用力沿腕及桡骨下段向上传导，致桡骨中1/3部骨折，多为横形或锯齿状骨折。暴力通过骨间膜转移到尺骨，造成尺骨低位骨折，多呈短斜形骨折。此类骨折的软组织损伤一般不严重，如为儿童可发生青枝骨折，尺桡骨的骨折端均有成角移位及远侧骨折端的旋后移位。而旋转暴力多为机器的转轮或皮带绞伤或向后跌倒，手臂极度旋前撑地，尺桡骨相互扭转而产生骨折。尺桡骨骨折成角方向相反，如桡骨向背侧成角，尺骨向掌侧成角。跌倒时手掌触地，暴力向上传导致桡骨中或上1/3骨折，残余暴力通过骨间膜转移到尺骨，造成尺骨骨折，所以骨折线位置低（图4－18）。桡骨为横形或锯齿状，尺骨为短斜型，骨折有移位。尺桡骨骨折后往往前臂畸形很明显，局部疼痛肿胀，但在病史采集中应注意前臂软组织损伤情况，有无神经血管损伤，尤其注意观察有无骨筋膜室综合征的前兆，以防造成严重后果。

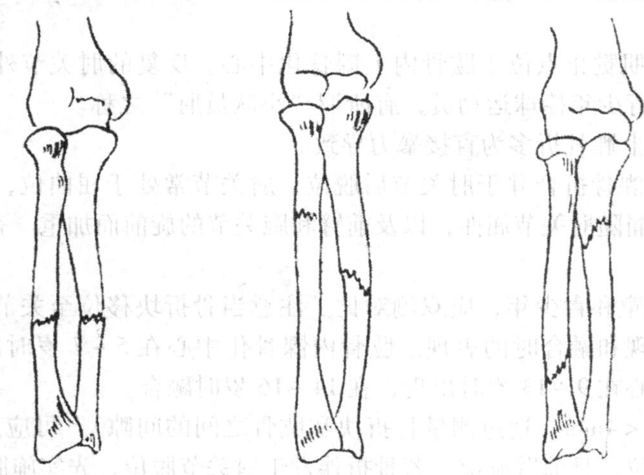

图 4－18　不同暴力造成不同平面的骨折

2. 查体要点　前臂伤后局部肿胀，旋转活动受限，骨折局部有明显畸形、压痛、骨擦感，即可诊断前臂骨折。查体时应注意对软组织损伤情况的评估，注意尺桡动脉搏动，以及尺神经、桡神经和正中神经支配区域的感觉、运动情况，尤其注意观察有无骨筋膜室综合征的前兆，以防造成严重后果。另外，注意肘关节和腕关节局部有无压痛，密切关注邻近关节的损伤，以防漏诊。

3. 辅助检查　包括常规检查和特殊检查。

（1）常规检查：因为尺桡骨骨折时常累及前臂 5 个关节，在摄尺桡骨正侧位 X 线片中应包括前臂全长，不要漏拍腕关节和肘关节。X 线片检查可以确诊，又可明确骨折类型、移位方向等，有助于手法复位和外固定治疗。

（2）特殊检查：当怀疑血管损伤时，多普勒超声探测是一种快速简单的诊断手段。怀疑神经损伤时，肌电图检查可以确诊。

4. 诊断标准　分为以下几点。

（1）有明确的外伤史。

（2）前臂损伤局部疼痛，局限性肿胀、压痛和畸形及前臂旋转功能障碍。

（3）尺桡骨正侧位 X 线片可发现骨折，但注意排除肘腕关节周围的其他骨折、脱位。

（4）对当怀疑血管损伤时，多普勒超声探测是一种快速简单的诊断手段。怀疑神经损伤时，肌电图检查可以确诊。

（5）注意观察有无骨筋膜间室综合征的前兆，以防造成严重后果。

5. 鉴别诊断　尺桡骨双骨折需要和以下疾病相鉴别。

（1）盖氏骨折：桡骨骨折同时合并下尺桡关节脱位。

（2）孟氏骨折：尺骨骨折同时合并桡骨小头脱位。

6. 诊断流程　如图 4－19 所示。

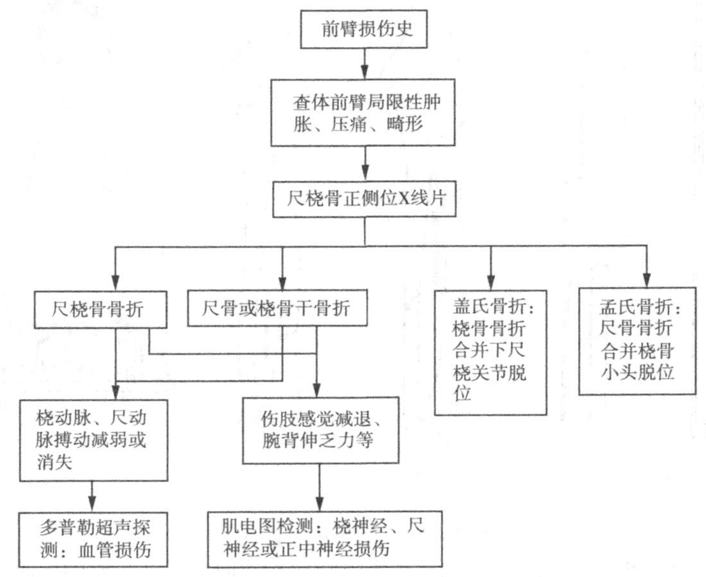

图 4－19　尺桡骨骨折诊断流程

（三）治疗

1. 保守治疗　手法复位治疗尺桡骨干双骨折需将两个骨折远近段均正确对位，矫正侧方、重叠、成角和旋转等移位，恢复两骨的正常形态。这种骨折复位比较困难，复位后容易移位，但经验证明，手法整复、适当外固定多数病例可以治愈。骨折整复前，根据受伤原理及 X 线片显示骨折类型、部位和移位方向，确定整复步骤及复位手法。一般采用臂丛麻醉或全身麻醉，患者仰卧位，肩外展 90°，屈肘 90°，尺桡骨中或下 1/3 骨折时，前臂中立位，即手掌、前臂和地面平行；上 1/3 骨折时取稍旋后位，即手掌前臂和地面有 45°倾斜，肘上和手掌两处对抗牵引，重叠和成角畸形纠正后，首先采用分骨方法（图 4－20），然后根据骨折移位情况可分别用提按、折顶、摇摆等手法使骨折断端复位，骨折复位后骨擦音消失，手下有一种稳定感。

如果一骨为横形稳定骨折，另一骨为不稳定骨折，首先整复稳定骨折；若两骨折均为不稳定骨折，先整复结构上粗大的骨骼，再整复细小的骨骼；如两骨折均属稳定骨折，可先整复尺骨，再复位桡骨，复位后可用长臂石膏固定，也可以用 4 块小夹板，两个分骨压垫固定（图 4－21）。固定期间注意松紧度合适，8 周后拆除外固定，加强功能锻炼。

骨折复位后不论用何种外固定，均必须严密观察手的血运、皮温、颜色、感觉及手指活动情况等，如伤肢或手疼痛剧烈、肿胀严重，手皮肤青紫或苍白，手指麻木、被动牵拉痛、不能活动和无脉搏，这是骨筋膜室综合征的先兆，应立即放松外固定，必要时手术探查或切开减压处理。

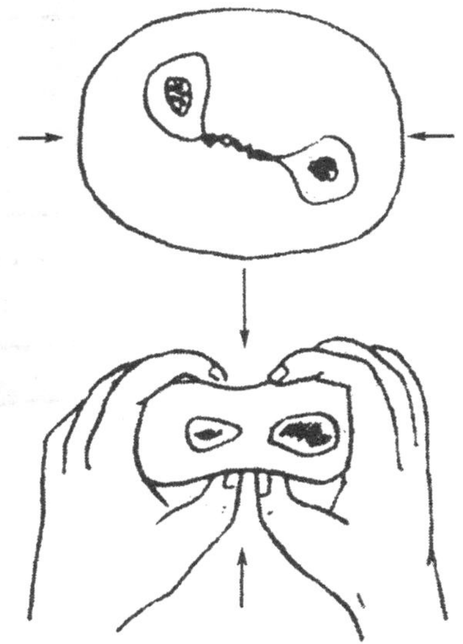

图 4－20　夹挤分骨示意

2. 手术治疗　手术治疗方法如下。

（1）切开复位的适应证：①开放性骨折，伤后在 8h 以内或软组织损伤严重者。②多发骨折，特别一个肢体多处骨折者。③多段骨折或不稳定性骨折，不能满意的手法复位或不能维持手法整复对位者。④尺桡骨上 1/3 骨折，手法复位失败，或者难以外固定者。⑤对位不良的陈旧性骨折，手法已不能整复者。⑥火器伤，伤口愈合骨折移位未整复者。

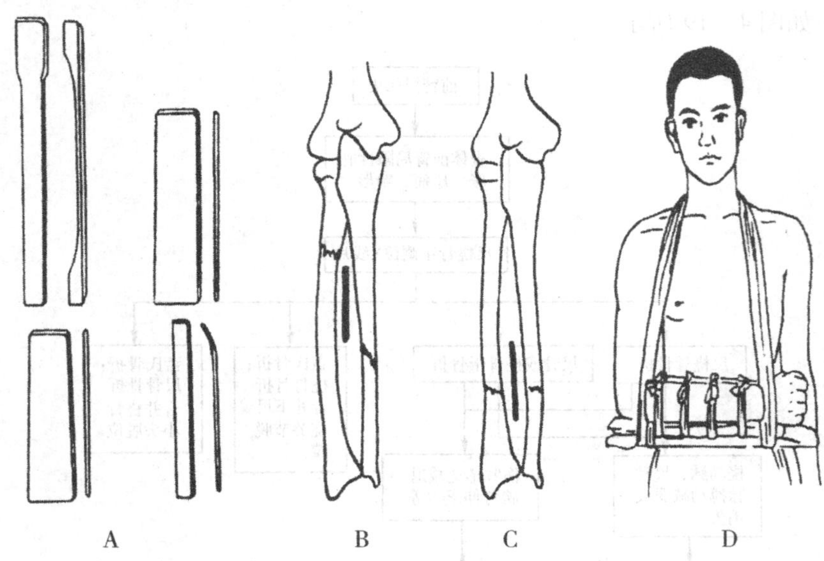

图 4－21　分骨垫放置法

A. 固定夹板；B. 骨折线不同平面放置法；C. 骨折线同平面放置法；D. 固定外形

（2）切口的选择：尺骨骨折沿尺骨嵴直切口可显露全长，桡骨上、中、下 1/3 骨折，均可选用前臂背侧切口在伸腕肌伸指肌间分离，切开部分旋后肌附着处即可显露桡骨，应注意桡神经深支自旋后肌中穿出，切勿损伤，桡骨中、下 1/3 骨折，也可选用掌侧入路。

（3）常用内固定方法有：1/3 管形钢板、DCP 钢板、LC－DCP 钢板、重建钢板、交锁髓内钉等。其中交锁髓内钉由于锁定钉固定较为困难，使用相对较少，但由于其骨膜剥离少、抗旋转力强，更适合于多段骨折、陈旧性骨折和骨不连患者（图 4－22）。

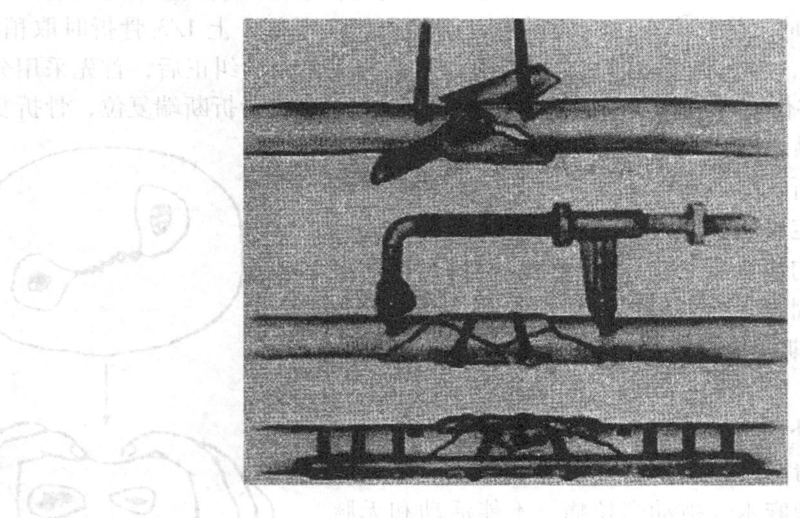

图 4－22　钢板螺钉固定

3. 治疗流程 图4－23。

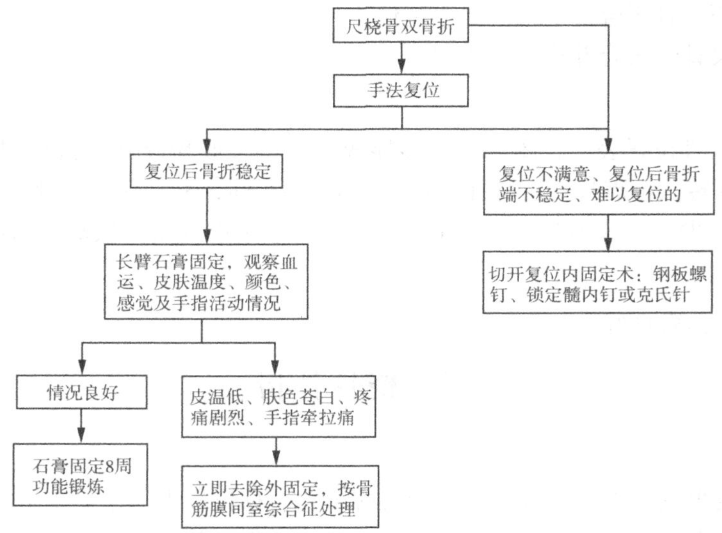

图4－23 尺桡骨骨折治疗流程

（四）预后评价

尺桡骨骨折不愈合率为9%～16%，正确的切开复位和稳定的内固定可减少骨不连的发生，一般患者预后良好。

（五）最新进展

目前，尺桡骨骨折内固定器械除传统的动力加压钢板外，还有记忆合金的抱钩式钢板、交锁髓内钉等。记忆合金的抱钩式钢板由于骨膜剥离广，一般较少使用；交锁髓内钉固定，因软组织显露范围小，多数闭合复位，随着锁定技术的熟练，应用范围在逐渐扩大。

二、尺骨骨折

（一）概述

单纯尺骨干骨折极少见，因有桡骨支持，移位不明显，除非合并下尺桡关节脱位。骨折发生在尺骨下1/3，由直接暴力所致，骨折端移位较少，西方人称之为劫路骨折（night stick fracture）。

（二）诊断

1. 病史要点 单纯尺骨干骨折，多为直接暴力所致，骨折线可呈横形、蝶形或粉碎性。骨折端可发生侧方移位或成角畸形，但无明显的短缩重叠移位。尺骨全长处于皮下，骨折局部肿胀、压痛，若有严重成角畸形或重叠移位的患者应注意合并下尺桡关节或桡骨小头脱位可能。

2. 查体要点 前臂伤后局部肿胀，旋转活动受限，尺骨骨折局部压痛，有骨擦感，但一般无明显成角、短缩畸形。查体时应注意肘关节和腕关节局部有无压痛，密切关注邻近关节的损伤，应与盖氏或孟氏骨折相鉴别。

3. 辅助检查 尺桡骨正侧位X线片，应包括前臂全长，不要漏拍腕关节和肘关节。在发现骨折的同时，应注意有无下尺桡关节脱位和肘关节损伤。

4. 诊断标准 分为以下几点。

（1）有明确外伤史。

（2）前臂损伤后尺骨局部肿胀和压痛，前臂旋转功能障碍。

（3）肘腕关节无肿胀压痛等阳性体征。

（4）尺桡骨正侧位X线片可发现只有尺骨骨折，桡骨完整且无肘腕关节脱位。

5. 鉴别诊断　尺骨骨折需要和以下疾病相鉴别。

（1）盖氏骨折：桡骨骨折合并下尺桡关节脱位。

（2）孟氏骨折：尺骨骨折合并桡骨小头脱位。

（三）治疗

1. 非手术治疗　尺骨位置表浅，闭合复位多能成功，斜形或粉碎性骨折可以经皮穿入克氏针髓内固定，但因不能对抗旋转，仍需长臂石膏托固定，一般6～8周，X线片确定骨折愈合后开始功能锻炼。

2. 手术治疗　对于少数复位困难或不稳定性尺骨骨折，可以选用钢板螺钉固定或髓内钉固定。

（四）预后评价

单纯尺骨骨折一般预后良好。

三、桡骨骨折

（一）概述

单纯桡骨干骨折较少见，因有尺骨支持，骨折端重叠、移位较少，主要发生旋转移位，幼儿多为青枝骨折。成人桡骨干上1/3骨折时，附着在桡骨结节的肱二头肌及桡骨上1/3的旋后肌，使骨折近段向后旋转移位。桡骨干中1/3或下1/3骨折时，骨折线在旋前圆肌止点以下，由于旋前及旋后肌力量相等，骨折近端处于中立位，而骨折远端受旋前方肌牵拉，旋前移位，单纯桡骨干骨折重叠移位不多（图4－24）。

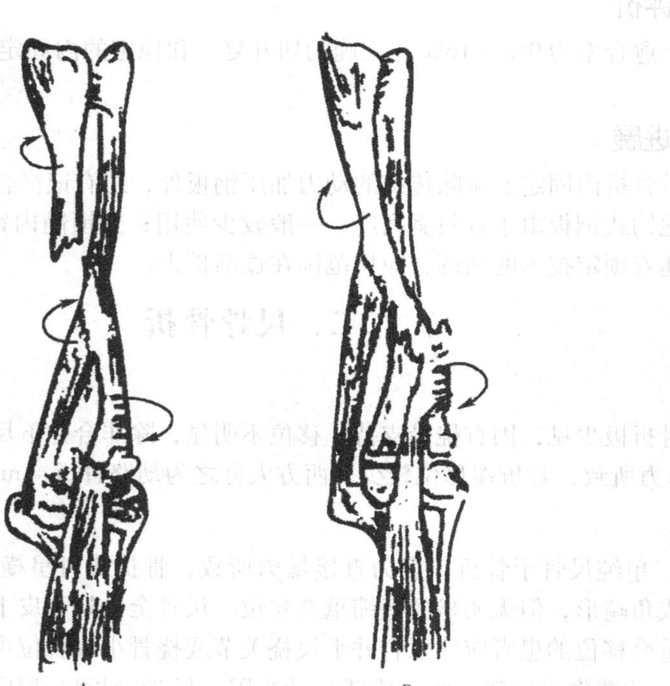

图4－24　桡骨干骨折

A. 骨折在旋后肌和旋前圆肌之间，近折端向后旋转，远折端向前旋转；B. 骨折在旋前圆肌下方，远折端向前旋转

（二）诊断

1. 病史要点　单纯桡骨干骨折约占前臂骨折的12%，多发生于青壮年，骨折线多为横形、短斜形。因有尺骨的支撑，桡骨骨折端的短缩重叠移位少，但断端间常有旋转移位。骨折后的临床表现主要有：前臂骨折局部的疼痛、肿胀，完全骨折时可见局部明显畸形，前臂旋转功能障碍，少有神经或血管损伤的表现。

2. 查体要点　前臂伤后局部肿胀，旋转活动受限，桡骨骨折局部压痛，如有明显畸形或骨擦感，即可诊断。查体时应注意肘关节和腕关节局部有无压痛，密切关注邻近关节的损伤，要与盖氏或孟氏骨折相鉴别。

3. 辅助检查　包括常规检查和特殊检查。

（1）常规检查：尺桡骨正侧位X线片中应该包括前臂全长，不要漏拍腕关节和肘关节，在发现骨折的同时，应注意有无下尺桡关节脱位和肘关节损伤。

（2）特殊检查：当怀疑血管损伤时，多普勒超声检查是一种快速简单的诊断手段。怀疑神经损伤时，肌电图检查可以确诊。

4. 诊断标准　包括以下几点。

（1）有明确的外伤史。

（2）前臂损伤后桡骨局部疼痛、肿胀和压痛，前臂旋转功能障碍。

（3）肘腕关节无肿胀压痛等阳性体征。

（4）尺桡骨正侧位X线片可发现只有桡骨骨折，尺骨完整且无肘腕关节脱位。

5. 鉴别诊断　桡骨骨折需要和以下疾病相鉴别。

（1）盖氏骨折：桡骨骨折合并下尺桡关节脱位。

（2）孟氏骨折：尺骨骨折合并桡骨小头脱位。

（三）治疗

因尺骨完好，单纯桡骨骨折可试行闭合复位，整复后有一定的稳定性。复位后石膏托固定6周，开始功能锻炼。若闭合复位困难，应切开复位，以钢板固定。

（四）预后评估

单纯桡骨干骨折临床治疗效果良好，一般无骨不连的发生。

四、孟氏骨折

（一）概述

1914年意大利外科医生Monteggia最早对尺骨上1/2骨折合并桡骨小头前脱位的描述是前臂与肘关节的复合损伤，故将此类型骨折称为孟氏骨折（Monteggia fracture）。1967年Bado经过大量的研究，根据损伤机制进行分型，将尺桡骨近端双骨折伴桡骨小头前脱位确定为第四型。Letts等提出相似的骨折分类，包括尺骨弓形变形及青枝骨折伴有桡骨小头颈骨折及（或）骨骺损伤、尺骨鹰嘴骨折伴桡骨小头脱位。目前，认为孟氏骨折完整定义为：尺骨干骨折合并肱－桡、尺－桡关节脱位，合并或不合并桡骨近端骨折。

（二）诊断

1. 病史要点　Monteggia骨折常以外伤后前臂及肘关节肿胀、疼痛就诊，伸直型比较常见，多发生于儿童。肘关节伸直或过伸位跌倒，前臂旋后掌心触地，上位作用力顺肱骨传向前下方，地面的反作用力通过掌心向上传导，先造成尺骨骨折，残余暴力转移于桡骨上端，迫使桡骨小头冲破、滑出环状韧带，向前外方脱位，骨折断端向掌侧及桡侧成角。屈曲型多见于成人，直接暴力打击造成骨折，骨折为横断或粉碎性，肘关节微屈曲，前臂旋前位掌心触地，作用力先造成尺骨较高平面横形或短斜形骨折，桡骨小头向后外方脱位，骨折断端向背侧、桡侧成角。内收型多发生幼儿，肘关节伸直、前臂旋前、上肢略内收位向前跌倒，暴力自肘内方推向外方，造成尺骨喙突处横断或纵行劈裂骨折，移位较少，而桡骨小头向外侧脱位。

2. 查体要点　外伤后肘部及前臂肿胀，移位明显者可见尺骨成角、凹陷畸形，肘关节前外或后外方可摸到脱出的桡骨小头，前臂旋转受限。肿胀严重摸不清者，局部压痛明显。注意桡神经深支损伤的可能，一旦损伤则表现为前臂伸肌无力。

3. 辅助检查　分为以下两种。

（1）常规检查：当尺骨上1/3骨折时，X线片必须包括肘关节，注意肱桡关节解剖关系，以免漏诊。凡尺骨上端骨折，X线片上没见到桡骨小头脱位，在治疗时，应按此种骨折处理。因为桡骨小头脱位后可自行还纳，如忽略对桡骨小头固定，可能再发生移位。

（2）特殊检查：对于尺骨上端骨折，X线片上没见到桡骨小头脱位的可疑病例，CT或MRI可以进一步明确。

4. 分类　Bado将孟氏骨折分为四型（图4-25）。

Ⅰ型（伸直型），桡骨小头前脱位合并尺骨干骨折，为最常见的类型，约占60%。

Ⅱ型（屈曲型），桡骨小头后脱位或后外侧脱位合并尺骨干骨折，约占15%。

Ⅲ型（内收型），桡骨小头外侧或前外侧脱位合并尺骨上1/3骨折，约占20%。

Ⅳ型，桡骨小头前脱位合并尺桡骨近段同一平面骨折，约占5%。

5. 诊断标准　包括以下几点。

（1）有明确的外伤史。

（2）前臂及肘关节肿胀、疼痛，移位明显者可见尺骨成角畸形，肘关节前外或后外方可摸到脱出的桡骨小头，前臂旋转受限。

（3）尺桡骨正侧位X线片可发现骨折，肘关节X线片可见桡骨小头脱位。

（4）腕关节背伸乏力时，应考虑桡神经损伤。

（5）注意观察有无骨筋膜室综合征的前兆，以防造成严重后果。

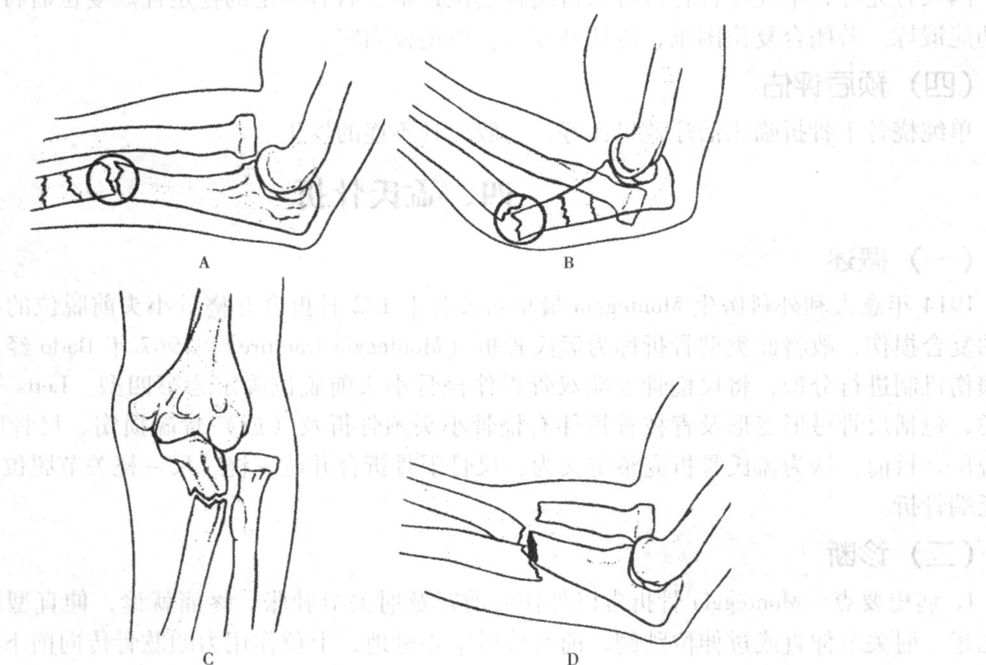

图4-25　孟氏骨折Bado分型

A. BadoⅠ型（伸直型）；B. BadoⅡ型（屈曲型）；C. BadoⅢ型（内收型）；D. BadoⅣ型

6. 鉴别诊断　孟氏骨折需要和以下疾病相鉴别。

（1）尺桡骨双骨折：尺桡骨骨折但无桡骨小头脱位。

（2）盖氏骨折：桡骨骨折合并下尺桡关节脱位。

（三）治疗

1. 保守治疗　分为以下几种。

（1）伸直型：全身麻醉或臂丛麻醉，患者平卧肩外展，屈肘90°，前臂中立位。对抗牵引后，术者两拇指分别放在桡骨小头外侧及掌侧，用力向尺侧、背侧推挤桡骨小头使之复位。一助手固定复位桡骨小头并维持对抗牵引，术者一手捏住尺骨骨折近端，另一手握住骨折远端，使之向掌侧成角徐徐加大，然后向背侧提拉，使之复位（图4－26A）。如已复位用石膏托或夹板将肘关节固定在极度屈曲位2～3周。待骨折初步稳定后，改用夹板固定肘关节在90°屈曲位，开始练习活动，直至骨折完全愈合。

（2）屈曲型：麻醉体位同伸直型，肘关节伸直对抗牵引后，两拇指用力向内、向掌侧推按桡骨小头。复位后一助手用拇指固定桡骨小头，继续牵引，两手分别握住尺骨骨折远近两段，向背侧徐徐加大成角，然后向掌侧挤按，如复位满意用掌背侧石膏托固定肘关节在屈曲70°位3～4周。而后改用纸压垫短夹板固定，肘关节屈曲90°位开始功能锻炼，直到骨折愈合（图4－26B）。

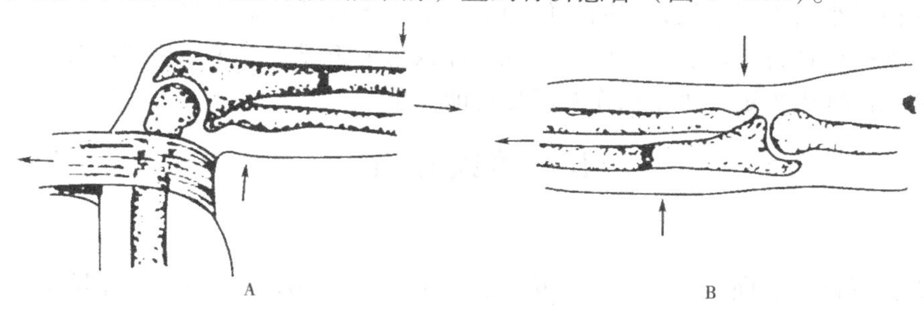

图4－26　孟氏骨折复位法

A. 伸直型；B. 屈曲型

（3）内收型：手法复位桡骨小头后，尺骨多可自行复位，如轻度成角，桡骨小头位置无明显改变，则不需复位，仅用长臂石膏固定3～4周。矫正尺骨向桡侧移位及成角，有时比较困难。在维持牵引下，肘关节屈曲外旋90°，捏住骨折端，使肩关节及上臂外展90°，然后术者捏住骨折近段向尺侧提拉，固定远端的助手用牵引手腕向桡偏，以复位桡骨小头为支点，使尺骨远段向尺侧偏斜而矫正尺骨向桡侧移位。

2. 手术治疗　手法复位不成功的孟氏骨折，或骨折已复位而桡骨小头脱位不能还纳者，应早期手术复位内固定，先切开整复桡骨小头脱位，并了解环状韧带损伤情况并修补，髓内钉或钢板螺钉固定尺骨。

陈旧性孟氏骨折处理：成人陈旧性骨折，尺骨已获矫正，骨折愈合坚固，仅前臂旋转功能受限，切除桡骨小头可改善旋转功能。如尺骨骨折未愈合，有畸形，可手术植骨内固定矫正骨折，并复位桡骨小头，如桡骨小头不能复位，可切除。儿童陈旧性病例，尺骨骨折移位不大，并不影响桡骨小头复位者可不处理，如果畸形明显，必须矫正，髓内钉固定，以利桡骨小头复位。桡骨小头复位后，修复或重建环状韧带，桡骨小头不能复位者暂不行桡骨小头切除，以免影响桡骨发育，待成年后再切除。

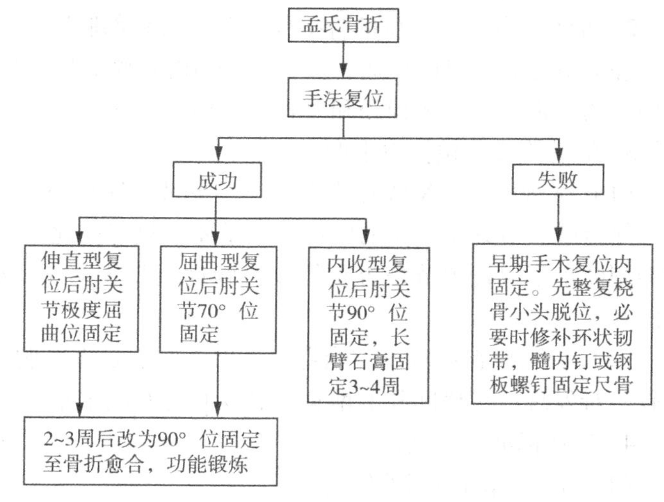

图4－27　孟氏骨折治疗流程

3. 治疗流程　如图4－27。

（四）预后评价

孟氏骨折治疗比较困难，在治疗不当的情况下，发生并发症的机会较多，如尺骨骨折延迟愈合或骨不连，桡骨小头周围骨化性肌炎，桡骨小头再脱位，骨间背神经麻痹等。儿童闭合复位，治疗效果满意，成人骨折要达到好的效果，需完全解剖复位。

（五）最新进展

有学者认为将脱位的桡骨小头复位，恢复肱桡关节的正常解剖关系后，应牢固固定尺骨骨折，以防其移位而造成桡骨小头再脱位。也有学者认为应同时固定肱桡关节和尺骨骨折，以避免因单纯固定尺骨骨折而发生桡骨小头再脱位。郭世绂等认为因新鲜孟氏骨折发生桡骨小头脱位或半脱位，闭合复位后不采用单纯石膏固定，而应在X线透视下经皮克氏针贯穿肱骨小头至桡骨颈，固定肱桡关节，外加石膏外固定。有学者采取将骨折牢固固定后，手法将桡骨小头复位，结合C形臂X线机透视下作肘关节的各个方向活动，如桡骨小头不再脱位，说明复位稳定，不必再行环状韧带修补和克氏针固定肱桡关节；如果桡骨小头难以维持或强行复位后再次脱出，说明环状韧带撕裂严重或环状韧带有嵌压，应行环状韧带修补和肱桡关节克氏针内固定，手术操作要求尽可能简单。

五、盖氏骨折

（一）概述

桡骨中下1/3骨折合并下桡尺关节脱位，称盖氏骨折（Galeazzi fracture）。前臂极度旋前的直接暴力，腕背屈、手掌桡侧触地间接暴力致伤最常见。暴力通过桡腕关节造成桡骨骨折，同时撕裂三角纤维软骨或尺骨茎突，致下尺桡关节脱位，骨折多为短斜形、横断形，少数骨折为粉碎性。

（二）诊断

1. 病史要点　都有一个明确的外伤史，多为高处坠落或活动中跌倒，手腕伸展、前臂旋前或旋后位承受扭转应力导致。其次是患者的临床表现：由于下尺桡关节受损，桡骨远端骨折块可向近侧移位，手向桡侧偏，尺骨茎突突出明显。较常见的表现是前臂旋前并且尺骨远端位于背侧，在旋后损伤中，前臂远端旋后位并且尺骨远端在前臂远端的掌侧更为突出。通常在下尺桡关节处存在肿胀疼痛和压痛，偶尔尺骨茎突或尺侧腕伸肌腱可以嵌入受损关节中，此时，尺骨尺背侧通常容纳肌腱的沟是空虚的，Paley等称为“空沟征”。

2. 查体要点　无移位的骨折仅有前臂及腕部肿胀、压痛，而移位明显时才有桡骨短缩和成角畸形。下尺桡关节处有明显的压痛，尺骨茎突向腕背侧突出畸形，前臂旋转活动受限，尤其与健侧比较即可发现局部的异常，一般无神经和血管的损伤。

3. 辅助检查　包括以下两种。

（1）常规检查：X线片检查包括腕关节，明确下尺桡关节脱位情况、骨折类型及移位方向。拍片时，保持腕关节处于真正的侧位至关重要，只有在此位置上舟、月骨与三角骨重叠，尺桡骨远端重叠，才能判断出下尺桡关节是否脱位或尺骨远端是否移位，必要时可摄健侧X线片或复位前后加以对比，以防漏诊。

（2）特殊检查：对于不能肯定下尺桡关节是否有脱位时，加摄健侧腕关节正侧位X线片，与伤侧比较不难发现下尺桡间隙的增宽。必要时行CT扫描加二维、三维重建并与健侧对比。

4. 诊断标准　包括以下三点。

（1）有明确的腕部外伤史。

（2）前臂及肘关节肿胀、疼痛，移位明显者可见桡骨短缩和成角畸形，尺骨茎突向腕背侧突出，前臂旋转活动受限。

（3）尺桡骨中下段正侧位X线片可发现骨折，下尺桡关节脱位。

5. 鉴别诊断　盖氏骨折需要和以下疾病相鉴别。

（1）桡骨远端骨折：单纯的桡骨远端骨折在X线片上下尺桡关节间隙正常。

（2）尺桡骨远端双骨折：这类患者的临床症状和体征与盖氏骨折极其相似，但通过X线片可明确诊断。

（三）治疗

1. 保守治疗　按前臂双骨折方法复位，手法复位比较容易，但石膏固定不稳，关节易再脱位。如复位后骨折不稳定者，可手术复位内固定。

2. 手术治疗　盖氏骨折临床相对少见，为了获得良好的前臂旋转功能，避免下尺桡关节紊乱，要求桡骨骨折必须达到解剖复位并可靠的内固定，术后石膏固定6～8周开始功能锻炼。因此，切开复位内固定越来越成为临床医生首选的治疗方法。

3. 治疗流程　如图4－28。

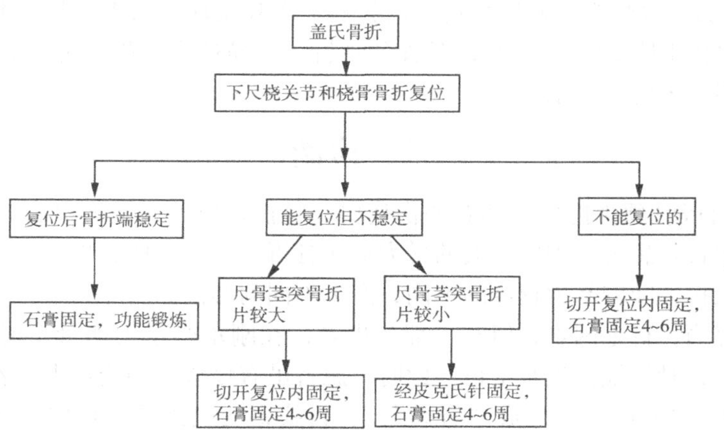

图4－28　盖氏骨折治疗流程

（四）预后评估

盖氏骨折治疗也比较困难，为得到良好的旋转功能，骨折与关节脱位应尽可能达到解剖复位，并维持到完全愈合，否则，疗效较差。

（五）最新进展

盖氏骨折具有以下三个特征：①不是单纯桡骨骨折，而是合并有下尺桡关节（distal radio－ulnar joint，DRUJ）脱位。②除骨折与DRUJ脱位外，大多合并骨间膜不同程度的损伤，这对维持手法整复后骨折端的稳定和恢复前臂的旋转功能是一大障碍。③任何旋转移位都将对今后，尤其是远期的旋转功能产生一定程度的影响。因而本病除对骨折断端进行良好的复位（消除断端的旋转和成角）外，精确地恢复下尺桡关节的解剖关系显得相当重要。一般纠正骨折的短缩、旋转和成角后，下尺桡关节可很好复位。

对陈旧性DRUJ脱位的处理，目前常用的方法主要有尺骨远端切除术（Darrach手术）和尺骨假关节成形术（Sauve－kapandji手术）。两种术式在缓解腕部疼痛、改善腕关节伸屈功能、恢复前臂旋转活动无显著差异，但在恢复握力方面，Sauve－kapandji手术具有优越性。另外，还有旋前方肌前移术和掌长肌腱转位修复术，临床应用不多。Johnson研究认为，旋前方肌前移术对于DRUJ慢性半脱位和尺骨远端切除术后仍有旋转活动不稳定者，是一种理想的补救方法。

（段剑平）

第五节　股骨颈骨折

一、概述

股骨颈骨折常发生于老年人，随着我国人口老龄化，其发病率日渐增高，以女性较多。造成老年人发生骨折的因素有以下几个方面：①由骨质疏松引起的骨强度的下降。②老年人髋部肌群退变，反应迟钝，不能有效地抵消髋部的有害应力。③损伤暴力，老年人的骨质疏松，所以只需很小的扭转暴力，就能引起骨折，而中青年患者，需要较大的暴力，才会引起骨折。

股骨颈骨折后约有15%发生骨折不愈合，20%～30%发生股骨头缺血坏死，这是由它的血供特点决定的。成人股骨头的血供有3个来源：股圆韧带内的小凹动脉，它只供应股骨头少量血液，局限于股骨头的凹窝部；股骨干的滋养动脉升支，对股骨颈血液供应很少；旋股内、外侧动脉的分支是股骨颈的主要血液供应来源。旋股内外侧动脉来自股深动脉，在股骨颈基底部关节囊滑膜反折处形成一个动脉环，并分四支进入股骨头，即骺外侧动脉（上支持带动脉）、干骺端上动脉、干骺端下动脉（下支持带动脉）和骺内侧动脉，骺外侧动脉供应股骨头外侧2/3～3/4区域，干骺端下动脉供应股骨头内下1/4～1/2区域。股骨颈骨折后，股骨头的血供受到严重影响。实验发现，头下骨折，股骨头血供下降83%，颈中型骨折，股骨头血供下降52%，因此，股骨颈骨折后容易造成骨折不愈合和股骨头缺血坏死，这使得它的治疗遗留许多尚未解决的难题。

二、诊断

1. 病史要点　所有股骨颈骨折患者都有外伤病史，骨折多由外旋暴力引起，不同患者引起骨折的暴力程度不同，对于中青年患者，需要较大的暴力造成骨折，而对于伴有骨质疏松的老年患者，只需要较小的暴力就会引起骨折，随着暴力程度的不同，产生不同的移位。

骨折后患者局部疼痛，行走困难，但有一部分患者，在刚承受暴力而骨折时，断端会表现为嵌插型，或者无移位的骨折，骨折线接近水平位，此时，患者虽有疼痛，仍能行走，若不能及时诊断患者继续行走，暴力持续下去，“嵌插”就变成“分离”，骨折线也变成接近垂直位，产生移位。因此，对于伤后仍能行走的患者，不能认为不会发生股骨颈骨折，如果不给予恰当的治疗，所谓“嵌插”骨折可以变成有移位的骨折。

2. 查体要点　包括以下几点。

（1）畸形：伤侧下肢呈45°～60°的外旋畸形。

（2）疼痛：患髋有压痛，有轴向叩击痛。

（3）功能障碍：下肢不能活动，行走困难。

（4）患肢缩短，Bryant三角底边缩短，股骨大粗隆顶端在Nelaton线之上（图4－29），Kaplan点移至脐下，且偏向健侧。

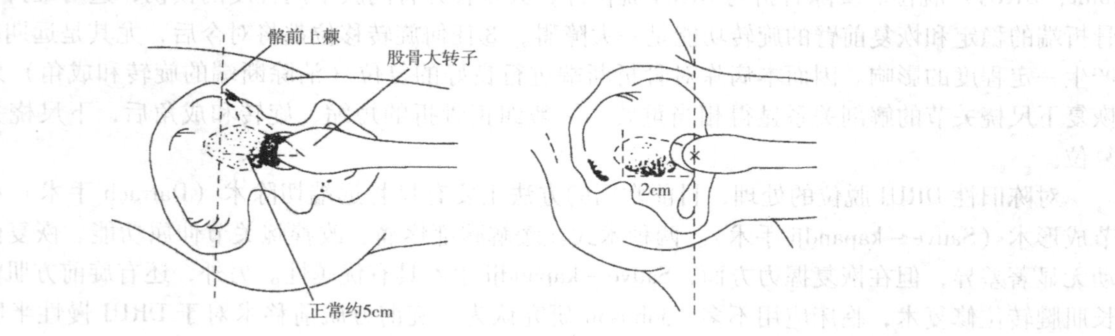

图4－29　Bryant三角和Nelaton线

3. 辅助检查　如下所述。

（1）常规检查：常规拍摄髋关节的正侧位X线片，观察股骨颈骨折的详细情况并指导分类，需要注意的是有些无移位的骨折在伤后立即拍摄的X线片上看不见骨折线，容易漏诊。对于临床上怀疑有股骨颈骨折而X线片暂时未见骨折线者，可立即行CT、MRI检查或仍按嵌插骨折处理，等待1～2周后再摄片，因骨折部位骨质吸收，骨折线可以显示出来。

（2）特殊检查：对于隐匿难以确诊的股骨颈骨折，早期诊断可以采用CT、MRI检查，CT检查时要注意采用薄层扫描，并行冠状面的二维重建，以免漏诊；MRI检查对于早期的隐匿骨折显示较好，敏感性优于骨扫描，扫描时在脂肪抑制像上能清晰地看到骨折后水肿的骨折线。

4. 分类　股骨颈骨折分类如下。

（1）按骨折线的部位：①股骨头下型骨折。②经股骨颈骨折。③基底骨折。头下型骨折，由于旋股内、外侧动脉的分支受伤最重，因而影响股骨头的血液供应也最大；基底骨折，由于两骨折段的血液供应的影响最小，故骨折较易愈合。

（2）按移位程度（Garden 分型）：这是目前临床常用的分型方法。包括：①不完全骨折（Garden Ⅰ型）。②无移位的完全骨折（Garden Ⅱ型）。③部分移位的完全骨折（Garden Ⅲ型）。④完全移位的完全骨折（Garden Ⅳ型）（图 4－30）。

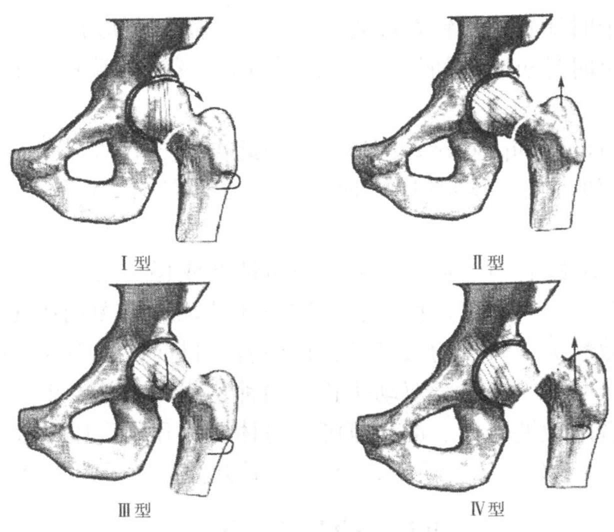

图 4－30　股骨颈骨折 Garden 分型

（3）按骨折线方向：①内收型骨折。②外展型骨折。内收骨折是指远端骨折线与两髂嵴联线所形成的角度（Pauwels 角）大于 50°，属不稳定骨折；外展骨折是指此角小于 30°，属于稳定骨折，但如果处理不当，或继续扭转，可变为不稳定骨折。目前，这种分类方法对临床治疗指导作用有限，已较少采用。

5. 诊断标准　包括以下几点。

（1）患者多有外伤史。

（2）查体局部疼痛，多有下肢外旋畸形和活动受限。

（3）X 线片显示骨折。

（4）对难以确诊的患者采用 CT 或 MRI 检查。

6. 鉴别诊断　股骨颈骨折需要和下列疾病相鉴别。

（1）股骨转子间骨折：有髋部外伤病史，局部疼痛，外旋畸形明显，多大于 60°，甚至达到 90°，但单纯根据外旋畸形判断骨折不够准确，需摄 X 线片明确诊断。

（2）股骨颈病理性骨折：只需要很小的暴力就能引起骨折，有的患者有肿瘤病史，拍摄 X 线片提示局部骨质异常，对怀疑病理性骨折而 X 线显示不清者，行 CT 扫描。

（3）髋关节骨折脱位：髋关节骨折脱位有明显的脱位特征，髋关节处于屈曲、内收、内旋弹性固定位或外展外旋屈曲弹性固定位，X 线片可明确诊断。

三、治疗

1. 保守治疗　由于股骨颈骨折保守治疗存在卧床时间长，并发症多，骨折容易移位等问题，目前，多主张手术治疗。保守治疗适用于个别年龄过大、体质差，有严重的器质性病变，无法耐受手术者，可采用皮牵引，保持下肢于中立位。1 个月疼痛缓解后，骨折虽未愈合，但仍能扶腋杖下地活动。

2. 手术治疗　目前，大多数的股骨颈骨折需要手术治疗。

（1）治疗原则：对所有 GardenⅠ型或Ⅱ型骨折，采用内固定治疗，小于60岁患者的 GardenⅢ型或Ⅳ型骨折，采用复位内固定加肌骨瓣移植术，对于60岁以上患者有明显移位的 GardenⅢ型或Ⅳ型骨折，全身情况能够耐受手术者，建议行人工髋关节置换术；陈旧性股骨颈骨折不愈合者，建议行人工髋关节置换术。

（2）手术方法：手术方法很多，较常用的是在X线辅助下手术。

1）三枚空心加压拉力螺钉固定：对于 GardenⅠ型、Ⅱ型骨折及小于60岁患者的 GardenⅢ型或Ⅳ型骨折，AO的空心加压螺钉固定成为治疗的标准手术。它具有操作方便、固定牢靠的优点，通常采用三枚空心加压拉力螺钉，固定时注意使螺钉在股骨颈内呈倒等腰三角形旋入并使螺纹越过骨折线，以发挥拉力螺钉的加压作用和负重时骨折断端间的动力加压作用，螺钉尖端距离股骨头软骨面下以5mm为宜，以防发生切割作用。

2）动力髋螺钉系统（dynamic hip screw，DHS）或与此类似的滑动式钉板固定装置：此类内固定钢板多适用于靠近股骨颈基底部的骨折，使用DHS时多在主钉近端的股骨颈内再拧入一枚螺钉，以增强抗旋转能力，固定牢靠。

3）人工髋关节置换术：对于骨折明显移位的 GardenⅢ型或Ⅳ型骨折，年龄大于60岁，全身情况能够耐受手术者，行人工髋关节置换术可以使患者早期下床活动，避免内固定失败后再次手术的风险。对于原有骨关节炎等疾病导致髋关节疼痛的股骨颈骨折患者，目前，也推荐采用人工髋关节置换术。人工髋关节置换术又分为人工全髋和人工股骨双动头置换两种术式。对于老年患者选用人工全髋置换还是人工股骨头置换需要根据患者的预期寿命、活动范围、身体状况和骨质质量综合判断。有学者主张对于大于75岁以上患者可以选择人工双动头置换术，75岁以下患者宜选择人工全髋置换术。

四、预后评价

股骨颈骨折的主要并发症是骨折不愈合和股骨头缺血性坏死，在无移位的病例组中，不愈合甚少见；但在有移位的股骨颈骨折中，有20%～30%发生不愈合，此外，骨折不愈合还与年龄、骨折部位、复位程度等相关，骨折不愈合的总发生率为15%。

股骨头缺血性坏死主要与骨折部位和移位程度相关，骨折部位越高、移位越明显发生率越高。股骨头缺血坏死后常继发创伤性髋关节炎，导致关节疼痛、跛行、功能障碍。

五、最新进展

股骨颈骨折是老年人常见的一种骨折，股骨颈骨折后，股骨头的血液供应可严重受损，骨折后股骨头坏死与否主要与其残存血供和代偿能力有关。因此，股骨颈骨折应早期复位及内固定手术，以利于使扭曲受压与痉挛的血管尽早恢复。复位要求对位良好，复位优良者发生股骨头缺血坏死的概率明显小于复位不良者。选择内固定物时应以对血供损伤小、固定牢固类型为佳。对于多数患者我们推荐早期闭合复位，透视下3枚加压空心螺钉内固定。

对于老年人移位的股骨颈骨折采用内固定还是人工髋关节置换还存在一些争议。最近的研究倾向于对这类患者实行人工髋关节置换术。Rogmark等在对14项随机对照研究（2 289例患者）的荟萃分析显示，对于70～80岁有移位的股骨颈骨折患者一期行人工髋关节置换术优于内固定术，相对于内固定治疗关节置换术的并发症少，关节置换可以获得较好的功能，减少患者痛苦。

（段剑平）

第六节　股骨干骨折

一、概述

股骨干骨折系指小粗隆下2～5cm至股骨髁上2～5cm的股骨骨折，占全身骨折的6%，男性多于女性，约2.8 ∶ 1。10 岁以下儿童多见，约占总数的1/2。股骨干骨折多由强大暴力所造成，主要是直接外力，如汽车撞击、重物砸压、碾压或火器伤等，骨折多为粉碎、蝶形或近似横形，故骨折断端移位明显，软组织损伤也较严重。因间接外力致伤者如高处坠落、机器绞伤所发生的骨折多为斜形或螺旋形。旋转性暴力所引起的骨折多见于儿童，可发生斜形、螺旋形或青枝骨折。骨折发生的部位以股骨干中下1/3 交界处为最多，上 1/3 或下 1/3 次之。骨折端因受暴力作用的方向，肌群的收缩，下肢本身重力的牵拉和不适当的搬运与手法整复，可能发生各种不同的移位。

股骨上 1/3 骨折后，近端受髂腰肌、臀中肌、臀小肌和髋关节外旋诸肌的牵拉而屈曲、外旋和外展，而远端则受内收肌的牵拉而向上、向后、向内移位，导致向外成角和缩短畸形；股骨中 1/3 骨折后，其畸形主要是按暴力的撞击方向而成角，远端又因受内收肌的牵拉而向外成角；股骨下 1/3 骨折端受腓肠肌的牵拉而向后倾倒，远侧骨折端可压迫或刺激腘动脉、腘静脉和坐骨神经（图 4 – 31）。

二、诊断

1. 病史要点　多数伤者均有较严重的外伤史，合并多发伤、内脏伤及休克者较常见。注意骨折的同时不能忘记其他部位的损伤，尤其注意基本生命体征的变化。股骨骨折部疼痛比较剧烈，可见大腿的成角、短缩畸形，常有骨折断端的异常活动。股骨干骨折可合并坐骨神经、股动脉损伤，有时可同时存在股骨远端骨折、股骨颈骨折、转子间骨折以及髋关节脱位。

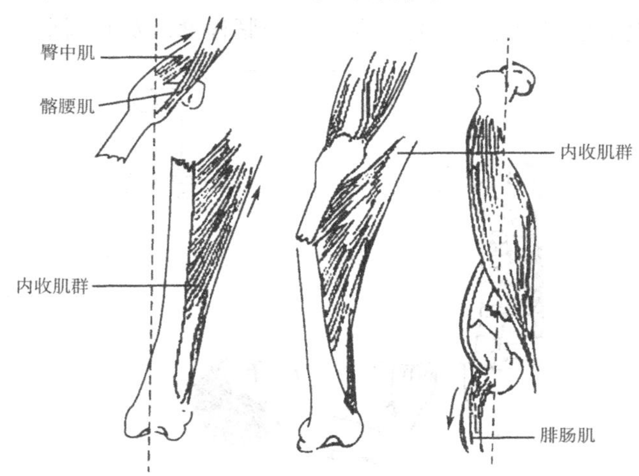

图 4 – 31　股骨干上、中、下 1/3 骨折移位情况

2. 查体要点　患者不愿移动患肢，股骨骨折部压痛、肿胀、畸形、骨擦音、肢体短缩及功能障碍非常显著，有的局部可出现大血肿、皮肤剥脱、开放伤及出血。全身系统检查必不可少，髋部、背部、骨盆部的疼痛往往提示这些部位的合并伤。单纯股骨干骨折失血一般为 600 ~ 800mL，患者存在低血容量性休克时应排除其他部位出血的可能。在患肢临时固定前应检查膝关节，膝关节肿胀、压痛提示膝关节韧带损伤或骨折。神经功能支配和血管情况在伤后应立即检查，注意伤肢有无神经和血管的损伤。

3. 辅助检查　如下所述。

（1）常规检查：股骨正侧位 X 线片可显示骨折部位、类型和移位方向，且投照范围应包括骨折远近侧关节，这有助于治疗方案的制定，注意摄股骨近端 X 线片，股骨颈骨折或转子间骨折有 30% 的漏诊率，疑有膝关节周围损伤的加摄膝关节正侧位 X 线片。

（2）特殊检查：对于轻微外力引起的骨折，可予 CT 扫描，以排除病理性骨折可能。对伤肢怀疑有血管损伤，应行 B 型超声检查或血管造影。疑有髋关节和膝关节合并伤的患者，必要时 CT 和 MRI 检查，明确有无关节及韧带损伤，有坐骨神经症状者行神经电生理检查。

4. 诊断标准　如下所述。

（1）患者有明确的外伤史。

（2）大腿局部疼痛比较剧烈，可见大腿的成角、短缩畸形，骨折断端常有异常活动。

（3）正侧位 X 线片示显示骨折部位、类型和移位方向。

（4）怀疑有血管损伤，应行 B 型超声检查或血管造影。

（5）坐骨神经损伤者行神经电生理检查。

三、治疗

1. 保守治疗　股骨骨折，如有合并伤，必须优先处理，如贻误诊断或处理不当，常造成患者死亡。由于股骨骨折常有周围软组织严重挫伤，如急救输送时未妥善固定，骨折端反复活动刺伤软组织（肌肉、神经、血管），特别是股动、静脉，腘动、静脉的破裂可引起大出血，因此，观察和治疗休克是治疗股骨骨折重要的一环，不可忽略。股骨干骨折因周围有强大的肌肉牵拉，手法复位后用石膏或小夹板外固定均不能维持骨折对位。因此，股骨干完全骨折不论何种类型，皆为不稳定性骨折，必须用持续牵引，维持一段时间后再用外固定。常用牵引方法有：

（1）悬吊牵引法（图 4－32）：用于 4～5 岁以内儿童，将双下肢用皮肤牵引向上悬吊，牵引重量约 1～2kg，要保持臀部离开床面，利用体重作对抗牵引。3～4 周经摄 X 线片有骨痂形成后，去掉牵引，开始在床上活动患肢，5～6 周后负重。对儿童股骨干骨折要求对线良好，对位要求达功能复位即可，不强求解剖复位，如成角不超过 10°，重叠不超过 2cm，以后功能一般不受影响。在牵引时，除保持臀部离开床面外，并应注意观察足部的血液循环及包扎的松紧程度，及时调整，以防足趾缺血坏死。

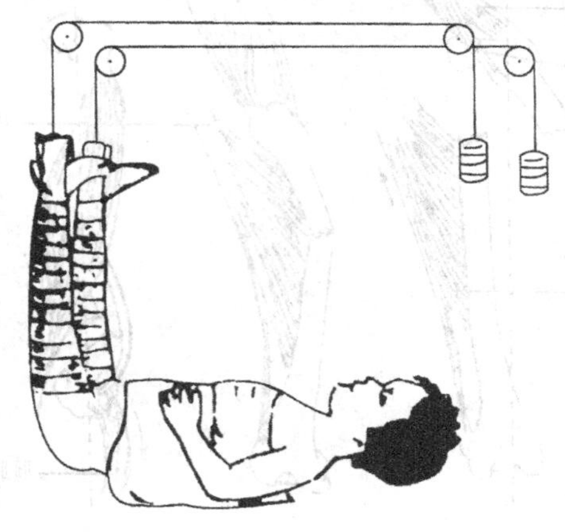

图 4－32　Bryant 皮肤牵引

（2）滑动皮肤牵引法（Russell 牵引法）：适用于 5～12 岁儿童（图 4－33）。在膝下放软枕使膝部屈曲，用宽布带在膝关节后方向上牵引，同时，小腿行皮肤牵引，使两个方向的合力与股骨干纵轴成一直线，合力的牵引力为牵引重力的两倍，有时亦可将患肢放在托马斯架及 Pearson 连接架上，进行滑动牵引。牵引前可行手法复位，或利用牵引复位。

（3）平衡牵引法：用于青少年及成人股骨干骨折（图 4－34），在胫骨结节处穿针，如有伤口可在股骨髁部穿针，患肢安放在托马斯架上作平衡牵引，有复位及固定两种作用。可先手法复位小夹板维持，然后维持重量持续牵引（维持重量为体重 1/10），或直接用牵引复位（复位重量为体重 1/7）复位后改为维持重量。根据骨折移位情况决定肢体位置：上 1/3 骨折应屈髋 40°～50°，外展约 20°，适当屈曲膝关节；中 1/3 骨折屈髋屈膝约 20°，并按成角情况调整外展角度；下 1/3 骨折时，膝部屈曲 60°～80°，以便腓肠肌松弛，纠正远侧骨端向后移位。牵引后 24～48h 要摄床边 X 线片，了解骨折对位情况，同时，每日多次测量患侧肢体长度，并加以记录，以资参考。要根据 X 线片及患侧肢体长度测量情况，及时调整肢体位置、牵引重量和角度，要防止牵引不够或过度牵引，在牵引时还应注意观察穿针部位有无感染，注意肢体保温，教会患者锻炼躯体、上肢、患肢关节和肌肉的方法。

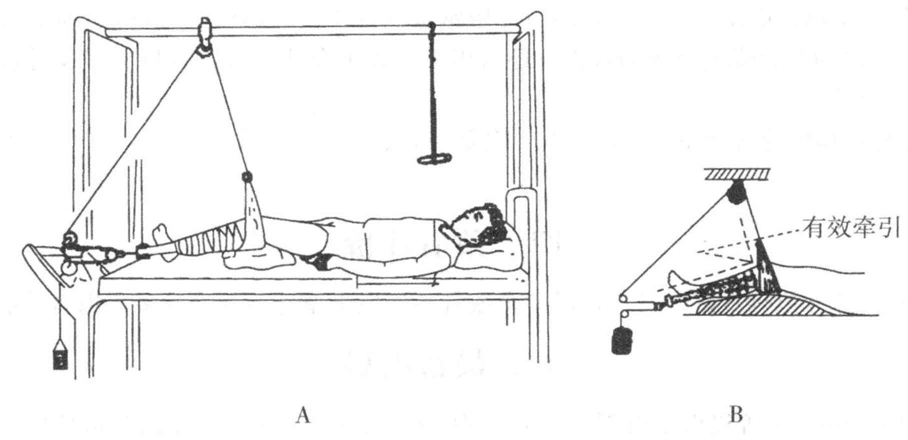

图4－33 滑动皮肤牵引法（Russell 法）
A. 装置；B. 示意图

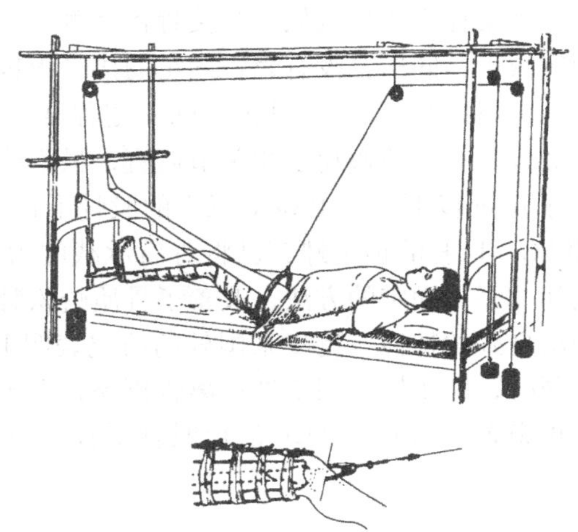

图4－34 股骨干骨折平衡牵引疗法

使用平衡牵引，患者较舒适，牵引期间能活动髋、膝和踝关节，擦澡和大小便较方便，一般牵引4～6周，经摄X线片有骨痂形成后，可改用髋人字石膏固定4～8周。在牵引中可同时应用小夹板固定，纠正成角，去除牵引后也可用小夹板外固定，但要经常复查以防骨折移位或成角。

2. 手术方法 如下所述。

（1）手术时机和适应证：手术时间一般选择伤后的3～7d，便于及早发现术前并发症，尤其脂肪栓塞综合征的发生。但有研究发现伤后10～14d手术的患者骨折愈合快。近年来由于外科技术提高和医疗器械的改善，手术适应证有所放宽。具体的手术适应证有：①牵引失败。②软组织嵌入骨折端。③合并重要神经、血管损伤，需手术探查者，可同时行开放复位内固定。④骨折畸形愈合或不愈合者。

（2）常用手术方法

1）股骨上1/3或中上1/3骨折：多采用顺行股骨髓内钉固定，交锁髓内钉适用于股骨干小转子以下至膝关节9cm以上的各种类型闭合骨折，包括严重长节段粉碎性骨折、三段或以上的多节段骨折。此法具有术后不用外固定及早期下床活动的优点。某医学设计的鱼口状髓内钉兼有动力加压和静力加压的作用，临床应用中取得了较好的疗效。过去用开放式打入髓内针的方法，近十年来已广泛使用C形臂X线透视，仅在穿钉处做小切口，不显露骨折端闭合穿钉。闭合法较开放损伤小，出血少，不破坏骨折端的血供，有利于骨折愈合。

2）股骨中下1/3骨折：传统方法是采用8～10孔接骨板固定及髋人字石膏固定。目前，多采用加压钢板、锁定加压钢板（LCP）以及逆行股骨髓内钉固定。加压土钢板有多种类型，20世纪60年代开始应用加压器的加压钢板固定，其后出现动力加压钢板（DCP）、LCP 等。逆行交锁髓内钉应选择距膝关节间隙 20cm 以内的股骨髁上及髁间骨折，还可用于股骨干合并股骨颈骨折、多发骨折以及合并同侧胫腓骨和胫骨平台骨折。

3）陈旧性骨折畸形愈合或不愈合的治疗：开放复位，选用适当的内固定，并应常规植骨以利骨折愈合。

四、预后评价

股骨干骨折大部分愈合良好，骨折延迟愈合或骨不连发生率低，愈合后多数患者功能恢复正常。

五、最新进展

20 世纪末期，Krettek 等提出了微创接骨板（MIPO）技术，避免直接暴露骨折部位，保留骨折周围组织，为加快骨折愈合创造了条件。经皮插入钢板内固定手术属于关节外骨折的微创（MIPO）技术，利用骨折间接复位技术，在骨折两端切一小口，从肌下插入钢板并经皮拧入锁定螺钉，由于跨过骨折部位的接骨板相对较长，螺钉固定的密集程度明显较低，与接骨板接触未被螺钉穿过的骨干相对较长，因而，每单位面积上分配的应力相应减少；同样，没有螺钉固定的接骨板也相对较长，避免了接骨板应力集中。此外，MIPO 技术所达到的是一种弹性固定，骨折块间一定程度的微动促进了骨折的愈合。患者创伤小、恢复快，并可早期功能锻炼，有效地避免了膝关节僵直，虽不能早期负重，仍是一种满意的治疗方法。LC－LCP 主要用于小转子 6cm 以下至髁上 6cm 以上的股骨干骨折，而 LISS 的适应证与逆行髓内钉非常的接近，同时，LISS 和 LC－LCP 的锁定螺钉已将骨质承载的力量转移到接骨板上，锁定固定螺钉可通过双皮质和锁定螺钉之间非平行固定的方法，改善了骨质疏松骨折的受力和负荷，因此，它们对骨质疏松性骨折治疗方面表现出良好的特性。近年来国外的研究表明 LISS 和 LCP 对开放性粉碎性骨折具有良好的内支架支撑作用，同时，由于螺钉固定处远离骨折端，不干扰骨折端血供，临床内固定感染率显著下降。此外，对于青少年患者采用 LC－LCP 治疗股骨干骨折也可取得良好的疗效，并且避免了对患者骨骺的损伤。

（段剑平）

第七节　股骨远端骨折

一、概述

股骨远端骨折所指范围，尚无明确规定，一般认为膝关节上 7～9cm 内或股骨远侧 1/3 的骨折。本节讨论重点为股骨髁上骨折和股骨髁间骨折，股骨远端骨折占所有股骨骨折的 6%。大多数是高能量损伤的年轻人和骨质疏松的老年人，可同时合并其他部位损伤。股骨远端皮质薄、髓腔大，呈松质骨样复杂的三维解剖结构，其解剖轴与重力轴之间、与下端关节面之间存在着生理性夹角，约 6°。股骨干远端为股骨髁，外侧髁比内侧髁宽大，内侧髁较狭窄，其所处的位置较低。股骨两髁关节面于前方联合，形成一矢状位凹陷，即髁面，当膝伸直时，以容纳髌骨。在股骨两髁间有一深凹，为髁间窝，膝交叉韧带经过其中间，前交叉韧带附着于外髁内侧后部，而后交叉韧带附着于股骨内髁外侧的前部。附着在股骨远端上的肌腱、韧带和关节囊组成了一个复杂的应力传导系统，维持着膝关节的功能和稳定。股骨髁解剖上的薄弱点在髁间窝，三角形的髌骨如同楔子指向髁间窝，易将两髁分开，股骨远端骨折及其软组织损伤将破坏这一结构和系统，若治疗不当将造成膝关节畸形和伸屈功能障碍以及其他并发症。

二、诊断

1. 病史要点　股骨远端骨折常发生于年轻人和老年妇女。在青年人中，这类骨折为高能量损伤所致，多见于车祸、机器伤和高处坠落等事故，常为开放性和粉碎性骨折，波及膝关节，严重影响下肢的负重和膝关节功能；而老年人由于骨质疏松，在跌倒时膝关节处于屈曲位而致股骨远端骨折，年轻患者常合并其他部位的损伤，严重者可合并休克。在接诊中应仔细诊查，有无重要脏器以及其他肢体损伤，尤其注意同侧股骨颈骨折、股骨转子间骨折、胫腓骨骨折以及膝关节周围的损伤。股骨髁周围有关节囊、韧带、肌肉及肌腱附着，骨折块受这些组织的牵拉不易复位，复位后难以维持。股骨远端后方有腘动脉及坐骨神经，严重骨折时，可造成其损伤。因此，对于怀疑合并神经血管损伤的患者需进一步详细检查。

2. 查体要点　伤后主要表现为大腿远端肿胀、疼痛，大腿短缩、向后成角畸形。波及关节时，关节腔明显积血，浮髌试验阳性，前后交叉韧带损伤时，抽屉试验可阳性。

3. 辅助检查　如下所述。

（1）常规检查：股骨远端常规前后位和侧位 X 线片，观察股骨远端骨折的情况并指导分类。摄片时最好适当予以下肢牵引，纠正股骨下端成角、短缩和旋转移位，有助于看清骨折情况。多排螺旋 CT 扫描和二维、三维图像重建能明确骨折的详细情况，对手术方案的制定很有帮助。膝关节 MRI 可以确定关节、韧带及半月板损伤。

（2）特殊检查：怀疑血管损伤，多普勒超声检查必不可少，对超声检查后仍然不能明确或开放性损伤的患者可行血管造影；怀疑有神经损伤的患者行神经电生理检查。

4. 诊断标准　包括以下几点。

（1）患肢有明显外伤史。

（2）膝上出现明显肿胀，股骨髁增宽，可见成角、短缩和旋转畸形。做膝关节主动及被动活动时，可听到骨擦音。

（3）可出现肢体远端血管和神经损伤体征。血管损伤后膝以下皮温下降，肤色苍白，足背动脉搏动减弱或消失，神经损伤后小腿感觉减退或消失，踝关节不能主动背伸等。

（4）X 线片观察骨折范围及移位，必要时 CT 扫描和 MRI 检查，明确骨折和韧带损伤的详细情况。

5. 分型　目前多使用 Muller 分型，依据骨折部位及程度分为 3 类 9 型，有利于确定骨折治疗及判定其预后（图 4 – 35）。

6. 鉴别诊断　股骨远端病理性骨折：轻微外力引起的骨折，既往有肿瘤、骨髓炎等病史，X 线片发现骨折局部存在骨质破坏，CT 或 MRI 可见骨质破坏的详细情况以及有无软组织受累。

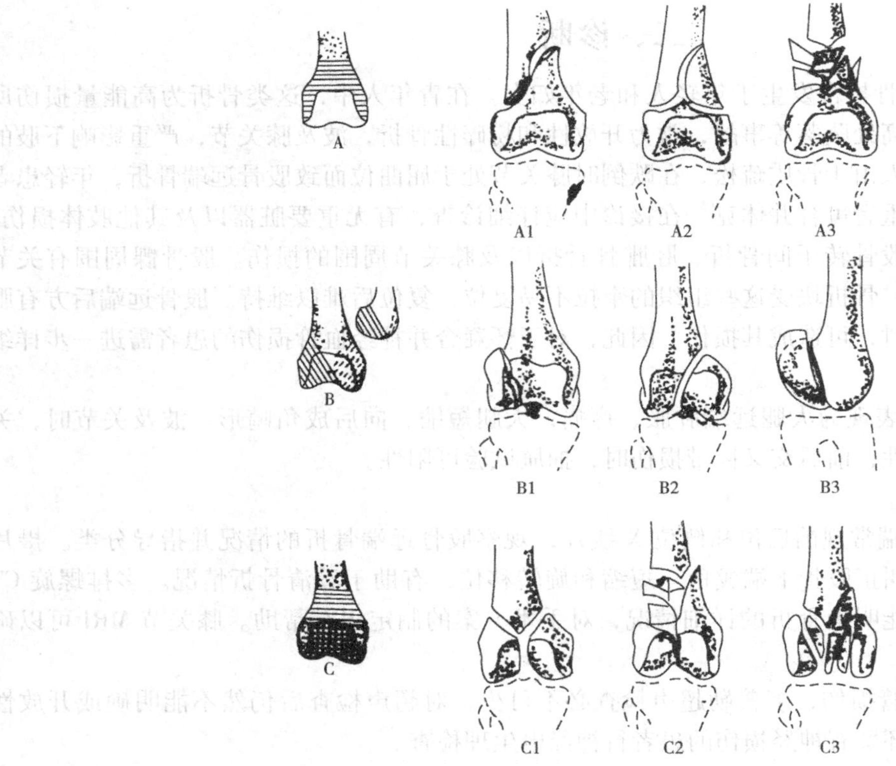

图 4－35　Muller 股骨远端骨折分型

A 型：累及远端股骨干伴有不同程度粉碎骨折；B 型：为髁部骨折；B1 型：外髁矢状劈裂骨折；B2 型：内髁矢状劈裂骨折；B3 型：冠状面骨折；C 型：为髁间 T 形及 Y 形骨折；C1 型：为非粉碎性骨折；C2 型：股骨干粉碎骨折合并两个主要的关节骨折块；C3 型：关节内粉碎骨折

三、治疗

1. 保守治疗　对于无明显移位的 Muller A 型骨折或儿童的股骨远段青枝骨折，可长腿石膏固定在屈曲 20°位，6 周后开始逐渐功能锻炼。

2. 手术治疗　如下所述。

（1）手术适应证：任何移位的关节内骨折，合并血管损伤的骨折，同侧存在胫骨干或胫骨平台骨折，双侧股骨骨折，多发性骨折，病理性骨折，同时，有膝关节韧带断裂，不稳定的关节外骨折。由于股骨远端骨折邻近膝关节，坚强固定，早期功能锻炼有助于减少下肢骨折并发症的发生，最大限度地恢复膝关节的功能。目前观点认为，除非嵌顿的无移位关节外股骨远端骨折或不能耐受手术的患者外，都应采取手术治疗，才能最大限度降低膝关节的病损程度。

（2）手术方法

1）95°角钢板固定（图 4－36）：宽大的钢板可提供较好的固定，并能抵抗弯曲及扭转应力，适用于股骨髁上骨折，缺点是操作不易，由于它的弯柄部与钢板连为一体，角度固定，插入后就不能改变位置，且插入髁的方向难以掌握，易造成髁部内外翻畸形。此外，钉板的打入可引起髁间骨折的分离。

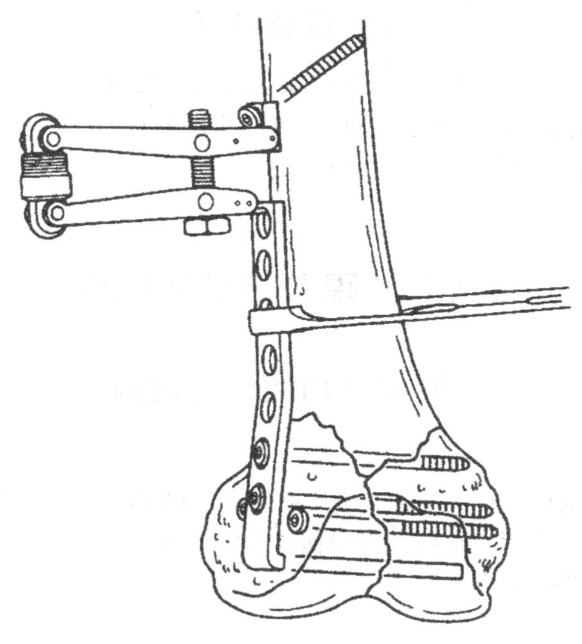

图 4-36 95°角钢板固定示意

2）某医院 1993 年研制的双加压“L”形钢板，主要是在 95°角钢板的横板内加一螺孔，可放入螺栓，对股骨髁间和胫骨平台起横向加压作用，对国人较小的骨骼来说，减少了附加拉力螺钉的风险。

3）AO 动力髁螺钉（DCS）：应用 AO 动力髁螺钉在技术上比角钢板更容易，因为钢板与螺钉是单独部件，可在矢状面上调整。另外，螺钉插入松质骨允许骨折端轻微活动，刺激骨痂生长，但对于严重骨质疏松的患者，建议先将骨水泥注入钉道以加强稳定性。

4）GSH 逆行带锁髓内钉固定：逆行髓内钉固定，比钢板获得更接近生物学的固定，是均分负荷型，且手术时间短、出血少、周围软组织保护好，可早期行 CPM 功能锻炼。缺点是关节入口可引起髌股关节炎及膝关节僵直，骨折部位感染则可导致化脓性关节炎，髓内钉的尖端易产生应力集中致骨折，对于延伸至峡部的骨折、髁关节面严重粉碎者，要慎重使用。

5）股骨下端解剖钢板：这种钢板主要优点在于贴合髁部解剖形态的钢板远端多孔设计，便于在髁间粉碎性骨折时，多方向、多点和多枚拉力螺钉的固定选择，手术易于操作。手术暴露广、创伤大是其缺点。

6）股骨下端 LISS 钢板：LISS 钢板是符合微创外科原则的一种新型内固定系统，其形状与骨的解剖轮廓一致。一般在不暴露骨折区域的情况下，经皮插入钢板并完成锁定螺钉的固定。LISS 的稳定性依赖于螺钉与钢板组合锁定后的成角稳定性，其特有的锁定固定有利于股骨远端骨折复位后更好地维持固定。

7）外固定支架加有限内固定：对于开放性骨折污染严重时，常首选外固定支架加有限内固定。由于只有外固定支架钢针和少数螺钉与骨骼接触，所以骨折感染率低，感染时亦可得到有效控制，具有手术操作快、软组织剥离少和方便换药等优点。缺点是针道渗出和术前与术后感染，股四头肌粘连导致膝关节活动受限。

四、预后评价

股骨远端骨折愈合后多并发膝关节活动障碍、僵硬、成角畸形、创伤性关节炎等，骨折延迟愈合或骨不连的发生率低。

五、最新进展

因股骨远端骨折靠近膝关节，易损伤股中间肌及股前滑动机构，极易发生膝关节的活动障碍和僵硬。手术中尽量避免干扰膝关节，应用坚强内固定，如GSH逆行交锁髓内钉和LISS钢板，早期镇痛下进行膝关节的功能锻炼，有助于膝关节功能的恢复。

（王海立）

第八节　踝关节骨折脱位

一、旋后（内翻）内收损伤

（一）内踝损伤类型

1. 内翻内收损伤距骨　向内移位，内踝产生典型的垂直和向内上的斜形骨折，伴距骨向内半脱位。

2. 距骨内翻旋转半脱位　内侧产生撕脱性损伤，内踝撕脱骨折或三角韧带撕裂，替代内踝斜形或垂直骨折，距骨不产生向内半脱位。

（二）诊断

旋后（内翻）内收型骨折，诊断的关键是外踝典型的横形骨折，骨折线在关节面或以下，而内踝骨折线为斜形或垂直型。如外踝孤立性骨折，则距骨无移位和半脱位，或极少移位。

（三）治疗

闭合复位在麻醉下进行，膝关节屈曲90°，放松腓肠肌，胫骨远端向内推挤，另一手握住后侧足跟，把足向前拉，并外展，背屈踝关节到90°，小腿石膏固定。因有时外踝骨折可伴有胫腓下联合前韧带及后韧带断裂。石膏固定踝关节，背屈不应超过90°，以防踝穴增宽。

手术治疗闭合复位不满意的，应切开复位内固定。

1. 外踝撕脱骨折手术　包括以下几种。

（1）“8”字形张力带钢丝内固定：外踝横形骨折适宜张力带钢丝固定。先在骨折线近侧1cm处，由前向后钻孔，将外踝复位，平行穿入2根克氏针，1根自外踝尖端经骨折线进入近端腓骨髓腔。用另1根穿过腓骨孔，钢丝两端在骨折线之外侧面交叉，再绕经外踝尖端的克氏针，然后在腓骨后面，2根针端扭紧固定。克氏针尖端弯成“L”形（图4－37）。

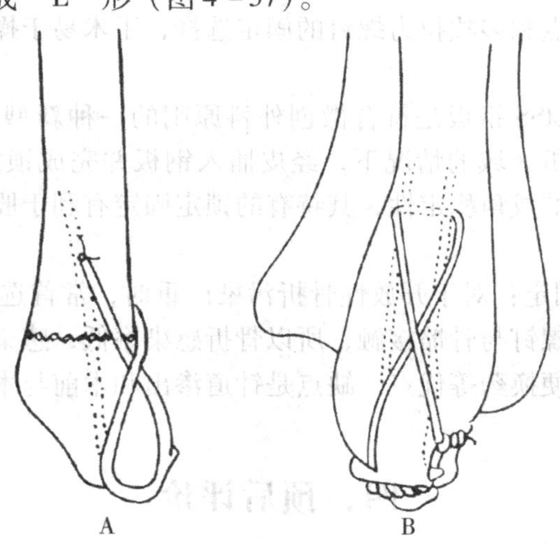

图4－37　外踝骨折，张力带固定示意

A. 正面观；B. 侧面观

（2）髓内钉固定：可以用三角针或Rush杆或螺丝钉做髓内固定，主要维持骨折对线，但不能克服旋转及缩短。术中注意外踝具有向外倾斜的弧度，平均15°。

（3）纵向螺丝钉固定：直视下将骨折复位，自外踝尖端向外面钻孔，经骨折线后，由腓骨近端向内穿出，螺丝钉长5～8cm。螺丝钉末端固定于腓骨的皮质骨，骨折片间有一定压力，但抗旋转作用小。

（4）钛板螺丝钉固定：多数用于骨干骨折，可使用半管状钢板或普通钢板螺丝钉固定。远端螺丝钉应避免穿透关节面，在外踝部位螺丝钉宜用粗螺纹钉。

2. 内踝固定（图4－38） 手术方法如下。

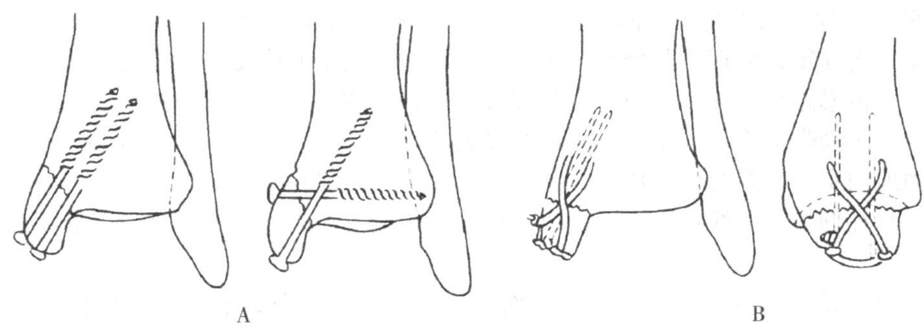

图4－38 内踝骨折手术治疗示意

A. 双枚螺钉固定法；B“8”字形张力带固定

（1）粗纹螺丝钉固定：内踝骨折片较大时，用2～3枚粗纹螺丝钉固定。若固定垂直型和斜形骨折，使用加压螺丝钉固定，防止骨片向近端移位，手术中小心从事。有学者主张1枚螺丝钉垂直于骨折面，到对侧皮质，另1枚螺丝钉在内踝尖端骨片斜向外上固定。

（2）“8”字形张力带钢丝固定：适用于内踝横形撕脱骨折，不宜用于斜形或垂直型的内踝骨折。内踝横形骨折也可用螺丝钉固定。

二、旋后（内翻）外旋损伤

（一）分类

Ⅰ度 当足处在内翻位时，三角韧带松弛，距骨则外旋推挤外踝，迫使腓骨外旋，至胫腓下联合前韧带撕裂（Ⅰ度）。胫腓下联合前部分增宽2～3mm。若伤力停止，腓骨可自行恢复到正常位置。胫骨前结节撕脱在15%，腓骨前附着点撕脱占20%，韧带断裂占65%。

Ⅱ度 如伤力继续作用，因有坚强的骨间韧带和胫腓下关节后韧带的抵抗，外踝即产生螺旋形骨折或斜形骨折。骨折线非常特殊，起自胫腓下联合前韧带附着点或其上面，然后向后向上延伸至不同距离。腓骨远端借助外侧韧带仍与距骨相连，借助胫腓下联合后韧带与胫骨相连，而腓骨近端仍有完整的骨间膜和骨间韧带，因此保持解剖位置。

Ⅲ度 外旋伤力如仍继续，外踩不仅外旋，而且同时向外向后及近侧移位。此时胫腓下联合遭牵拉，产生胫腓下联合后韧带撕裂或胫骨后唇骨折，即Ⅲ度损伤。胫骨后唇骨折片及胫腓下联合后韧带牢固地与腓骨相连。骨折片一般很小，但也可能较大，甚至可累及胫骨远端关节面。

Ⅳ度 常伴有一定程度的前关节囊或前内关节囊撕裂，如伤力继续作用，则三角韧带紧张。紧张的三角韧带牵拉内踝，使其旋转和受半脱位距骨的后内部分撞击，产生内踝骨折，也可以是三角韧带损伤。由于三角韧带浅层起自内踝前丘部，深层起自内踝后丘部，两部分组织可能分别损伤，因此内翻外旋Ⅳ度损伤可以有几种类别。

（1）三角韧带深层断裂，或内踝基底部骨折。

（2）前丘部骨折和三角韧带深层断裂：三角韧带可在起点、止点，或韧带本身的断裂。

（二）治疗

1. 闭合复位 应于伤后立即复位。复位可在麻醉下进行。膝关节屈曲90°，放松小腿三头肌，按骨折移位相反方向使用外力。首先将患足内翻外旋，解脱骨折面嵌插，患足跖屈位牵引，恢复腓骨长度。再将足牵向前方，纠正距骨向后移位及胫骨后唇的移位。同时助手将外踝推向前，然后患足内旋纠正距骨及外踝外旋，并有助手向内推挤外踝。最后患足置90°，并内旋位，石膏固定。足后部置于内翻位。

2. 切开复位内固定　方法如下。

（1）首先固定外踝在治疗Ⅳ度内翻外旋损伤中，先修复外侧损伤，然后治疗内侧的内踝或三角韧带损伤。将外踝解剖复位并牢固地固定，往往内踝也随之被整复。当然在外踝同定前、内踝骨折端应同时暴露，清除嵌入的软组织及关节内碎骨片。

（2）三角韧带治疗：内踝与距骨间隙增宽，常表示软组织被嵌顿在其间，应切开复位，如有外踝骨折并需切开复位内固定，应探查和修补三角韧带。在做内固定或修复前，应先暴露内外侧组织，不应一侧手术完成后，再暴露另一侧。如内踝近基底部骨折，注意清除软组织碎片，清除嵌入骨折端之间的软组织。如果是三角韧带损伤，为了手术方便及显露清楚，应先将缝线穿过韧带深层，暂不打结扎紧，待外踝骨折牢固地固定后，距骨已复位时，将三角韧带深层缝线扎紧。如三角韧带自内踝丘部撕裂，则在内踝钻孔后，修补韧带将缝线穿过内踝孔道。而当三角韧带在距骨附着点撕裂，缝线可穿过距骨的孔道结扎固定。

（3）胫腓下联合治疗选择：在内翻外旋损伤中，如胫腓下联合韧带未完全断裂，因在近端腓骨与胫骨之间有骨间韧带及骨间膜连接，固定重建腓骨的连续性后，胫腓骨即恢复正常解剖关系。因而无必要常规地固定胫腓下关节，但偶尔在手术时，因广泛剥离腓骨近端，将导致明显的胫腓下联合不稳定。或者由于某些患者的腓骨骨折较高，伴胫腓下联合损伤。在腓骨固定后，胫腓下联合稳定性必须做一个试验，其方法是用巾钳夹住外踝向外牵拉，外踝有过度移动，表示胫腓下联合分离，且不稳定，因此必须固定胫腓下联合。

（4）胫腓下联合后韧带损伤的病例：多数胫骨后唇发生撕脱骨折。胫骨后唇骨片与距骨仅有关节囊相连，而腓骨与胫骨后唇有胫腓下联合后韧带牢固地连接。腓骨外踝良好的复位，胫骨后唇也随之自动复位。但如果后唇骨片大于关节面的1/3，经闭合复位又失败的，则必须切开整复并做内固定，手术时要在腓骨固定前先固定胫骨后唇。

（5）腓骨远端长螺旋形骨折的治疗

1）骨片间压缩固定：骨折线长度是骨直径的2倍时，可以单用螺丝钉固定，一般使用2~3枚粗纹螺丝钉，收紧螺丝钉时，骨折片之间能产生压力。若采用皮质骨螺丝钉固定时，用螺丝钉远端仍能抓住另一骨折片，在两骨折片间同样可产生压缩力。固定时螺丝钉与骨折面垂直，可以产生最大的骨折间压力，但纵向稳定性不足，骨折片可纵向移位，因此可用另1枚螺丝钉垂直于骨的长轴，以抵消骨片间纵向移位。如要用1枚螺丝钉固定，在骨片间保持压力的同时，又要防止骨片纵向移位，则螺丝钉固定的方向，应在垂直骨折面与垂直长轴的2个方向之间。

2）骨折片间压缩和非压缩钛板：如果术后不用外固定，按骨片间压缩固定方法用螺丝钉固定后，附加5~6孔的非压缩钛板，以起到支持作用，消除骨片间扭转应力，保护骨片间的固定。这时钛板称为中和钛板，也可用1/3管型钛板固定。

3）钛缆同定：指钛缆环扎固定。暴露到骨折端足以复位。钛缆在骨膜外穿过，于骨折线的范围将腓骨扎紧（图4-39）。但骨折线长度至少是该骨直径的2倍才能应用钛缆环扎。钛缆环扎可用1~3根。此方法固定强度大于螺丝钉固定，且手术时软组织解剖少，钛缆环扎同时可和髓内针固定联合应用。

（6）内踝骨折固定

1）粗螺纹螺丝钉固定：直视下复位，特别要注意在关节内侧角。用巾钳暂时固定后自内踝尖向骨折线钻孔，螺丝钉也不必穿过胫骨对侧皮质。但是若胫骨骨质疏松时，应固定到对侧皮质。为了使断端间产生压力，为了防止内踝旋转，可采用2枚平行螺丝钉固定（图4-40）。假使骨片较小，则可用1枚粗螺纹钉，另1枚用较细的螺丝钉或克氏钢针。螺丝钉的方向非常重要，切忌进入关节腔或螺丝钉穿出胫骨后面骨皮质损伤胫后血管神经。

2）“8”字形张力带固定：如果内踝骨折片较小或者骨折部骨质疏松，则用2根平行克氏针维持骨片复位。在距离骨折线近侧1cm的胫骨钻孔，直径为2mm，钢丝穿过该孔，两端在骨折线外面及内踝表面交叉，然后绕过克氏针深面，将两端钢丝扭紧，使两骨片间产生压缩力。

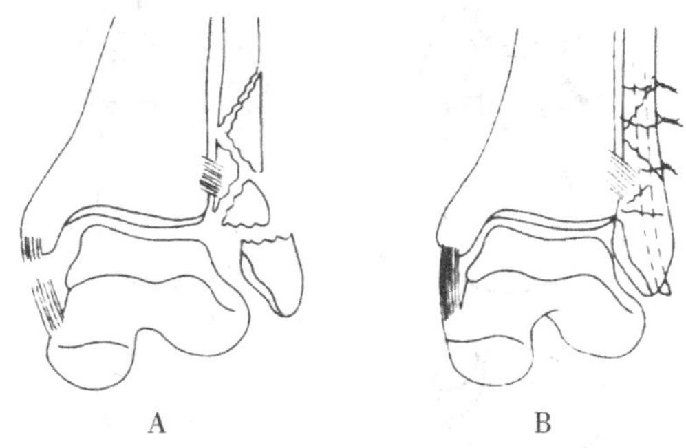

图4-39　内翻外旋骨折Ⅳ度，距骨向后外脱位的治疗示意

A. 损伤示意图；B. 切开复位、钛丝环扎固定腓骨远端+髓内钉固定

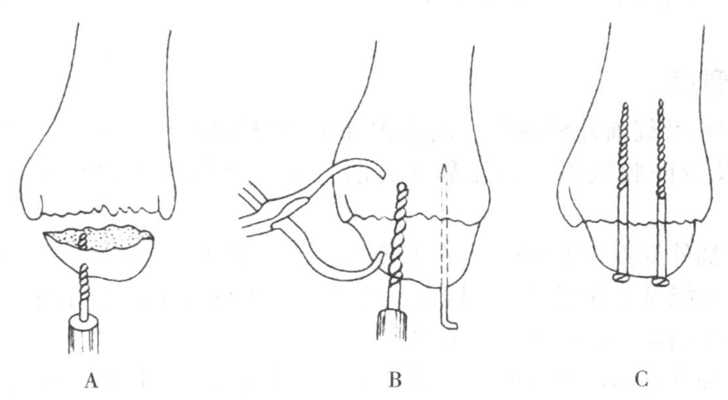

图4-40　内踝骨折螺钉固定示意

A. 钻孔；B. 固定；C. 拉力螺钉固定

三、旋前（外翻）外旋损伤

（一）分类

Ⅰ度　足在外翻（旋前）位置，三角韧带处于紧张状态，同时因距骨外旋，三角韧带遭受牵拉的力增加，导致三角韧带撕裂或内踝撕脱骨折（Ⅰ度）。

Ⅱ度　伤力继续作用，则同时可引起胫腓下联合的前韧带、骨间膜和骨间韧带撕裂，胫腓骨下端分离（图4-41）。损伤时腓骨向外移位。若伤力到此停止作用，腓骨即能回复到正常解剖位。

Ⅲ度　如果伤力仍继续，则距骨可进一步外旋，腓骨按其纵轴旋转，腓骨在胫腓下联合近侧产生螺旋形骨折（Ⅲ度），骨折发生在距外踝尖端8～9cm处，骨间膜也向上撕裂至该处。腓骨和距骨向后移位，因此骨折的腓骨呈向前成角畸形。

Ⅳ度　持续的伤力，使足继续外旋和向外移位，距骨撞击胫骨后外角，同时胫腓下关节后韧带受到牵拉，张力可增加，直到胫腓下关节后韧带撕裂或胫骨后唇骨折。

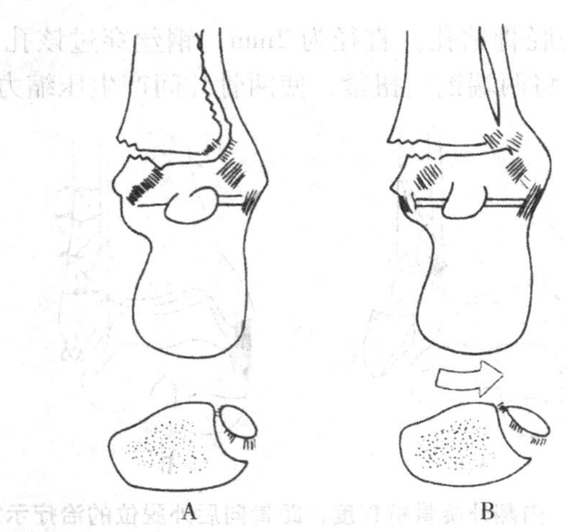

图 4－41 Ⅱ度旋前（外翻）外旋损伤示意

A. 旋前外旋损伤；B. 旋前外展损伤，胫腓下联合前、后韧带均撕裂

（二）诊断时注意点

1. 区别旋前外旋损伤及旋前外展损伤　前者占踝关节损伤的 7% ～19%。外翻（旋前）外旋损伤为胫腓下联合前韧带及骨间膜撕裂，而外翻（旋前）外展损伤则伴有胫腓下联合后韧带损伤（图 4－41）。

2. Ⅱ度损伤　占外翻外旋损伤的 60%。在Ⅱ度损伤的患者中，当伤力停止作用后，外踝及距骨即恢复到原位，X 线片上不能显示Ⅱ度损伤。因此临床上胫腓下联合肿胀存在时，需在外翻应力下摄片，即可显示踝关节内侧间隙增宽和胫腓下联合分离。

3. Ⅲ度损伤　占外翻外旋损伤的 20% ～25%。腓骨有螺旋形或斜形骨折，骨折线多在胫腓下联合的近侧，当腓骨较近侧骨折伴有内踝损伤，应怀疑Ⅲ度外翻外旋损伤。因此当发现有内踝损伤时，要检查整个小腿。

4. Ⅳ度损伤　占外翻外旋损伤的 14%，有些病例的 X 线片上移位不明显，诊断的关键是胫骨后唇骨折。如果外翻外旋型骨折伴有胫骨后唇骨折，即是Ⅳ度损伤。表示踝关节板度不稳定。临床上对踝关节损伤严重性往往估计过低，因此对单纯腓骨骨折，应仔细检查踝关节内侧及胫腓下联合，怀疑有三角韧带及胫腓下联合损伤者，需做应力摄片，如果踝穴增宽，胫腓下联合分离，即表示踝关节严重损伤，踝关节不稳定。

（三）治疗

1. 闭合复位　麻醉下膝关节屈曲 90°，以便腓肠肌松弛。方法类似内翻外旋型损伤的治疗，只是旋转方向不同。首先使足外翻，分离骨折面，跖屈纵向牵引，恢复腓骨长度和胫骨后唇向近侧移位，然后患足牵向前，纠正距骨向后半脱位，纠正外踝和胫骨后唇移位。内旋患足，纠正距骨和腓骨的外旋，最后将患足内翻背屈，石膏固定。患足后部分也应在内翻位，防止距骨向外移位和倾斜。短斜形骨折比长斜形骨折复位容易，维持复位也相对容易。复位后为了防止石膏固定后小腿的旋转，石膏应微屈并超过膝关节，3 周后更换小腿石膏。

2. 切开复位和内固定　手术方法如下。

（1）治疗前要区别是旋前外旋型还是旋后外旋型损伤，在对旋前外旋型损伤进行手术时，应同时显露踝关节的内、外侧，在内侧的内踝骨折部位，清除嵌入间隙内的软组织，如三角韧带断裂，应将缝线贯穿两端，但暂不能结扎拉紧，待外侧固定后，再拉紧内侧缝线并结扎。对内踝骨折，也可以先处理外侧的骨折，并固定后再选用妥当的方法做内踝固定。

（2）外踝或腓骨的治疗：是治疗踝关节损伤中的关键。短斜形骨折可用髓内钉固定。外踝有向外呈 15°的弧度，故不能用逆行插钉方法，应先在外踝外侧钻 1 个 15°的通道，将固定腓骨的髓内钉远端弯成约15°的弧度，然后插入腓骨远端，至髓内针尖端触及腓骨对侧皮质后，旋转髓内针避开对侧皮质，继续插入髓内针直至跨过骨折面。长斜形骨折可用2～3枚螺丝钉固定，或用钢丝环扎固定。短斜形骨折也可用钛板螺丝钉固定。

（3）胫腓下联合分离的治疗

1）腓骨远端1/2处骨折，经正确复位和牢固地固定后，胫腓下联合即能正确地复位。

2）在腓骨固定及胫腓下联合复位后，应在直视下试验胫腓下联合的稳定性，如不稳定，应考虑做胫腓下关节固定术。

3）当骨折在腓骨近1/2时，因胫腓下联合韧带、骨间韧带及骨间膜广泛损伤，腓骨即使固定后，胫腓下联合仍极不稳定。在Ⅳ度的外翻外旋损伤中，胫腓下联合韧带完全撕裂，腓骨固定后，有时胫腓下联合仍存在明显活动，常要考虑用螺丝钉固定胫腓下联合。且不应早期活动，以防止螺丝钉断裂。

4）内踝骨折，切开复位后内固定方法同内翻外旋骨折，一般使用粗螺丝钉固定，骨片较小或骨质疏松用“8”字形张力带钢丝固定。

四、旋前（外翻）外展损伤

（一）分类

1. Ⅰ度　当足外翻时三角韧带紧张，继而造成三角韧带撕裂或内踝撕脱骨折，即为Ⅰ度损伤。

2. Ⅱ度　如伤力继续外展，距骨可向外推挤腓骨，胫腓下联合前韧带及后韧带撕裂即为Ⅱ度损伤。

3. Ⅲ度　如果外展伤力仍起作用，腓骨骨折，骨折线在踝关节近侧0.5～1cm处，骨折线呈斜形或短斜形，外侧伴有1块三角形骨片（图4－42）。由于骨间韧带及骨间膜完整，近端腓骨与胫骨保持正常解剖关系。

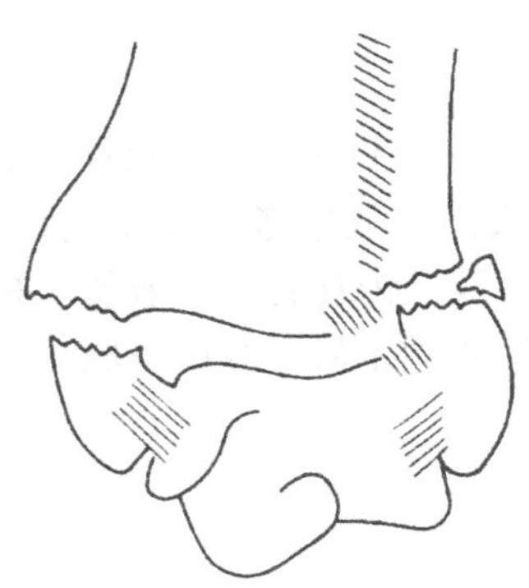

图4－42　外翻外展型损伤Ⅲ度，骨折线外侧有一个三角形骨片示意

（二）诊断注意点

1. 外翻外展型损伤　占踝关节损伤的5%～21%。Ⅱ度损伤的外翻外展损伤与外翻外旋Ⅱ度损伤程度不尽相同。前者胫腓下联合前韧带及后韧带均损伤，而后者仅为胫腓下联合前韧带损伤，骨间韧带和部分骨间膜损伤。但是在临床上，这两种损伤类型的Ⅱ度损伤难以区别。

2. Ⅲ度外翻外展损伤　主要特征是外踝具有横形骨折线，腓骨外侧皮质粉碎，有三角形小骨片，骨折线可以恰巧在胫腓骨关节平面或在其近侧或在胫腓下联合的近侧。

3. 腓骨骨折部位与胫腓下联合的关系　腓骨骨折部位与胫腓下联合的关系很重要，代表胫腓下联合损伤范围。现将腓骨按骨折平面分3类。

（1）外踝骨折位于胫骨关节面：当腓骨骨折在胫骨关节面或在其上，可推测骨间膜完整，或大部分骨间膜完整，因此胫腓下联合未完全破裂。治疗时应使外踝完全复位，为胫腓下联合前韧带和后韧带愈合创造条件。

（2）腓骨骨折：发生在胫腓下联合近侧6cm或更近的腓骨，骨间韧带及部分骨间膜破坏，胫腓下联合可分离（图4－43）。因此当腓骨骨折满意固定后，胫腓骨之间，仅有近侧骨间膜维持，胫腓下联合仍有明显活动。如腓骨复位固定后，仍不能保持胫腓下联合复位，则需要暂时用螺丝钉横形固定胫腓下联合。

（3）腓骨骨折位于上述两类之间：外翻外展骨折在踝关节平面与近侧6cm之间，胫腓下联合因骨折平面高低而损伤程度不同，一般在手术时才能明确。腓骨固定后，如不能确定胫腓下联合的稳定性，可用巾钳向外牵拉外踝来测定。对于这类患者，不一定要固定胫腓下联合，其固定指征视腓骨骨折平面而定。

4. 外旋和外展联合伤力造成的损伤　如果伤足外旋同时外展，产生下部骨折发生在胫腓下韧带近侧，联合损伤的病理类似外翻外旋损伤Ⅳ度，因此时韧带完全撕裂。

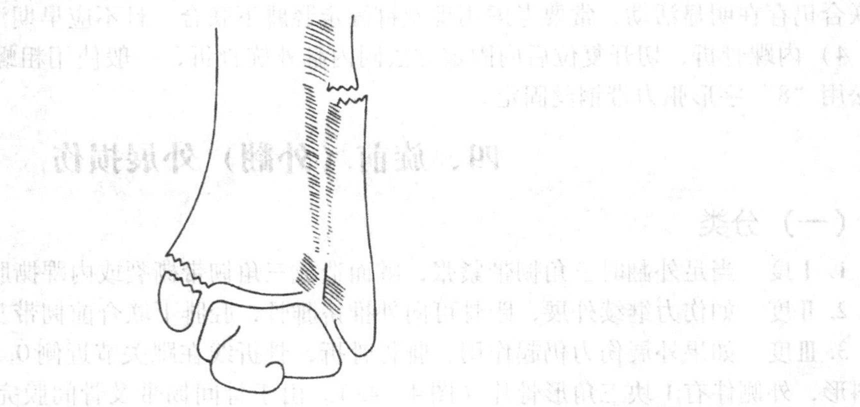

图4－43　旋前外展骨折，胫腓下联合前、后韧带以及骨间韧带、部分骨间膜破裂示意

（三）治疗

复位时，与骨折移位相反方向使用压力，术者一手将胫骨远端推向外，另一手将患足推向内，同时使足跟内翻，小腿石膏固定。但复位常失败，故应考虑手术复位。根据腓骨骨折情况，选用钢板螺丝钉、半管型钢板螺丝钉、髓内钉、螺丝钉等。内踝骨折一般使用粗纹螺丝钉固定或“8”字形张力带钢丝固定。胫腓下联合是否固定，取决于腓骨固定后，胫腓下联合的稳定性。

（王海立）

第五章

脊柱创伤性疾病

第一节　寰枕关节脱位

多为创伤导致。创伤性寰枕关节脱位是指寰椎和枕骨分离的病理状态，是一种并非罕见的致命性外伤，患者多在事故现场死于脑干横贯性损伤。随着时间的推移，越来越多的病例被报道，车祸伤增加是原因之一，而CT、MRI等设备的使用和对寰枕关节脱位认识水平的提高也是重要因素。

一、损伤机制和分型

枕骨、寰椎和枢椎构成一个功能单元，有独特的胚胎学发生和解剖学构成。这个功能单元有最大的轴向活动范围。依枕骨髁的形状仅能对寰枕关节起有限的骨性稳定作用。枕寰之间的稳定性主要由复杂的韧带结构来保障。这些韧带可以分为两组：一组连接枕骨和寰椎，另一组连接枕骨和枢椎。连接枕骨和寰椎的韧带包括寰枕关节囊和前、后、侧寰枕膜。连接枕骨和枢椎的韧带包括覆膜、翼状韧带和齿突尖韧带。这后一组韧带对寰枕关节的稳定起更重要的作用。尸体研究发现，当切断覆膜和翼状韧带后寰枕关节即失去稳定性。寰枕关节脱位通常是由暴力产生的极度过伸动作所致，有时在过屈动作下也可以发生，偶有在侧屈动作下发生的。在暴力作用下，覆膜和翼状韧带断裂，可以发生单纯的韧带损伤，也可以合并枕骨髁骨折。

依据侧位X线片提出以下分型：①Ⅰ型：前脱位，枕骨髁相对于寰椎侧块向前移位；②Ⅱ型：纵向脱位，枕骨髁相对于寰椎侧块垂直向上移位大于2mm；③Ⅲ型：后脱位，枕骨髁相对于寰椎侧块向后移位，此型相对少见。

二、临床表现

寰枕关节脱位的临床表现差异很大，可以没有任何神经症状和体征，也可以表现为颈部疼痛、颈椎活动受限、低位颅神经麻痹（特别是展神经、迷走神经和舌下神经）、单肢瘫、半身瘫、四肢瘫和呼吸功能衰竭。据Przybylski等学者的文献综述统计，18%的患者没有神经损伤，10%存在颅神经损伤，34%表现为单侧肢体功能障碍，38%为四肢瘫。有学者认为颅椎区创伤引起的神经损害多是血管源性的，而非直接的机械性损伤，是椎基底动脉或其分支（如脊髓前动脉）供血不全所致。

三、诊断

寰枕关节脱位靠平片诊断比较困难。大多数伴有完全性脊髓损伤的病例都可见到枕骨髁与寰椎侧块的分离。对于尚存在部分脊髓功能的病例，平片上均无明显异常，寰枕关节的对线尚可，也没有纵向分离，这是因为颈部肌肉痉挛的缘故。大多数寰枕关节脱位的患者都有严重的脑外伤，这使得诊断更加困难。平片诊断寰枕关节脱位的依据包括：严重的椎前软组织肿胀、颅底点与齿突尖的距离（Basion－Dens distance）加大和枕骨髁与寰椎侧块的分离。

有几种用 X 线平片测量的方法可以检测寰枕关节脱位。这些方法都是利用侧位平片测量颅底与颈椎的关系（图 5－1）。

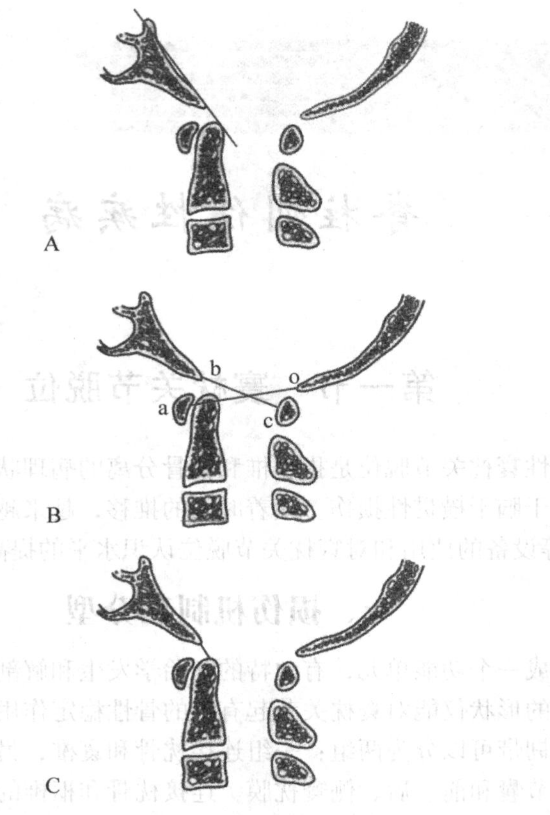

图 5－1　寰枕关节脱位的 X 线片测量

A. Wackenheim 线；B. Power's ratio；C. Basion－Dens 距

Wackenheim 线是斜坡后表面的一条由头向尾侧的连线，这条线应与齿突尖的后部相切。如果枕骨向前脱位，这条线将与齿突交叉。如果枕骨向后脱位，这条线将与齿突分离。它可以对寰枕关节脱位有一个大概的评价。

Power's ratio 是两条线的长度比：颅底点与寰椎后弓间的连线为 BC 线，颅后点与寰椎前弓的连线为 OA 线。正常人 BC/OA＝0.77，如果比值大于 1.0 即可诊断前脱位。这种方法不能应用于儿童或颅椎区先天畸形的病例，当存在纵向及后脱位时可以表现为假阴性。另有研究证实，在重建 CT（矢状面）上测量该指标的准确性优于平片。

Basion－Dens 距是测量颅底点与齿突尖中点的间距。正常人平均是 9mm，成人如大于 15mm 或儿童大于 12mm 应视为异常。

对各种原因造成的寰枕关节脱位，平片上的测量方法都不够敏感和精确。标准位置的侧位片是必需的，但在片子上不易得到可靠的标志点，乳突和乳突气室都会干扰对寰枕关节面的观察。有作者认为平片至多只能检测出 50%～70% 的病例。虽然平片对寰枕关节脱位的直接检出率不高，但颈椎椎前软组织肿胀却很常见，文献报道在 41 个寰枕关节脱位的病例中 37 个有软组织肿胀（90%）。这个异常影像可以作为警示信号，提示有做进一步检查的必要。正常的情况下，颈部椎前软组织的宽度，观察椎前软组织对于诊断颅椎区的损伤相当重要。

对可疑病例行颅椎区行 CT 检查，薄层扫描的 CT 及三维影像重建对于确定诊断很有帮助。文献报道 25 个寰枕关节脱位的病例中 21 个经 CT 检查获得证实（84%）。颅椎区 CT 检查发现椎管内出血灶是诊断寰枕关节脱位的一个间接依据。在 29 个寰枕关节脱位病例中有 24 个 CT 检查发现了出血的影像。在 9 个平片未发现寰枕关节脱位的病例中，8 个 CT 发现有蛛网膜下腔或合并其他部位出血。

MRI 虽然不能清楚显示骨的解剖结构，但它可以确定颅椎区广泛的韧带和软组织损伤，可以估计脊髓和脑干的完整性。

四、治疗

寰枕关节脱位后由于韧带撕裂会出现非常严重的不稳定，有迟发性神经损伤的危险，现场救治时头颈部制动很重要。纠正脱位的尝试可能会造成进一步损伤，应在 X 线摄片或透视监测下小心施行。对于仅有纵向移位的Ⅱ型脱位，轴向的负荷或轻压头可以减轻分离，而颈椎牵引或颈围领都可以产生使寰枕关节分离的损伤应力，使神经症状加重。

对于寰枕关节不稳定的治疗有外固定和内固定植骨融合两种方法可以选择。儿童的组织愈合能力强，在 Halo - vest 的制动下即可以达到坚强的纤维愈合，不必手术治疗；对成年病例保守治疗效果不好，枕颈内固定植骨融合术才是更好的选择。

（王海立）

第二节　寰椎横韧带损伤

一、寰椎横韧带的结构与功能

寰椎横韧带位于枢椎齿突的后方，它的两端附着于寰椎侧块内结节上。横韧带将齿突束缚于寰椎前弓的后面。横韧带腹侧与齿突后面相接触的部位有纤维软骨，韧带在此处增厚，并与齿突构成寰齿后关节。横韧带的长度约为 20mm，中间部比较宽阔，宽度大约为 10. 7mm，在接近两侧块的附着部最窄，宽度约为 6. 6mm，横韧带中点部位的厚度约为 2. 1mm。

寰椎横韧带几乎完全由胶原纤维构成，仅有少量的弹性纤维以疏松结缔组织的形式包绕在韧带表面，韧带的中部没有弹性纤维。总体来说，纤维组织的走行与韧带是一致的。横韧带由侧块内结节附着点走向齿突的过程中逐渐变宽，纤维束以约 30°角互相交叉形成网状。这种组织结构使得以胶原纤维为主体的横韧带也具有了一定程度的弹性，在张力作用下横韧带可以拉长 3%。这样，屈颈动作时，由于横韧带被拉长，寰椎前弓与齿突间可以有 3mm 的分离。

寰椎横韧带是维持寰枢关节稳定的最重要的韧带结构，它的作用是限制寰椎在枢椎上向前滑移。当头颅后部突然遭受暴力寰椎前移，横韧带受齿突切割可能发生断裂。生物力学实验发现，横韧带的载荷为 330N，超过这个量横韧带即可断裂。

二、临床表现和诊断

寰椎横韧带断裂后寰椎前脱位，在枢椎齿突与寰椎后弓的钳夹下可能会出现脊髓损伤。由于呼吸肌麻痹，患者可以当场死亡。由于有脊髓损伤的病例多来不及抢救而死于呼吸衰竭，所以我们在临床上见到的因外伤导致横韧带断裂的病例多没有神经损伤。

普通 X 线片无法显示寰椎横韧带，但可以从寰枢椎之间的位置关系判断横韧带的完整性。最常用的方法是观察颈椎侧位 X 线片上的寰齿间距（atlantodental interval，ADI），当屈颈侧位 X 线片上由寰椎前弓后缘至齿突前缘的距离超过 3mm（儿童超过 5mm）即表明寰椎横韧带断裂，CT 也不能直接观察到韧带，但可以发现韧带在侧块内结节附着点的撕脱骨折，在这种情况下，虽然韧带是完整的，但已失去了它的功能。MRI 用梯度回波序列成像技术可以直接显示韧带并评价它的解剖完整性，在韧带内有高强度信号、解剖形态中断和韧带附着点的积血都是韧带断裂的表现。

Dickman 把寰椎横韧带损伤分为两种类型：Ⅰ型是横韧带实质部分的断裂；Ⅱ型是横韧带由寰椎侧块附着点的撕脱骨折。两种分型有不同的预后，需要不同的处理。

三、治疗

Ⅰ型损伤在支具的保护下是不能愈合的，因为韧带无修复能力。这种损伤应尽早行寰枢关节融合术。Ⅱ型损伤应先行保守治疗，在头环背心固定下，Ⅱ型损伤的愈合率是74%。如果固定了3～4个月韧带附着点仍未愈合，仍存在不稳定，则应手术治疗。

（王海立）

第三节　寰椎骨折

寰椎骨折各种各样，常伴发颈椎其他部位的骨折或韧带损伤。寰椎骨折占脊柱骨折的1%～2%，占颈椎骨折的2%～13%。在临床实践中，典型的Jefferson骨折是很少见的，3处以下的寰椎骨折比较多见。如果前后弓均有骨折，导致两侧块分离，我们称其为寰椎暴裂骨折。寰椎骨折后椎管变宽，一般不会出现脊髓损伤。

一、损伤机制及骨折类型

最常见的致伤原因是高速车祸，其他如高处坠落、重物打击及与体育运动相关的损伤都可以造成寰椎骨折。Jefferson推测，当暴力垂直作用于头顶将头颅压向脊椎时，作用力由枕骨髁传递到寰椎，寰椎在膨胀力的作用下分裂为4个部分。实际上，来自于头顶的外力在极特殊的方向作用于寰椎才可以造成典型的Jefferson骨折。Panjabi等在生物力学实验中对处于中立位及后伸30°位的尸体颈椎标本施加以垂直应力，结果在10个标本中只出现了1个典型Jefferson骨折。在Hays的实验中用46个标本模拟寰椎骨折，出现最多的是2处骨折，其次是3处骨折，没有出现4处骨折。Panjabi等认为，当头颈侧屈时受到垂直应力容易出现前弓根部的骨折，而颈椎过伸时受力，颅底撞击寰椎后弓或寰枢椎后弓互相撞击容易导致寰椎后弓骨折。事实上，各种损伤机制可以单独或合并发生，形成各种类型的骨折。这取决于诸多因素，如作用于头颅的力的向量、受伤时头颈的位置、寰椎的几何形状以及伤者的体质。

寰椎骨折可以出现在前、后弓，也可以在寰椎侧块（图5－2）。Sherk等认为后弓骨折占寰椎骨折的67%，侧块的粉碎骨折占30%。当前后弓均断裂时，侧块将发生分离，寰椎韧带在过度的张力作用下断裂。韧带可以在其实质部断裂，也可以在其附着处发生撕脱骨折。横韧带撕脱骨折的发生率占寰椎骨折的35%。不论横韧带断裂或是撕脱骨折都会丧失韧带的功能，使寰椎向前失稳。如果前弓的两端均断裂，将会出现寰椎向后失稳。如果寰椎后弓的两端均断裂，对寰枢关节的稳定影响不大。

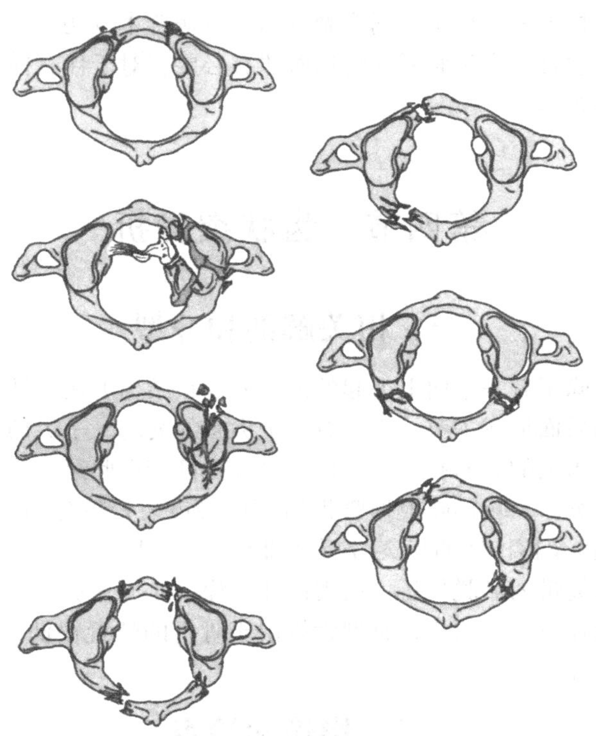

图 5－2　寰椎骨折的各种类型

二、影像学诊断

寰椎骨折的诊断首先要做 X 线检查，在颈椎侧位片上可以看到寰椎后弓的骨折。但是，如果骨折位于后弓与侧块结合部，可能看不清楚。如果是前弓骨折，可以在侧位片上看到咽后壁肿胀。但要留意，伤后 6 小时咽后壁肿胀才会出现。在开口位 X 线片上观察寰枢椎侧块的对位情况，如果寰椎侧块向外移位，说明有寰椎骨折。Spenre 等发现，当左右两侧寰椎侧块移位总计达到 6.9mm 时，提示寰椎横韧带已断裂。有时，在开口位片上还可以看到横韧带在侧块附着点的撕脱骨折。CT 扫描可以显示寰椎的全貌，可以看到骨折的位置以及是否有横韧带的撕脱骨折，从而确定寰椎的稳定性。摄屈颈侧位 X 线片观察寰齿前间隙是否增大，进而判断寰椎横韧带完整性的方法是不实际的。因为寰椎骨折后疼痛导致的肌肉痉挛将影响患者做屈颈动作。

三、治疗

无论哪种寰椎骨折都应首选保守治疗。对于侧块没有分离的稳定性寰椎骨折，用软围领保护即可。如果寰椎侧块分离小于 6.9mm，应用涉及枕颏胸的支具（SOMI brace）3 个月。侧块分离超过 6.9mm 的病例应用头环背心（Halo－vest）固定。头环背心只能制动，而没有复位的作用。颅骨牵引可以使分离的侧块复位，但头环背心难以防止侧块再度分离，因为这套装置没有轴向牵引的作用。要想最终获得良好的对位，只有将牵引的时间延长至 3 周以上，以便侧块周围的软组织达到瘢痕愈合，有了一定的稳定性后再用头环背心同定。文献报道，寰椎骨折保守治疗的效果是很好的，横韧带撕脱骨折的骨性愈合率在 80% 以上。只有极个别的病例因迟发性的寰枢关节不稳定需要手术治疗。寰椎侧块粉碎骨折的病例后期颈椎运动功能的恢复较差。对于寰椎骨折伴有横韧带实质断裂的病例，尽管韧带不可能愈合，也不应急于做寰枢关节融合术，可以先用外同定保守治疗，待寰椎骨折愈合后再观察寰椎关节的稳定性，如果稳定性尚好就可以不做融合术。当轴向负荷作用于寰椎导致横韧带断裂的情况与屈曲暴力造成的情况不同，在前一种情况下，翼状韧带和关节囊韧带都是完好的，它们对寰枢关节的稳定能起一定的作用；在后一种情况下，横韧带断裂的同时翼状韧带和关节囊均已断裂，寰枢关节必然失稳。

如果骨折愈合后确有寰枢关节不稳定，则应做寰枢关节融合术（方法见相关章节）。枕颈融合术只有在寰椎侧块粉碎骨折不良愈合而产生顽固性疼痛时才有必要，对于伴有横韧带断裂或Ⅱ型齿突骨折的后弓骨折没有必要做枕颈融合术。

（王海立）

第四节　齿状突骨折

一、相关解剖和分型

作为第二颈椎的枢椎，除了有一个向上突起的齿突外，在结构上比寰椎更像下面的脊椎。齿突的前面有关节面，与寰椎前弓的后面形成关节。齿突有一个尖状的突起，是尖韧带的起点。齿突的两侧比较平坦，各有翼状韧带附着。齿突的后面有一个凹槽，寰椎横韧带由此经过。

枢椎的骨折大多涉及齿突。Anderson 根据骨折的部位将齿突骨折分为三型：齿突尖骨折（Ⅰ型）、齿突基底部骨折（Ⅱ型）、涉及枢椎体的齿突骨折（Ⅲ型）。Anderson 的分型方法对治疗方式的选择有指导意义：Ⅰ型骨折是翼状韧带的撕脱骨折，仅需保守治疗；Ⅱ型骨折位于齿突直径最小的部位，愈合比较困难，可以选择保守治疗或手术治疗；Ⅲ型骨折由于骨折的位置很低，骨折面较大，骨松质丰富，易于愈合，所以适合保守治疗。

二、影像学检查

颈椎侧位和开口位 X 线摄片是首先要做的影像检查。如果患者确有齿突骨折，将会表现为头颈部剧痛，此时做颈椎屈、伸侧位摄片会很困难。如果就诊时创伤已经发生几个小时了，在颈椎侧位 X 线片上可以见到咽后壁肿胀。如果 X 线摄片难以确定有否齿突骨折，可以做枢椎 CT，以齿突为中心的冠状和矢状面重建 CT 可以证实平片上的可疑影像。CT 比 X 线影像可以提供更多的信息，但也容易因为成像质量的问题而产生误导，造成误诊。患者如果没有神经损伤就不必做 MRI 检查在中矢面重建 CT 和 MRI 影像上见到的软骨结合（synchondrosis）残迹容易被误认为是齿突的骨折线。

三、治疗原则

齿突骨折的治疗包括使用支具固定的保守治疗和借助于内固定的手术治疗。支具可以选择无创的，如颈围领（Philadelphia collar）、枕颏胸固定装置（SOMI brace）和有创的头环背心（Halo - vest）。手术有前、后两种入路。前入路用中空螺钉经骨折端固定；后入路手术固定并植骨融合寰枢关节，不指望骨折端的愈合。由于齿突中空螺钉固定可以保留寰枢关节的旋转功能，所以应作为首选的手术方式。

Ⅰ型骨折由于位于寰椎横韧带以上，对寰枢关节的稳定性影响不大，所以用最简单的支具保守治疗就可以。

确定Ⅱ型骨折治疗方案，要参考骨折原始移位的程度、齿突与枢椎体成角的度数、患者的年龄、骨折端是否为粉碎性的、骨折面的走向以及患者自身对治疗方式的选择。骨折发生的一瞬间，齿突平移或与枢椎体成角的程度越大，骨折愈合的可能性越小；患者的年龄越高，骨折越不易愈合；粉碎性骨折即使得到很好的固定也很难自然愈合。如果估计骨折愈合的可能性很小，可以选择直接做后路寰枢关节融合术。

对Ⅱ型骨折，如果选择保守治疗则必须用最坚固的外固定方式（Halo - vest，头环背心）。由于头环背心仅有固定而没有牵引复位作用，所以，如果在骨折发生后马上就安装，不一定能将骨折在解剖对位状态下固定。Ⅱ型骨折由于骨折的对合面比较小，而对合程度与骨折的愈合结果又密切相关，所以应努力将其固定在解剖对位状态。如此，可以先使用头环或颅骨牵引弓在病床上做颅骨牵引，待骨折解剖对位后再持续大约 2 ~ 3 周，以便寰枢关节的软组织得到修复、骨折端形成初期的纤维连接。此时再安装头环背心，就可以很容易地将骨折端固定在解剖复位了。文献报道Ⅱ型齿突骨折用头环背心固定的愈合率为70%左右。

Ⅱ型齿突骨折如果骨折面是横的或是从前上向后下的，就适合做中空螺钉固定。如果骨折面是由后上向前下的，在用螺钉对骨折端加压时会使骨折移位，这样的病例相对来说不适合做中空螺钉固定。

Ⅲ型骨折用一枚中空螺钉内固定是不可靠的。这是因为骨折的位置低，螺钉在骨折近端的长度太短；骨折端的骨髓腔宽大，螺钉相对较细。Ⅲ型骨折比较适合保守治疗，文献报道用Halo－vest头环背心固定，Ⅲ型骨折的愈合率可以达到98.5%。

（王海立）

第六章

颈椎病

第一节　颈椎病的手术治疗选择

多数颈椎病可以通过非手术治疗使病情得到缓解，部分患者可以获得治愈。人群调查的结果显示，神经根型颈椎病自然病程良好，非手术治疗的优良率为71%～92%。少部分患者需要手术治疗，手术治疗的目的是：缓解或者阻止严重的神经功能障碍，解决非常严重的症状或者长期不愈的对生活工作有影响的临床症状。

一、手术指征

（1）由于脊髓型颈椎病致残率高，病程延长明显影响手术疗效，发生外伤后容易造成急性脊髓损伤，因此一旦诊断，就应行手术治疗。但对于有明显手术禁忌证的患者，也只能采用非手术治疗。

（2）经过规范非手术治疗后无效，症状仍然较重，影响日常生活和工作的其他类型颈椎病，其中主要是神经根型颈椎病。至于交感型颈椎病和椎动脉型颈椎病，由于诊断困难，手术治疗疗效不肯定，应慎重选择手术治疗。

（3）神经根型颈椎病症状严重，严重影响工作和生活，如严重的神经根性痛或者肌力减退，就不需经过较长时间的保守治疗程序，应尽早选择手术治疗。

事实上，这些原则讲起来容易理解，应用起来有时还是会遇到困惑的问题。常会遇到的问题有两个。

1）脊髓型颈椎病的诊断：国内颈椎病的诊断现在依据1992年青岛颈椎病研讨会的共识。如果患者只有锥体束征阳性而没有其他感觉和运动功能缺失的症状和体征，或者只有轻度的神经根或者脊髓损害的症状，而没有典型的阳性体征，算不算具备颈椎病的临床表现呢，有学者认为，从字面上看，应该认为具备临床表现，在这种情况下，如果影像学所见的脊柱形态学改变与这些轻微的症状和体征相符合，可以诊断脊髓型颈椎病，但MRI问世以后人们又遇到两个问题，有的临床表现很轻，但影像学的脊髓压迫很重，有的则临床表现很重，但影像学的脊髓压迫不重。这样的患者手术指征明确吗？党耕町等对这些患者做了比较长期的非手术治疗观察，结果有待进一步研究。这样的患者是否具备手术指征是值得研究的。

2）系统保守治疗的含义：系统保守治疗指患者接受了全面的足够时间的保守治疗。这里需要特别提出的是，制动在保守治疗中的地位经常被医患忽视，特别是患者认为，制动是消极的治疗办法，他们对药物、牵引、物理治疗、小针刀甚至按摩的依从性会更高，医师在询问病史时，应充分掌握患者接受保守治疗的时间和方法，以及这些方法的疗效。

二、手术治疗手段

传统的观点认为，为了解决神经功能障碍，颈椎手术的手段包括神经减压、关节固定和融合。近年来随着脊柱外科的发展，伴随着对手术疗效的更高的要求，这些目的也在发生改变。例如为了解决由于颈椎不稳定带来的严重症状，即使在没有神经受压的情况下，也可通过融合术来恢复颈椎的稳定性，这是基于对颈椎稳定性的深刻认识基础上出现的治疗策略。新的人工椎间关节的问世，使减压以后不做融合而保留颈椎的运动节段成为可能，也适用于部分患者。这一技术除了保留受累节段的正常活动之外，更深层的意义还在于可以最大限度地减少由于融合带来的相邻节段的退变。而介于融合术和人工关节之间的技术还包括非融合内固定技术，该技术虽然对关节做了内固定，但却保留了节段的一些运动，保证了关节的稳定性，但其关节的运动又不像人工关节那样更接近生理状态。此外，随着器械在颈椎手术中的应用，使得颈椎畸形的矫正成为可能，而矫形对于恢复颈椎的曲度，维持颈椎正常的生物力学特性，最大程度地实现减压的目的，并保护相邻节段。

（一）颈椎病手术的历史和演变

按照颈椎的手术入路来划分，颈椎手术分为前路和后路手术两种。20 世纪 60 年代初，国内杨克勤首先比较了应用前路和后路手术治疗颈椎病，并在文献进行了报道，总体疗效满意。当时由于没有 MRI 和 CT 检查，对椎间盘退变的认识局限于普通 X 线平片、脊髓造影和术中椎间盘生理盐水注射，因此前路手术多节段减压融合的情况非常常见。而后路手术采用椎板切除术。1988 年杨克勤等总结北京大学第三医院 663 例颈椎手术，前路占 85%，后路占 15%。到 20 世纪 80 年代，随着对颈椎管狭窄和后纵韧带骨化的认识和颈椎后路椎板成形技术的引入，北京大学第三医院在国内率先开展了颈椎后路椎板成形术治疗颈椎病，开始时曾尝试双开门椎板成形术式，20 世纪 80 年代后期，单开门椎板成形术由日本引入国内，由于该术式更加简便易行，缩短了手术时间，而椎板减压的效果等同于其他椎板成形术，因此得到广泛应用至今。20 世纪 90 年代颈椎前路 Caspar 撑开器在国内的应用是前路手术技术的重要进步，它解决了如下 3 个问题：①椎间隙狭窄患者间盘和后骨刺、后纵韧带切除困难的问题；②颈椎后凸畸形无法矫形的难题；③由于椎间隙无法撑开不能植入所需高度的植骨块的问题。之后颈椎前路钉板系统、颈椎后路侧块钉板系统和钉棒系统、颈椎椎弓根螺钉逐渐应用于颈椎病手术，解决了矫形、复位、即刻稳定、椎间塌陷所致的后凸畸形等问题，有的报道认为明显提高了融合率，特别是多节段的融合率。椎间融合器的应用免除了取骨手术。21 世纪初，颈椎非融合理论和技术在国内被接受和应用，目前已经有 10 年以上的随访病例。针对后路椎板成形术轴性症状的问题，也在尝试手术技术的改进。为了神经的彻底减压、提高手术疗效和减少再手术，北京大学第三医院逐步开展一期后前路手术治疗部分颈椎病患者，积累了一定经验。这一发展历史与国外的情况基本一致，只是在时间上稍晚一些。2003 年，北京大学第三医院率先在国内开展颈椎人工椎间盘置换手术，随访结果显示，如果适应证选择合适，临床效果满意。

（二）颈椎病手术方式选择

多数情况下，颈椎病手术方式的选择是比较明确的。但有些情况下存在争论。要正确认识这些争论，并能在各种复杂的情况下做出比较正确的选择，以下基本认识可能是非常有帮助的：第一，没有哪种手术方式是万能的，各种手术方式适用于不同的情况，所谓术者可以根据自己熟悉的术式选择是错误的观念；第二，脊柱外科医师应该是多面手，应该不断提高技术手段，为了解决悬而未决和不断出现的新问题，为了不断提高手术疗效，手术方式也在不断地进展，技术全面的脊柱外科医师应该能够熟练掌握所有的这些手术方法，从而能够尽可能地用最好的手术方式应对所遇到的问题；第三，没有一种手术方式是完美无缺的，最个性化的选择对患者最有利，但仍然是有弊端的，既要了解这些弊端的临床意义，又不要过分夸大；第四，要用尽可能级别高的循证医学证据来证明术式的疗效；第五，主要依据远近期临床疗效来判断手术的有效性，而不要将注意力集中在影像学结果上；第六，地区疾病谱差异可能带来认识差异，例如欧美和亚洲手术治疗的颈椎病类型有差异，这直接影响到对手术方式的选择的认识；第七，颈椎病手术由脊柱外科和神经外科医师完成，相对来说，脊柱外科医师除了关注神经减压外，也关注脊柱骨与关节的问题，而神经外科医师注意力更集中在神经系统上。这也相应产生意见不一致。

颈椎前路椎间盘切除、椎体间植骨融合术（ACDF）是颈椎病最经典的传统术式。来自于脊髓或者神经根前方的压迫，如椎间盘、后骨刺，是前路手术的最佳适应证（图 6－1）。

颈椎前路椎体次全切除，椎间盘切除，椎体间植骨融合术适用于椎体后方存在致压因素需要减压的情况，如 OPLL 或者肥厚。

多数研究者和术者相信，颈椎椎间盘置换术可能适应于一小部分神经根型和脊髓型颈椎病。

颈椎后路减压术的指征包括：各种原因所致的颈椎管狭窄、多节段椎间盘突出或者退变。术式包括椎板切除术和椎板成形术（图6－2）。

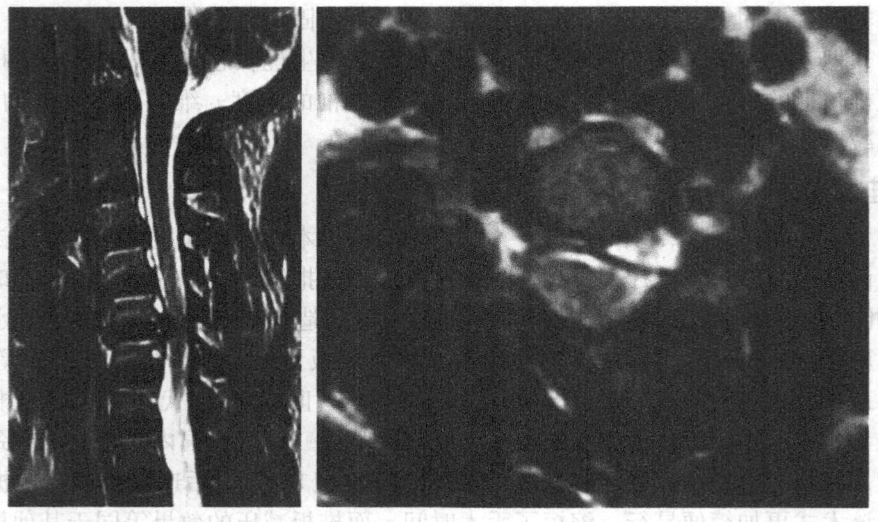

图6－1　颈椎偏左侧旁正中矢状面和横断面显示椎间盘左后外侧突出，压迫左侧 C_6 神经根和脊髓

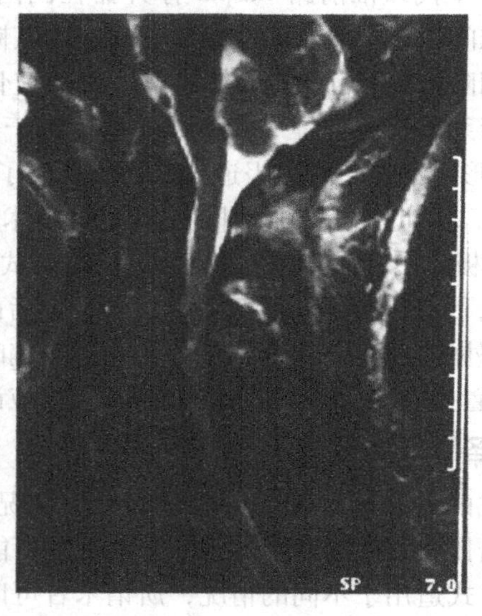

图6－2　颈椎 MRI 矢状面图像显示 C_{2-7} 多节段脊髓前后受压，退变性颈椎管狭窄

下面讨论更加复杂的情况和目前国内外脊柱外科界存在争论的问题，在这些情况下，不同医师手术方式的选择可能会出现分歧，即使是同一个医师，在手术方式选择上，也可能会出现左右为难或者两可的情况。

1. 前路和后路　有时对于前路还是后路的选择还是相当困惑的。先来讨论各自的优缺点。前路手术的优点是经筋膜间隙暴露，不用切断重要的肌肉，暴露容易，软组织损伤小，组织修复快，住院时间短，很少出现切口并发症，术后一般不出现轴性症状。直接切除突出的椎间盘或者增生的骨刺，能够直接解除脊髓和神经根前方的压迫。对颈椎畸形的矫正能力强，椎间融合率高。缺点是一般需要对手术运动节段进行融合，有可能增加相邻节段退变的速度。多节段的融合使颈椎活动度下降。无法解除来自脊髓后方的压迫（如黄韧带肥厚），对于前方致压物较大，椎管侵占率大的患者，直接前方减压神经损伤的风险增加，特别是当合并椎管狭窄时。如果间盘水平局灶型后纵韧带骨化合并硬脊膜骨化，经前路行OPLL 完全切除时必然损伤硬脊膜导致脑脊液漏。此外，暴露过程中可能损伤喉返神经、喉上神经，暴露和牵拉可能损伤食管，术后吞咽障碍发生率高，伤口内血肿可以导致窒息，甚至死亡。

除了上述前路手术的特点外，椎体次全切除术中可能存在如下缺点：椎体松质骨出血，椎管内静脉从出血，OPLL和硬脊膜粘连（可能合并硬脊膜骨化）时术中可能损伤硬脊膜导致脑脊液漏。不用内固定的植骨融合术植骨块脱出的概率较大，长节段植骨融合（2个以上椎体次全切除）时间长甚至不融合，内固定失败风险增加。钛网植骨融合时，钛网沉降发生率高。

后路手术的优点是通过椎管扩大，增加脊髓的有效空间，可以直接解除来自后方的压迫，同时通过弓弦原理，脊髓向后退让，间接解除脊髓前方的压迫。可以不融合椎间关节，可以进行多节段广泛减压，既可以解决椎间隙水平的压迫，也可以对椎体水平的压迫进行减压。颈椎椎板成形术是颈椎后路减压手术的主要术式。与椎板切除术相比，最大限度地维持了颈椎的稳定性，减少硬膜外瘢痕形成。由于一般不出现术后颈椎后凸畸形，因此一般不需要做固定融合术，因此最大限度地保留了颈椎的正常活动。最新的椎板成形术式还能够保留棘突韧带复合体。颈椎椎板成形术式包括：颈椎单开门椎板成形术、颈椎双开门椎板成形术和其他更加复杂的术式。从脊髓减压的效果来看，椎板成形术和椎板切除术没有区别，因此，椎板成形术是颈椎后路椎板减压手术的首选。但当椎板成形术施行困难，如骨质坚硬（如弥漫性特发性骨质增生症或者氟骨症），后路再手术（国内比较多见的是半椎板切除术后或者椎板成形术后椎管再狭窄如“关门”），可能需要行椎板切除术。椎板成形术中发现门轴断裂内陷，在铰链侧对脊髓造成压迫者，应切除相应椎板，如果术后发现门轴断裂内陷对脊髓造成压迫，并影响神经减压效果的，需要再手术行椎板切除术。与前路手术相比，后路减压术的缺点包括软组织损伤大，术后轴性症状发生率高，合并后凸畸形时脊髓减压效果受限，不能对来自脊髓和神经根前方的压迫进行直接减压，如果单纯行椎板减压而不做神经根管减压，术前的根性损害可能得不到改善，术后C_5神经根功能障碍的发生率高，畸形矫正能力差，椎间融合率低，椎板成形术可能由于“关门”或者来自前后方的致压因素的发展而出现再狭窄的问题。

必须结合各个地区的不同情况来评价颈椎病术式的选择。白种人和黑人颈椎管狭窄、后纵韧带骨化发生率都比中国和日本低，神经根型颈椎病发生率高，而脊髓型颈椎病发生率低，因此前路手术比后路手术多，西方国家患者接受手术治疗的几率也大，因此再手术也多，相对来说，适应证也较宽，相当多的术者认为颈部轴性症状、颈椎不稳定也是手术治疗的指征。而在日本和中国颈椎管狭窄和后纵韧带骨化发生率高，脊髓型颈椎病约占所有颈椎病20%，明显高于白人，因此后路手术较西方多。也正是因为这个原因，日本人在世界上首先发明了椎板成形手术，并在全世界得到推广。如果不考虑不同地区的发病情况，简单地讨论前路和后路手术哪个更普及，就缺乏科学依据。

前后路选择争论主要见于以下几种情况。

（1）脊髓型颈椎病：多节段（3个或以上）脊髓前后都存在压迫。这种情况多见于发育性或者退变性颈椎管狭窄的患者，在骨性椎管狭窄的基础上，合并椎间盘突出和黄韧带肥厚。如果来自前方的致压物不是很大，没有明显的后凸畸形，单纯后路减压手术对脊髓减压效果是比较满意的。如果前方致压物椎管侵占率较大，单纯后路减压效果不佳，需要行前路手术。近年为了提高疗效，对这部分患者行一期后前路手术，临床观察疗效满意。但到底前方压迫有多大时需要前后路一期手术，仍需要更多的临床研究，可能要同时考虑神经损害的程度、颈椎的曲度等因素。目前也有些术者对这部分患者行单纯前路手术，理论上的理由可能是，椎间盘退变是颈椎病的主要原因，前路减压融合后后方致压因素黄韧带肥厚可能减轻或消失，即使存在多节段脊髓前后受压，引起脊髓病的节段可能只是其中的某个或者某些节段（即所谓的“责任节段”），即使对于引起脊髓病的节段，只从前方减压融合而旷置后方的压迫的部分减压，可能对于解除引起脊髓病的压迫已经足够，另外，在某些情况下，融合本身就可以达到消除脊髓动态压迫机制。文献报道的疗效也是满意的，但缺乏多中心随机前瞻性对照研究结论的证实。从理论上看，单纯前路手术存在后方减压不充分，颈椎运动幅度减小，相邻节段退变加速的问题，虽然相邻节段退变的问题对颈椎病再发的临床意义仍在观察，但对于存在广泛性椎管狭窄的患者，相邻节段退变导致颈椎病再发的可能性明显增加。这也得到临床报道的证实。

（2）脊髓型脊椎病：1～2个节段脊髓前后均存在压迫，如果来自后方的压迫比较明显，还是首选后路减压术。问题是后方减压的节段数，传统的$C_{3\sim7}$的广泛椎板成形减压术是否必要。近年学者也在尝试减少这部分患者椎板成形术的节段数，初步观察疗效满意，需要更高级别的循证医学证据支持。无论如何，过去曾经应用过的局部半椎板切除术对颈椎病的治疗由于减压不彻底，是应该坚决摒弃的。如果前方压迫为主，后方黄韧带肥厚压迫不重，可以选择前方手术。但不建议行非融合手术。当然对于前后方压迫都比较重的患者，也有一期后前路手术的指征。

(3) 颈椎病合并颈椎椎管内韧带骨化。

2. 后路椎板切除与椎板成形术　颈椎后路减压采用椎板切除还是椎板成形术？虽然有学者认为应该尽可能行椎板成形术，但在国内外临床应用的情况远没有这么一致，围绕这一问题的争论自从椎板成形术问世以来就没有停止，相信还会继续。关于两者之间的优缺点前面已经详细论述，造成这种争论的主要原因是椎板成形术在国内不够普及，大多数脊柱外科医师并不熟悉这个术式。事实上，了解颈椎后路椎板减压手术历史的术者都知道，颈椎椎板成形术是为了克服颈椎椎板切除术的诸多缺点才设计出来的，这一术式相当有独创性，即使今天这一术式在一定程度上已得到推广，但要掌握其要领仍然不易，可想设计者多么具有想象力。一个熟悉椎板成形术手术方法的脊柱外科医师，一定会在颈椎后路减压时尽可能地行椎板成形术。当然，某些情况下行椎板成形术有相当难度，应慎重选择，如氟骨症、强直性脊椎炎以及其他存在椎板间融合的情况。

3. 颈椎后路手术　颈椎后路手术是否进行固定和融合术，用何种方法同定，在学界争论存在。

颈椎后路固定的目的是解决不稳定和畸形。由于椎板成形术不会导致医源性不稳定和颈椎后凸畸形，因此只有在术前存在节段性不稳定和颈椎后凸畸形时才考虑行内固定术。青少年患者如果行椎板切除术，必须行后路固定手术，因为发生医源性颈椎后凸畸形的可能性非常大。成年人行椎板切除术是否行内固定确实存在争论，有学者的经验是，短节段椎板切除对节段的稳定性影响有限，一般无须固定。广泛椎板切除术如果颈椎曲度不良，术前存在不稳定，是肯定的固定和融合指征。只做固定不做融合的情况在颈椎并不少见，但这种做法是错误的。椎板成形术可在铰链侧行椎板间、侧块关节行植骨融合术，而开门侧则只能行侧块关节植骨融合术。椎板切除术的患者必须行侧块关节植骨融合术。颈椎病行后路固定的方法包括椎弓根螺钉和侧块螺钉技术。前者固定强度大，矫形能力强，但由于颈椎椎弓根径线较小，椎弓根周围组织结构复杂和重要（脊髓、神经根、椎动脉），因此技术要求高，手术时间长，术中需要 X 线透视，不易普及，应慎重应用。而侧块螺钉固定技术虽然固定强度不及前者，但生物力学的测试结果显示其能够满足大多数患者的需要。由于颈椎侧块较大，技术上相对简单，手术时间短，比较容易推广使用。当颈椎存在后凸畸形需要矫形，颈椎关节脱位时，应用椎弓根螺钉技术具有更强的矫形能力。当然，如果术中减压时切除了过多的关节突，或者关节突发育较小，或者植钉过程中损伤关节突，无法继续行侧块螺钉固定，应选择椎弓根螺钉。此外，C_1 前弓和侧块直接相接，而 C_2 椎体和侧块之间也是直接相接，也就是说，C_1、C_2 并不存在像其他椎骨一样的椎弓根形态，侧块的方向从后向前看是向内倾斜的，因此，沿侧块纵轴的螺钉方向是指向内侧的，也就是相当于下颈椎椎弓根的方向，因此，在上颈椎一般被称为椎弓根螺钉技术，事实上，螺钉是植入在侧块内的。C_7 椎的形态类似于胸椎，侧块的前后径较其他下颈椎明显变小，而椎弓根径线明显增大，因此一般主张植入椎弓根螺钉，而尽可能不用侧块螺钉固定。

4. 融合与非融合　如前所述，多数颈椎后路椎板成形术是非融合手术，这里讨论前路手术。早期的非融合前路手术是将椎间盘切除，旷置椎间隙，由于会导致椎间不稳定和退变加重，术式已被融合手术取代。近年为了解决椎间融合后相邻节段退变加速的问题，发明了人工椎间盘，尽管有些国家还没有批准使用，但在很多国家已得到一定应用。美国在进行了 5 年的多中心随机研究之后已经批准将颈椎人工椎间盘用于治疗单节段神经根型颈椎病。20 世纪 80 年代第 1 个人工颈椎间盘问世到现在已经 20 多年的历史。近期和远期的报道显示如果严格掌握适应证，在临床疗效方面和传统的 ACDF 手术无显著性差异，颈椎再手术率低于融合手术，手术节段运动保留满意，对相邻节段退变的保护作用仍需要更长时间、更多病例的观察，需要得到更高级别的循证医学的证据。假体的寿命和磨损碎屑是需要考虑的问题。无论如何，它不能完全代替传统的融合手术。当合并颈椎管狭窄、存在来自脊髓后方的压迫、颈椎有不稳定、颈椎 OPLL、椎间关节严重退变、合并颈椎畸形、高龄，都不建议行颈椎人工椎间盘置换术。多节段椎间盘置换、不同节段同时行融合术和非融合术，虽然有少量临床应用，但没有足够的证据支持其可行性。另外，由于颈椎运动节段是三关节复合体，目前的非融合手术只针对椎间盘，侧块关节仍然保留，但椎间关节的退变后期必然会导致侧块关节的退变，导致神经根管狭窄，椎间不稳定或者椎间活动度减少，临床上神经根损害和轴性症状可能部分来源于此。因此，针对椎间盘的减压和关节重建一定要考虑侧块关节的退变，已经有人尝试颈椎侧块关节置换的体外和体内试验。

融合与非融合手术选择中非常重要的理论问题是相邻节段退变加速的问题，虽然有大量的文献在研究这个问题，但结论相当不一致。支持相邻节段退变加速和认为是自然退变的过程的研究者均提供了大量的循证医学证据支持自己的观点。有学者没有高级别的循证医学证据来说明这个问题，但回顾性的病例资料显示，相邻节段退变加速的情况是存在的，但不像有的文献报道的那样严重，基于这样的认识，对于正确认识非融合手术的意义至关重要。现在的情况是，由于非融合手术是一个新技术，理论上看起来是更加合理的术式，因此容易受到追捧，适应证容易扩大，而传统的融合手术的弊端则被夸大，特别是对那些不太熟悉融合手术的方法和结果的年轻脊柱外科医师来说，更容易走入这个误区。无论如何，由于颈椎病是退变性疾病，颈椎的稳定性在颈椎病的发病中有一定作用，颈椎融合手术这种彻底去除致病因素的方法永远不会被非融合手术所替代，而且，有理由相信，在未来颈椎病的前路手术，融合手术会一直占据主导地位。

5. 手术的节段数　手术的节段数的选择应综合考虑以下 3 个因素：神经损害的定位，影像资料上显示的病变节段以及所采用的术式。

颈椎椎板成形术的范围一般为 $C_{3\sim7}$，这是因为该术式主要应用于颈椎管狭窄的患者，而发育性和退变性颈椎管狭窄很少发生在上颈椎，只有继发性颈椎管狭窄（主要是 OPLL）有可能累及 C_1 和 C_2，又因为颈椎后路椎板成形术减压后脊髓整体向后漂移，而颈椎管是前凸的，因此如果行短节段的减压有可能在交界区由于后方的压迫造成新的椎管狭窄。但近年由于一些学者认为后路术后轴性症状与 C_2 和 C_7 棘突上附着的韧带和肌肉的剥离有关，因此开始尝试行有限节段的椎板成形术，其疗效正在观察中。如果 OPLL 累及上颈椎，应该行相应节段的椎板减压。临床应用报道中后路椎板成形术最大范围为 $C_2 \sim T_3$。

在脊髓造影、CT、MRI 问世之前，由于对椎间盘的退变情况以及椎间盘与神经根和脊髓的关系较难判断，颈椎前路的手术节段数曾经依据间盘内生理盐水注射的方法帮助确定，使得很多只有退变没有累及神经的椎间盘被切除，因此多节段融合的比例较大。然后，出现了脊髓造影技术，该方法可以显示脊髓和神经根受压的情况，但由于是 X 线片，是三维结构的二维影像，因此很难在立体上判断椎间盘突出的方向和椎间盘退变的程度。CT 出现后，特别是将 CT 和脊髓造影结合的 CTM 技术应用以后，对于退变结构与神经根和脊髓的关系判断能够通过横断面的显示，提高了准确性，重建技术的应用使得可以提供二维和三维影像，更加直观地显示退变与神经的关系。但 CT 的缺点是很难显示脊髓内的病变（变性、水肿、缺血、囊性变、炎症等）。MRI 能够显示椎间盘退变的程度、脊髓和神经根受压的详情、脊髓的病变，更加利于确定引起脊髓和神经根病的节段。这些技术的应用使得今天脊柱外科医师能够更加精确地判断引起症状的节段，从而缩小了前路减压和融合的范围。原则上讲，只有退变并没有引起临床症状的节段不应该行手术治疗，也不应该预防性地对手术节段相邻退变节段进行手术，原因有两个：融合节段相邻节段退变加速还没有得到公认，即使存在，也不是个大概率事件；再者，颈椎前路再手术比较容易做到。有人认为颈椎人工间盘能够保留节段运动，对颈椎的生物力学影响较小，因此倾向于将退变的节段进行置换，这种观点也是错误的，如前所述，颈椎非融合技术还是个新技术，很多问题尚待回答，技术上也在不断成熟，做预防性的间盘置换是不适合的。

6. 前路手术何时行椎体次全切除术　前面已经述及椎体次全切除术的指征，这里再详细讨论其选择。首先，当采用经椎间隙的手术可以达到彻底减压时，就尽可能不要做椎体次全切除术。这是因为，如果单纯比较两个相邻节段的 ACDF 手术和椎体次全切除术时，后者有如下缺点：延长手术时间，增加椎管内静脉丛和椎体断面出血的量，钛网植骨下沉率高，当后方做了椎板成形术后一期行前路椎体次全切除术时，由于前后路手术节段前中后柱均受到破坏，可能影响门轴和前路固定的稳定性。但某些病理情况下经间隙的减压可能不彻底，就应选择椎体次全切除术。例如，椎体后方 OPLL 压迫脊髓或者神经根，一般经间隙无法将其切除。相邻椎体后缘骨质增生明显，特别是椎间盘下方椎的后上缘骨质增生较大，向下延伸较多时，术者从右侧入路，站在患者的右侧手术常常刮除这样的骨性压迫困难，容易造成减压不彻底。此时行椎体次全切除术比较合适。此外，如果相邻节段脊髓前后均受压，存在局限性退变性椎管狭窄时，单纯行前路手术，可以考虑行椎体次全切除术，以使前方减压彻底，从而间接缓解来自后方的压迫。对于椎间隙水平的孤立型 OPLL，如果没有向椎体方向延伸太多，估计椎间撑开器撑开后经前方椎间隙能够将 OPLL 切除，就可以只做椎间隙水平的减压，否则，必须选择椎体次全切除术。

椎体次全切除术后的稳定重建与 ACDF 术不同。后者可以只行椎体间融合不用椎前钉板系统固定是可行的，特别是单节段融合率可以达到 90% 以上。而前者不管是应用自体大块髂骨还是应用钛网植骨，植骨材料脱出的风险较大，因此需要应用椎体前方钉板系统内固定。

7. 前路手术植骨材料的选择　颈椎前路植骨材料包括自体髂骨（块状或者颗粒骨）、减压获得的碎骨、自体腓骨、同种异体骨、人工骨、脱钙骨基质和 BMP。最早报道 ACDF 手术的 Smith 应用自体髂骨块进行椎体间植骨，之后一直应用至今。优点是融合率高，缺点是取骨区并发症、髂骨块塌陷、有的患者供区困难（儿童、重度骨质疏松症或者多次取骨患者），之后出现了椎体间融合器，融合器经过不断改进，最新的融合器为盒状，与椎体接触界面大，融合器内一般采用自体骨，最常用的是白体髂骨，与髂骨块比较，由于融合器使用骨量少，因此取骨区手术创伤小，取骨区并发症少。Synthes 公司研制了自带人工骨的椎间融合器，在国内有部分应用。临床结果显示这一方法是可行的。与髂骨块相比，融合器的优点是下沉较少，避免了取骨区并发症。颈椎椎体次全切除后椎体间植骨材料最早采用髂骨块，适用于 1 ~2 个椎体次全切除，3 个以上椎体次全切除的情况少见，需要采用腓骨游离移植。同样为了减少髂骨取骨区的并发症，近年逐渐采用钛网内植入自体椎体碎骨植骨的方法，适用于 1 个或多个椎体次全切除，但下沉率较高。

8. 前路手术用不用内固定　前面已经提到，前路颈椎椎体次全切除、植骨融合术应该使用椎体前钛板螺钉内固定，以避免植骨块脱出。经前路椎间盘切除，后凸矫形时应用前方钉板系统有助于矫形的完成和维持。其余情况是否行钉板系统固定存在争议。应用钉板系统固定的优点是：可以实现矫形的目的，术后也容易维持颈椎的曲度，即刻稳定性好，可以早期去除外固定，减少植骨材料陷入椎体，增加融合率，避免植骨材料的脱出，矫形效果好。缺点是增加费用，延长手术时间，增加内固定植入并发症。但前路钉板系统植入相对比较容易，不会明显延长手术时间，并发症罕见，因此目前应用比较普遍（图 6 -3）。

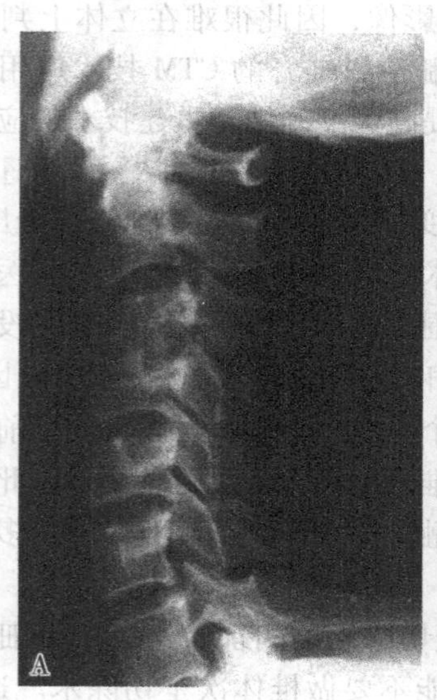

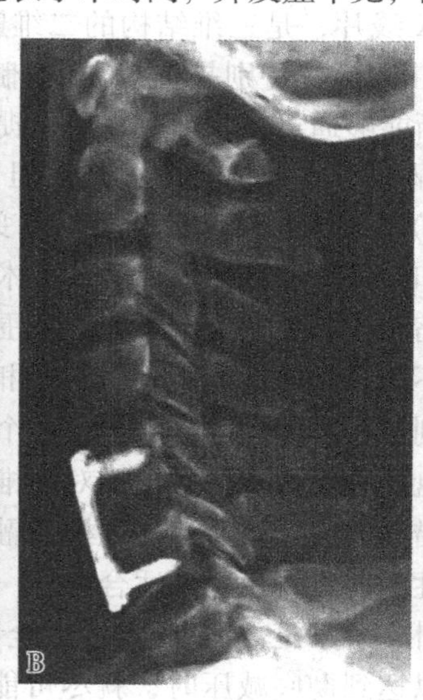

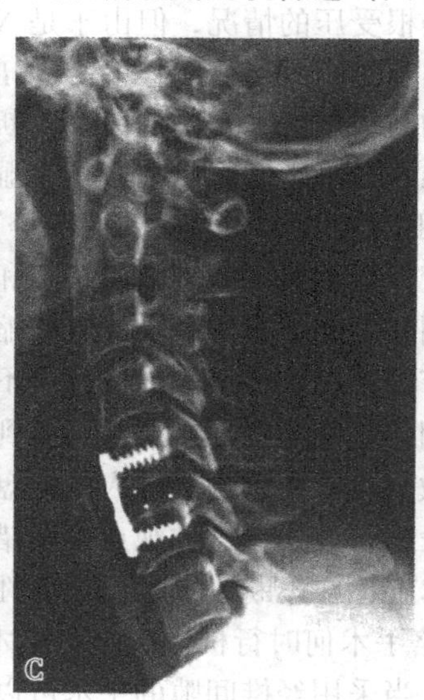

图 6 -3　Caspar 撑开器的临床应用

A. 未使用 Caspar 椎体间撑开器施行的 $C_{3,4}$ 椎体间植骨融合内固定术（自体髂骨），术后 X 线侧位像显示植骨块塌陷，局部形成后凸畸形；B. 使用 Caspar 椎体间撑开器施行的 $C_{5,6}$ 椎体间植骨融合，钛板螺钉内固定术（自体髂骨）；C. 使用 Caspar 椎体间撑开器施行的 $C_{5,6}$ 椎体间植骨融合，钛板螺钉内固定术（减压碎骨，椎间融合器）

（王海立）

第二节　颈椎病的手术方法

一、颈椎前路手术

（一）颈椎前路椎间盘切除椎体间植骨融合术（ACDF）

1958 年 Cloward 首先在文献上报道了颈前路椎间盘切除手术，50 多年来得到广泛应用，积累了大量的临床经验。

传统的手术一般采用全身或者颈丛麻醉，颈前横切口，横切口的好处是与皮纹平行，术后瘢痕不明显，即使对瘢痕体质的患者，也不会因为瘢痕影响颈椎的屈伸活动。有人担心横切口不如斜切口暴露的椎体多，实际上只要做充分的颈阔肌肌瓣游离，从 $C_{2\sim7}$ 都可以在一个横切口内完成。比较受关注的另一个问题是左侧还是右侧切口，对右利手来说，右侧切口更方便术者操作，其他方面的区别几乎没有。游离颈阔肌皮瓣，经胸锁乳突肌内侧间隙、颈动脉鞘与气管食管之间的间隙进入椎前，切开椎前筋膜，即可显示椎间盘和椎体，采用透视定位椎间隙水平，切除椎间盘，必要时切除后骨刺、肥厚或者骨化的后纵韧带，在椎体间植入自体髂骨块，椎前放置负压引流，关闭伤口，见图 6－4～图 6－8。

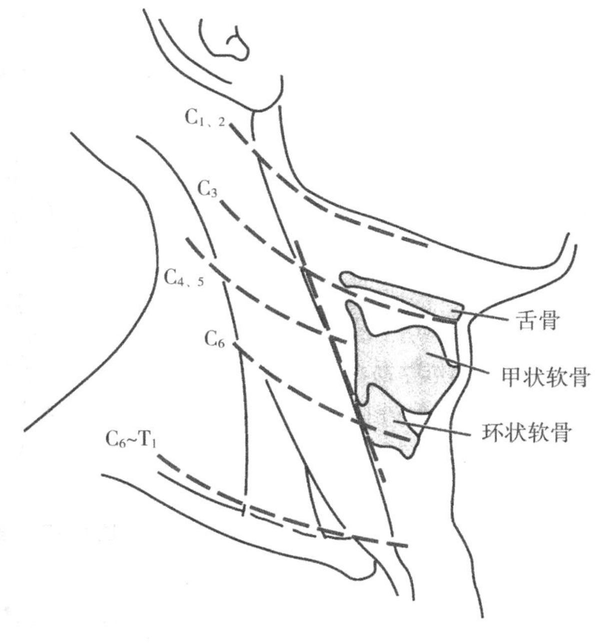

图 6－4　体表标志对应的颈椎横切口位置

这种传统的手术方式应用多年，临床疗效基本满意，但也存在问题。之后出现了颈椎椎间撑开器（图 6－9，图 6－3），是颈椎前路手术的重要技术进步，它解决了 3 个问题：椎间隙狭窄患者间盘和后骨刺、后纵韧带切除困难，椎体间后凸畸形无法矫形，由于椎间隙无法撑开不能植入所需高度的植骨块。

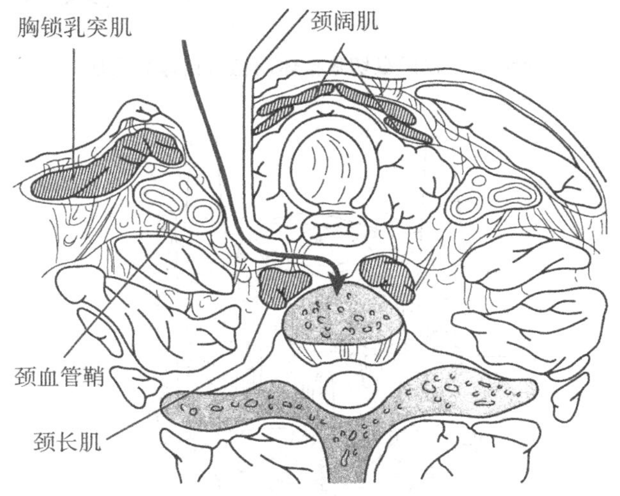

图 6－5　颈椎前路的解剖入路

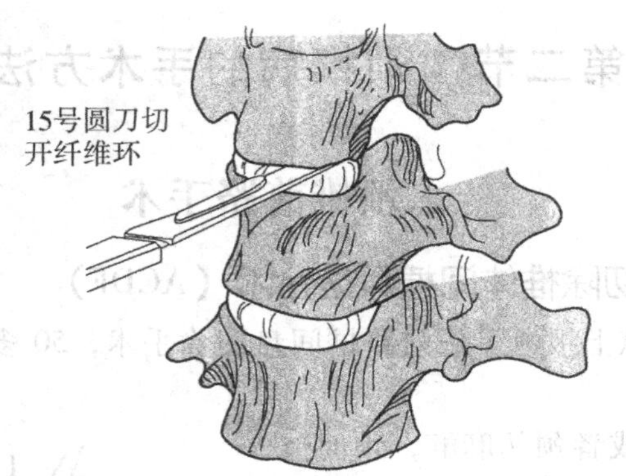

图 6－6　切开椎间盘前纤维环的方法

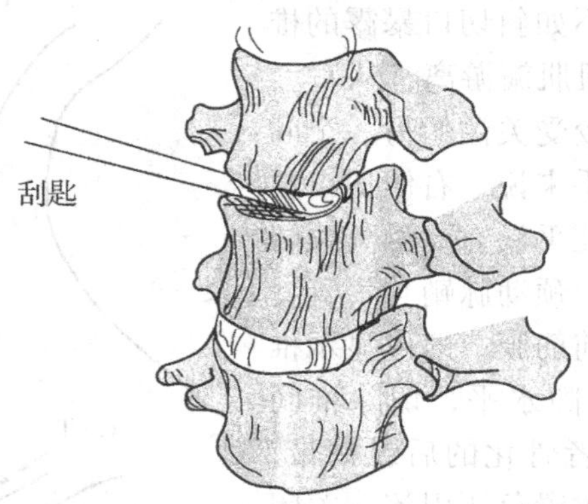

图 6－7　椎间盘切除的方法

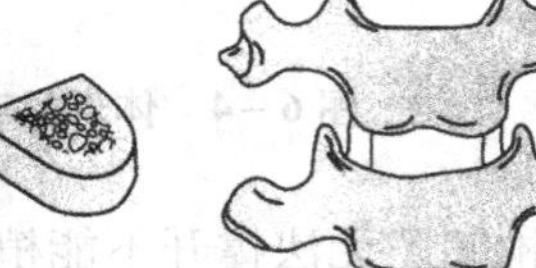
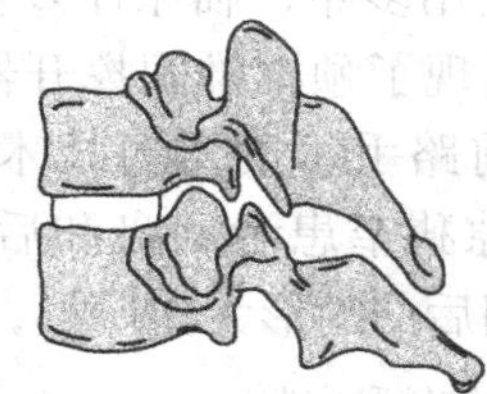

图 6－8　椎间盘切除椎体间植入自体髂骨块

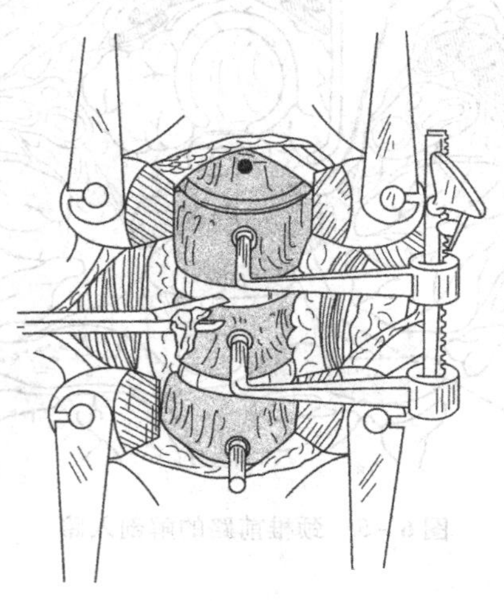

图 6－9　Caspar 椎体间撑开器撑开椎间隙的原理

（二）颈椎前路椎体次全切除椎体间植骨融合术

适用于椎体后方存在致压因素需要减压的情况，如 OPLL，基本手术方法同上，术中切除椎体时椎体松质骨可能出血比较明显。比较容易出现的问题是横向上切除的范围不够（图 6-10），使得后方减压不彻底；椎体次全切除偏一侧，使得对侧减压不够。术中应该注意避免以上两个问题。减压后重建可以采用自体髂骨块，但目前更多采用钛网内植入自体椎体碎骨的植骨融合方法，椎体次全切除术后在椎体间应用钛板螺钉系统进行固定是目前通行的方法（图 6-11），否则，植骨材料存在移位甚至脱出的危险。

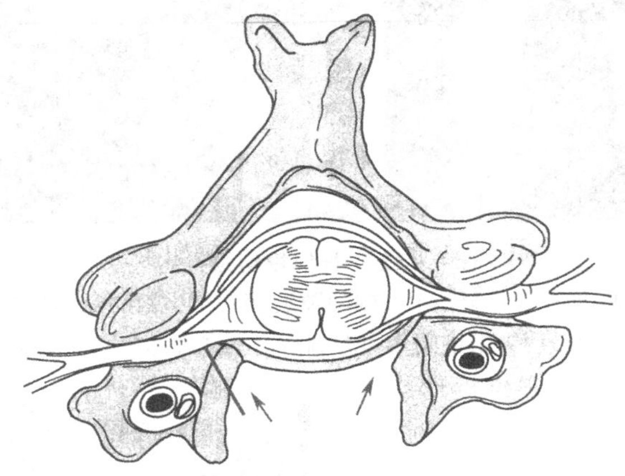

图 6-10　椎体次全切除横向减压的范围

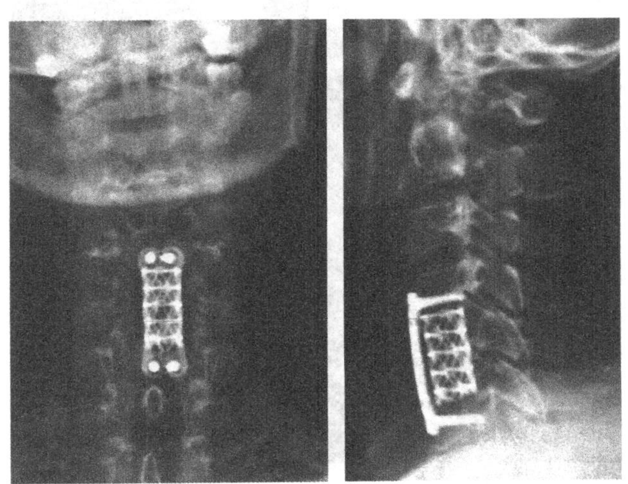

图 6-11　X 线正侧位显示 C_5 椎体次全切除，椎体间钛网植骨，钛板螺钉内固定

（三）颈椎间盘切除前路非融合手术

1. 历史　早期的非融合手术是将椎间盘切除，旷置椎间隙，由于会导致椎间不稳定和退变加重，术式已被融合手术淘汰。近年为了解决椎间融合后相邻节段退变加速的问题，发明了人工椎间盘，尽管有些国家还没有批准使用，但在很多国家已得到一定应用。Reitz 在 1964 年最早报道了应用金属假体置换颈椎间盘。1998 年 Cummins 等报道了 20 例患者在颈椎间隙应用不锈钢装置的结果，显示其可以减轻临床疼痛，同时保留了运动节段的功能。被多数人认为是现代颈椎间盘成形术的开端。14 年来在欧洲和亚洲均已开展了该术式，美国从 2002 年开始相继对多种假体进行了多中心临床试验，近期和远期的报道显示在临床疗效方面与传统的 ACDF 手术无显著性差异，手术节段运动保留满意，对相邻节段退变的保护作用仍需要更长时间、更多病例的观察，需要得到更高级别的循证医学的证据。假体的寿命和磨损碎屑是需要考虑的问题。多数研究者和术者相信，该技术可能适应于一部分神经根型和脊髓型颈椎病（图 6-12，图 6-13），但不能代替传统的融合手术。

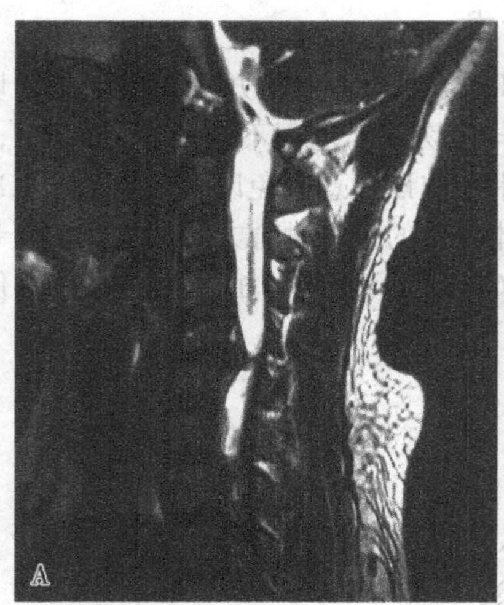
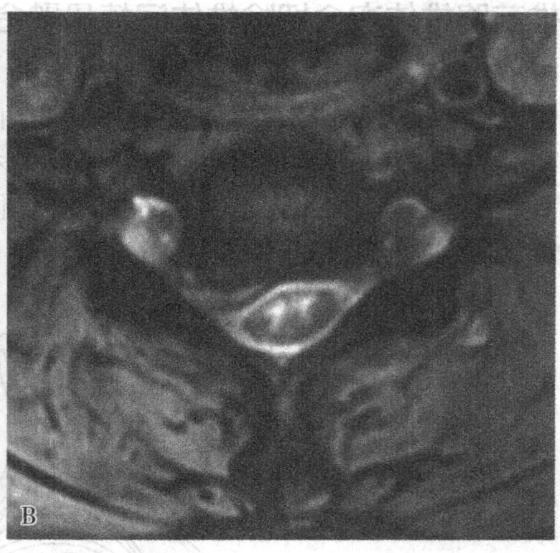

图 6－12　神经根型颈椎病

A. 磁共振矢状面右侧 T_2 加权像，显示 $C_{5、6}$ 椎间隙退变狭窄，椎间盘向后突出；B. MRI 经过 $C_{5、6}$ 椎间隙水平横断面 T_2 加权像，显示椎间盘向右侧突出，纤维环破裂，右侧 C_6 神经根受压明显

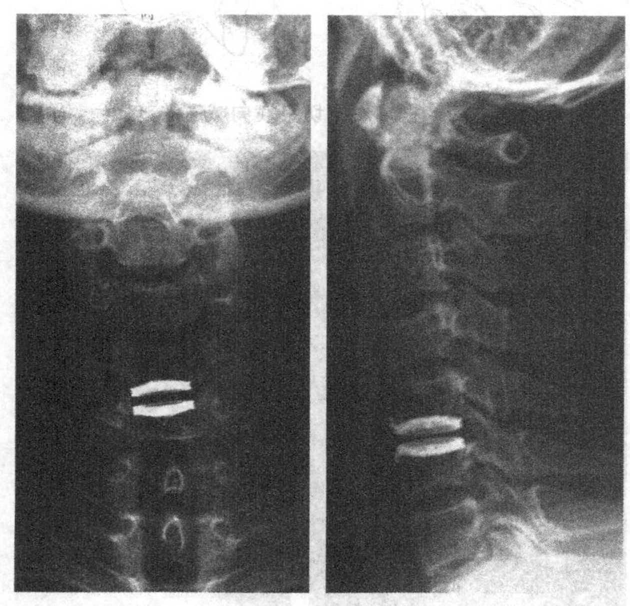

图 6－13　患者行前路 $C_{5、6}$ 椎间盘切除，人工椎间盘置换术

2. 适应证和禁忌证　适应证在不同的医学中心、不同的术者中存在差异，共识还有待更多的远期随访结果来修正。

由于颈椎间盘突出导致的神经根病或者脊髓病是颈椎人工椎间盘置换的最好指征。但应该注意以下问题：能不能做到彻底解除静态压迫？不稳定是不是必须解决？术后椎间活动能否保持？术后颈痛会如何？

（1）发育性和退变性颈椎管狭窄：国人发育性颈椎管狭窄发生率明显高于西方人，退变性颈椎管狭窄在老年人中相当普遍，椎管狭窄是脊髓病和神经根病重要的发病基础，由于前路经椎间隙的减压解决不了发育性颈椎管狭窄，也不能解除由于黄韧带肥厚所致的退变性椎管狭窄，还保留了椎间的运动，就有可能导致减压不彻底，或者短期获得减压而由于椎间活动又使得退变性椎管狭窄程度加重而神经损害加重。因此，这类患者行颈椎间盘置换术应该慎重。国内应用的结果也显示，部分患者神经功能改善不佳，有的患者早期有改善，但在随访过程中症状复发。对这个问题的认识不能照搬西方人的结果，因为前已述及，西方人发育性颈椎管狭窄的发生率很低。事实上，日本人发育性颈椎管狭窄的发生率和国人相近，至今没有开展颈椎人工椎间盘置换术。

（2）OPLL：国人的发生率也接近日本，明显高于白人和黑人。如果手术节段或者颈椎其他节段存在 OPLL，认为是人工椎间盘置换的禁忌证。因为置换节段发生异位骨化而丧失节段运动的可能性较大。

（3）节段不稳定：术前存在节段不稳定，要仔细分析不稳定和临床症状的关系，如果不能明确除外节段失稳是疾病的发病因素，就不要选择非融合手术，否则可能导致减压不彻底，脊髓和神经根病疗效不满意，术后颈痛，或者交感症状。

（4）严重退变的节段：如果椎间隙严重狭窄，肯定是椎间盘置换的禁忌证，还要关注侧块关节退变的程度，三关节复合体退变的程度常常是平行的。严重退变的患者节段运动已经很少或者消失，而椎间盘置换并不是全关节置换，因此如果侧块关节退变没有解决就达不到恢复节段运动的目的，这是和全髋关节和全膝关节置换最大的区别。

（5）颈椎畸形：由于目前的颈椎人工椎间盘没有矫形的能力，因此存在畸形的患者行间盘置换是不适当的。对颈椎病的患者来说，常见的情况是退变性后凸畸形，在后凸范围之内的间隙椎间正常的运动发生了改变，临床疗效有时和后凸的矫正程度有关，有的节段甚至丧失了运动，这些都不适合行椎间盘置换。

（6）明显的颈痛：颈痛可能和不稳定有关，可能和颈部软组织劳损有关，也可能来源于严重的关节退变，这些都是椎间盘置换的禁忌证，那么对于椎间盘突出导致累及后纵韧带或者硬脊膜表面的窦椎神经所致的颈痛，从理论上来讲，将颈椎间盘切除，保留节段运动应该是合理的，但目前没有临床证据证实。间盘源性腰痛是腰椎间盘置换的指征之一。

总的来说，颈椎间盘置换是一个新的治疗理念和技术，一定有它的应用范围，而且随着假体的改进、技术的进步、临床结果的随访延长，对其适应证会有更科学的共识出现，但在应用早期，还是应该从严掌握适应证，避免出现大量不良治疗结果而影响了该技术的正常应用。事实上，美国开展的临床研究其适应证还是比较严格的，提供给大家供参考。

最初在美国经 FDA 批准进行临床研究的假体是 Bryan 人工椎间盘，之后的临床研究内容相似。

入选标准：退变性颈椎间盘病，有症状和（或）体征的脊髓型和（或）神经根型颈椎病（伴或不伴轴向颈痛），单节段手术。超过 21 岁，$C_{3\sim7}$，脊髓型颈椎病至少经过 6 周保守治疗。

排除标准：活动性感染性疾病，代谢性骨病，显著肥胖，妊娠，严重的生理心理紊乱，应用类固醇激素，糖尿病患者每日注射胰岛素，颈椎轴向痛，颈椎手术史，影像学上手术节段明显退变（高度显著丢失、桥接骨赘、半脱位、动态影像上活动度明显减少）。

3. 手术方法　暴露方法和 ACDF 手术相同。不同之处在于假体的安放。由于不同的假体设计原理不同，植入方法也不同，其操作规范详见制造商提供的详细使用手册，这里不再逐一介绍。这里介绍一些需要共同注意的问题。

（1）暴露和减压需要注意的问题：为了防止术后椎间隙前方异位骨化，应该避免过大范围地干扰正常的椎前筋膜和椎体骨膜，有术者认为手术间隙椎体前方骨切除后（上位椎体唇状前下缘或者椎体相对缘增生的骨赘）的创面应用骨蜡封闭可以减少异位骨化的发生。椎体后缘骨赘的切除同样形成骨创面，也可以用骨蜡处理。后纵韧带是否切除以及对术后椎间活动度保持的影响，有待进一步观察。术后应用非甾体类抗炎药对异位骨化的预防作用得到多数学者的支持。

（2）假体大小的选择：理论上讲，假体的最佳大小应该能取得最大的覆盖面积，这样可以获得理想的载荷分布，降低假体下沉的风险。各类假体安放均提供各种尺寸的试模。但是，术前在 CT 上的精确测量是不可或缺的步骤，术中要反复透视，确保假体大小合适。比较容易出现的情况是假体偏小。假体过大或者过小均影响颈椎的稳定性、假体的稳定性和手术节段的运动。各类假体提供多种型号选择，但应用较多的 Bryan 人工椎间盘的高度均为 7mm，因此只需测量直径就可。

（3）假体的方向：理论上讲，假体的方向应该平行于终板，但最终的方向取决于假体床的方向，而假体床的方向受颈椎的曲度、定位器械的方向、椎间撑开的情况等因素影响。术前体位摆放非常重要，应该将颈椎置于中立位，颈后枕应该足够保持术中曲度不会改变。假体安放方向不佳，会导致假体承受的应力不符合生理状态，可能影响椎间活动度，也可能影响假体的使用寿命。

总之，相对于融合手术来说，颈椎间盘置换术对减压和器械植入的要求更高，因此必须由对颈椎前路手术有丰富经验的医师来完成，即使这样，也存在明显的学习曲线，对于有些假体（如 Bryan）更是这样（表6－1）。

表 6－1　目前在中国大陆注册使用的几种颈椎人工椎间盘假体的特性

商品名	Bryan	Prestige LP	Prodisc－C	Discover
制造商	Medtronic Sofamor Danek	Medtronic Sofamor Danek	Synthes	DePue Spine
类型（按材料）	终板：钛合金 核：聚氨基甲酸酯多聚体	钛－陶瓷	终板：钴铬钼合金，钛合金涂层 髓核：聚乙烯	终板：钛6铝4钒、羟基磷灰石涂层 髓核：聚乙烯
类型（按限制性）	非限制型	半限制型	半限制型	半限制型
旋转中心	完全可变瞬时旋转轴	固定	固定	固定

二、颈椎后路手术

（一）颈椎椎板成形术

颈椎椎板成形术是由日本骨科医师发明的术式，它的基本原理是保留椎板，通过椎板截骨的方法使得椎板（椎管的后壁）向后向外移动，从而扩大骨性椎管的面积，使得椎管有效空间扩大，脊髓获得减压。

从1970 桐田氏开始，历经变化，1977 年平林冽发明了后来被广泛应用的单开门椎管扩大椎板成形术，以后出现了多种改良和补充的手术方法。1980 年黑川发明了双开门椎管扩大椎板成形术。在日本国内椎板成形术式有很多种，但真正获得推广使用的只有两种：单开门椎管扩大成形术和双开门椎管扩大成形术。而以平林冽的单开门术式更加普及，因为相对比较简单，容易操作，手术时间短，出血少，而减压效果是相同的。

北京大学第三医院骨科在国内率先于 1983 年开展椎管双开门减压及植骨术治疗颈椎管狭窄症，到1986 年底张之虎报道了 42 例的治疗效果，17.9 个月的随访，优良率 69%，恢复行走及工作能力73.8%。1986 年4 月开始行单开门椎管扩大成形术，并于 1990 年由蔡钦林、党耕町、杨克勤等报道了95 例 18.4 个月的随访，优良率达 96.7%（图 6－14～图 6－17）。

1. 颈椎单开门椎板成形术的基本手术方法　俯卧位，头架固定头部于屈颈位，棘突连线后正中切口。在中线切开项韧带，自棘突和椎板上剥离椎旁肌，暴露椎板。C_7 棘突远端截骨（C_6 棘突过长时也需截骨），使得残留棘突高度与其他颈椎相同。在 $C_{3\sim7}$ 棘突基部钻孔，使用三关节咬骨钳或高速磨钻在 $C_{3\sim7}$ 右侧椎板和侧块关节交界处开槽作门轴（保留内层皮质骨），经过 $C_{3\sim7}$ 棘突上的钻孔穿入 10 号丝线，一端缝于相应的侧块关节囊上，使用三关节咬骨钳或高速磨钻在 $C_{3\sim7}$ 左侧椎板和侧块关节交界处切开椎板全层，切开左侧 $C_2\sim T_1$ 椎板间黄韧带，将 $C_{3\sim7}$ 椎板自左向右掀起。小心分离硬脊膜外的粘连，将 10 号丝线打结固定。硬膜外放置负压引流，逐层关闭伤口（图 6－14）。

颈椎单开门椎管扩大成形术常会遇到以下技术问题，这里单独讨论。

（1）麻醉：一般采用全身麻醉，对于因各种原因不能施行全身麻醉的患者，可以采用局部麻醉。但如果应用局部麻醉，必须在术前进行体位训练，否则不能耐受。

（2）体位：尽量采用俯卧位，以方便操作，减少出血。颈椎应处于屈曲位，使得椎板间的重叠减少，利于椎板截骨。最好应用可以通过头钉固定的头架固定，以利于调节颈椎的屈伸。用头托时应该应用颅骨牵引。胸部垫胸枕，腹部要悬空，以减少胸腹腔压力，减少术中出血。躯干应该背伸，也可以减少出血，同时有利于将上下颈椎置于同一水平面上，方便操作。

（3）止血：由于该术式中剥离颈椎椎旁肌较多，术中容易造成出血，出血的多少与手术技术关系密切，1990 年蔡钦林报道的 95 例单开门椎管扩大成形术，平均出血量 1 092. 3mL。现在平均出血量 200mL 左右，除了前述的注意事项外，术中仔细止血非常重要，椎管外的出血应用单极电凝止血，椎管内静脉丛出血可以应用双击电凝止血，也可应用明胶海绵压迫止血，后者也常能达到止血效果。暴露过程中、关闭伤口前应耐心止血，否则，椎管内外出血如果较多，引流不畅，会导致血肿形成，出现脊髓压迫。

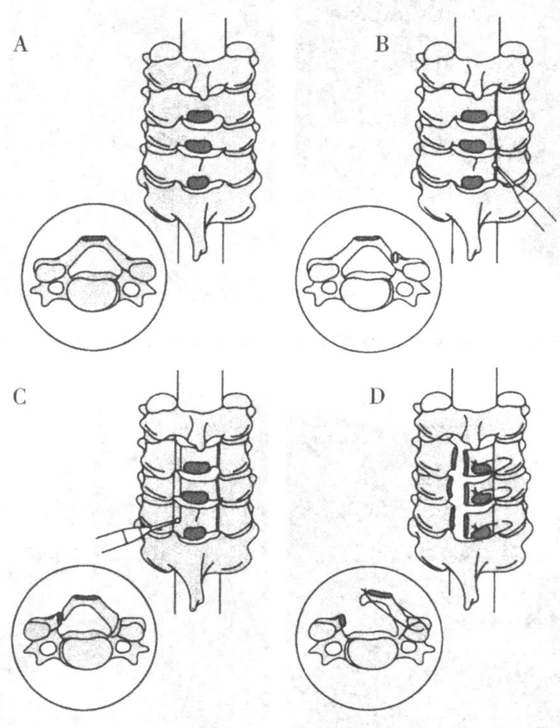

图 6 -14　颈后路单开门椎板成形术示意

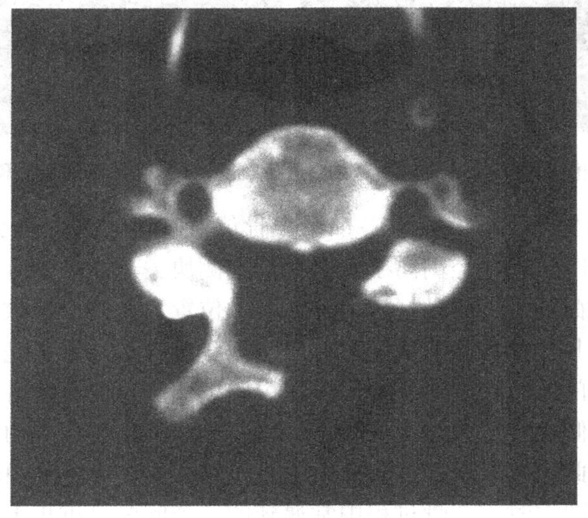

图 6 -15　颈椎 CT 横断面显示颈椎单开门椎管扩大成形术原理

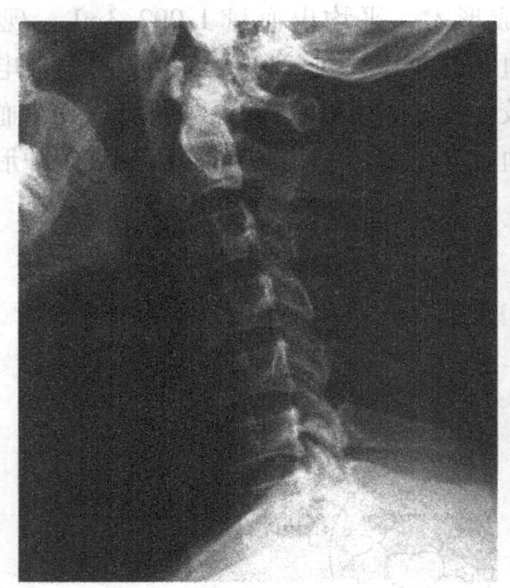

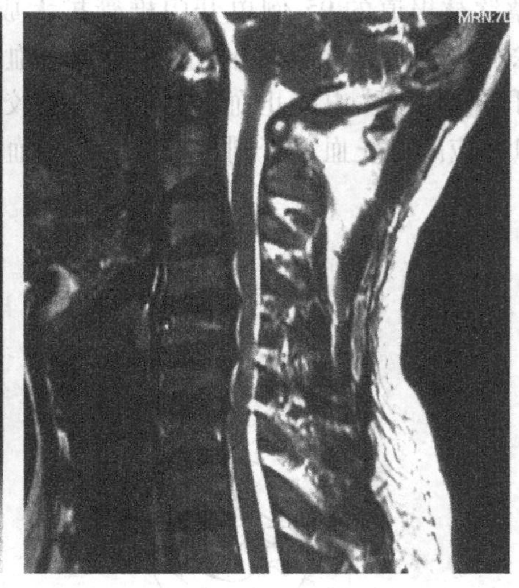

图 6－16　颈椎发育性狭窄，多节段椎间盘突出，脊髓腹侧受压

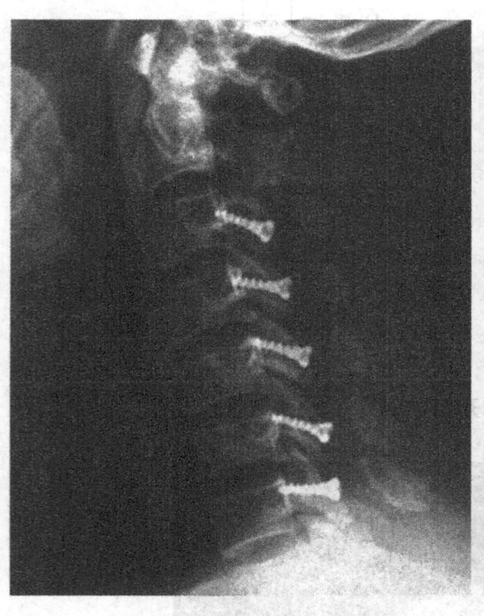

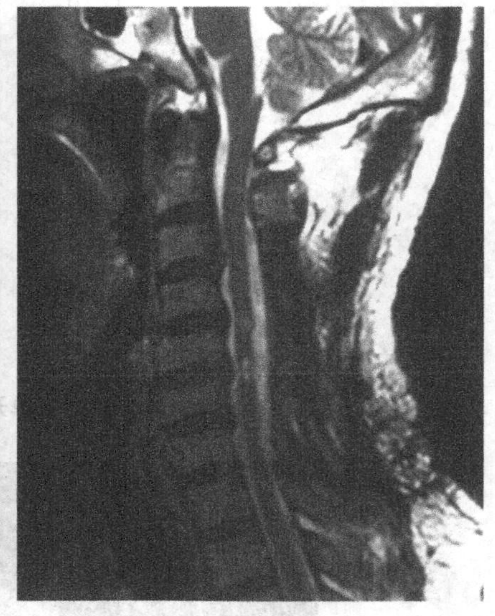

图 6－17　患者行颈椎后路椎板成形术后放射线平片显示椎管扩大满意，MRI 显示脊髓减压充分

（4）椎板截骨技术：首先是截骨的位置，椎板截骨位置在椎板和侧块交界处，术者必须熟悉侧块的解剖才能对其进行准确判断。用神经剥离子可以探查到侧块关节的内侧。在侧块和椎板之间有向下的痕迹，此为侧块的内界，是截骨位置的良好标记。截骨的位置太靠外会导致截骨困难，太靠中线会导致在左右方向上减压不彻底。其次是截骨的深度，开门侧截骨后应达到椎板完全骨折，铰链侧截骨后应保留内侧骨皮质，在椎板从开门侧向铰链侧旋转的过程中，铰链侧形成青枝骨折，使得椎板能比较稳定地处在开门的位置，如果铰链侧截骨太深而造成完全骨折，就可能出现门轴内陷，门轴内陷可能造成铰链侧脊髓和神经根的受压，因此一般来说，除非术中探查确认不会造成神经压迫，否则应该切除该椎板，特别是当其位于成形椎板的两端时。截骨过程中常遇到的一个问题是椎板上缘难以显露，因为它经常被上位椎板的下缘所覆盖，椎板缘是椎板内外皮质骨汇合处，必须将其截除才能实现椎板旋转。解决这一问题的方法包括尽可能屈颈使得椎板间间隙增加，也有人设计了各种椎板间和棘突间撑开器来达到这一目的，均有利于操作。学会使用刮匙来处理椎板上缘，因为刮匙很薄，较易伸入很窄的椎板间隙，且容易控制，不易造成脊髓和神经根刺激，也可以应用高速磨钻处理该部位。在开门侧，在椎板下小心应用尽可能薄的椎板咬骨钳一般也是安全的，但一般较少有必要采用这种方法。

（5）铰链的侧向：对于脊髓减压来说，铰链在哪一侧一般来说都是相同的。对于右利手的术者，铰链在右侧更利于术者操作。一般来说，先在铰链侧截骨，截骨呈 V 字形，保留内侧骨皮质。如果截骨过程中某一椎板发生完全骨折，就改在对侧截骨做铰链。如果术前计划行一侧神经根管扩大术，就选择在对侧做铰链侧，使得神经根管扩大更加方便。对于来自前方压迫为主的患者，有人认为，应该在压迫较重一侧的对侧做铰链，事实上这是因为没有理解椎板成形术减压的原理造成的误解。如果椎管扩大足够，脊髓两侧减压应该是对称的，减压效果应该等同于椎板切除。发生不对称减压的原因在于铰链侧太靠内或者椎板旋转角度太小，椎管扩大不够。但是，对于来自后方的压迫（主要是黄韧带），如果两侧明显不对称，应选择在压迫较重一侧的对侧做铰链侧。

（6）黄韧带的处理：开门侧椎板成形范围内的黄韧带当然需要切开，两端的黄韧带一般自中线到开门侧切开即可，保留中线到铰链侧的黄韧带有利于椎板旋转后的稳定性。

（7）椎板的固定：将椎板通过丝线经由棘突根部的钻孔固定在铰链侧的相应节段的侧块关节囊上是简单易行和最经济的方法。虽然不是坚强的固定，但多数情况下不会发生椎板旋转角度丢失的问题，但这一并发症有时会发生，因此发明了各种更加坚强和可靠的固定方法。比如在铰链侧通过植入侧块关节的带线螺钉固定悬吊椎板，这个方法简便易行，也不会明显增加手术费用。在开门侧截骨断端间植入自体骨或者其他替代材料，应用异形钉板系统桥接截骨断端，这类方法的缺点是会明显增加手术时间和费用。应用这些方法的主要目的是避免椎板旋转角度的丢失，同时可能明显缩短术后外固定的时间，有利于减少或减轻轴性症状（图 6－18）。

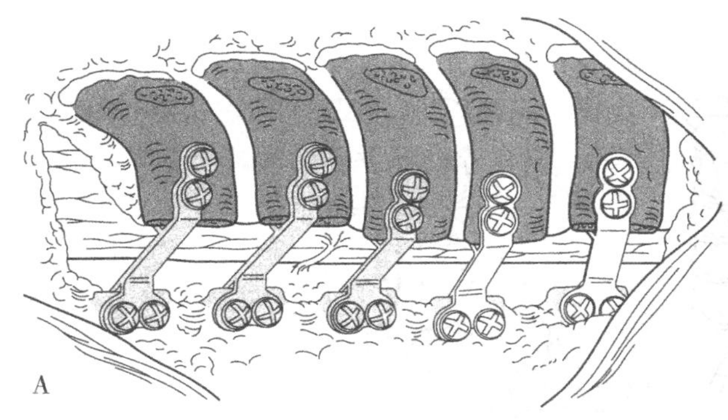

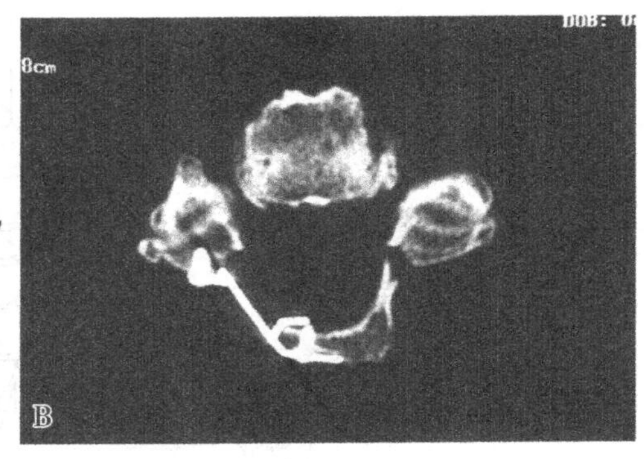

图 6－18

A. 后路 C_{3-7} 单开门椎管扩大成形术示意图，开门侧用钛板螺钉逐个固定；B. CT 横断面显示椎管扩大的情况和开门侧固定钛板螺钉的应用

（8）肌肉损伤与重建：传统的颈椎单开门椎管扩大成形术为了暴露椎板需要剥离附着在项韧带、棘突和椎板上的所有肌肉，由于颈椎具有强大而丰富的伸肌，因此手术带来的软组织损伤还是很大的。经典的手术范围包括 C_{3-7}，这需要切断附着在巨大的 C_7 棘突上的肌肉，肌肉的损伤是术后颈椎轴性症状和颈椎后凸畸形的重要因素，因此术中应尽量减轻其损伤程度并尽可能进行肌肉附着点的修复。术中要有足够的肌肉松弛度，切口应足够长，以避免自动牵开器对肌肉的过度牵拉，如果手术时间较长，应定时松开肌肉牵开器。肌肉的出血用电凝止血应尽可能准确，尽可能减少对周围正常组织的电灼伤。关闭伤口前对 C_7 棘突上肌肉附着点的重建至关重要，可以在棘突上钻孔，将肌肉断端重新固定在棘突上，也可以将颈半棘肌断端与头下斜肌和头后大直肌的附着点进行缝合。如果张力过大，可以在椎板成形术完成后将患者颈椎置于中立位或者伸位进行肌肉止点重建。两侧的肌肉应该在中线进行严密缝合，但注意不要在横向上缝合太宽，以避免由于对肌肉的捆扎作用带来的严重颈痛。为了减少由于肌肉损伤带来的并发症，近年有人设计了保留一侧棘突韧带复合体的术式，该术式的原理见图 6－19，基本方法就是只从棘突上剥离一侧的肌肉附着点，另一侧保留，然后在棘突基部截骨，连同棘突的远端和附着在棘突的另一侧的肌肉一起翻向对侧，只剥离附着在对侧椎板上的肌肉即可，手术结束时将棘突远端与开门侧椎板固定在一起。这样就完整保留了一侧附着在棘突上的肌肉和韧带。这一术式在日本、北京的部分术者中均有应用，尽管有回顾性文献报道其对减轻轴性症状有作用，也有人研究了术后的椎旁肌影像，证

实这种术式和传统的单开门相比两侧的椎旁肌容积对称，其对轴性症状的预防作用有待提供更加高级别的循证医学证据。最近有术者报道微创颈椎后路椎板成形术。

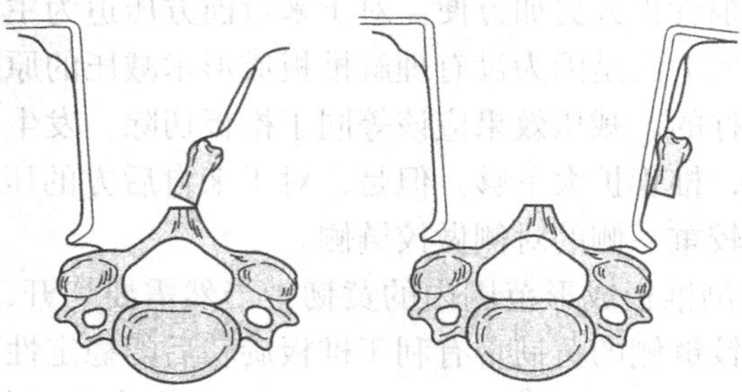

图6-19　保留右侧棘突韧带肌肉复合体行颈椎椎板成形术的椎板暴露方法

2. 颈椎“双开门”椎管扩大椎板成形术手术方法　基本手术方法类似于“单开门”手术，区别是双侧的椎板截骨均保留内侧皮质骨，棘突在中线上纵行切开，自中线向两侧旋转椎板达到扩大椎管的目的（图6-20）。棘突间需要支撑材料维持棘突旋转以后的位置。在中线上纵行切开棘突需要应用线锯，从 C_7 ~ C_3 棘突根部腹侧将线锯穿过时需要小心勿损伤脊髓，事先需要将 C_7、T_1 和 $C_{2、3}$ 的黄韧带切开，才能将线锯顺利穿过。有的术者为了方便穿过线锯，将 C_3 椎板切除，实际操作中应该尽量避免牺牲 C_3 椎板。

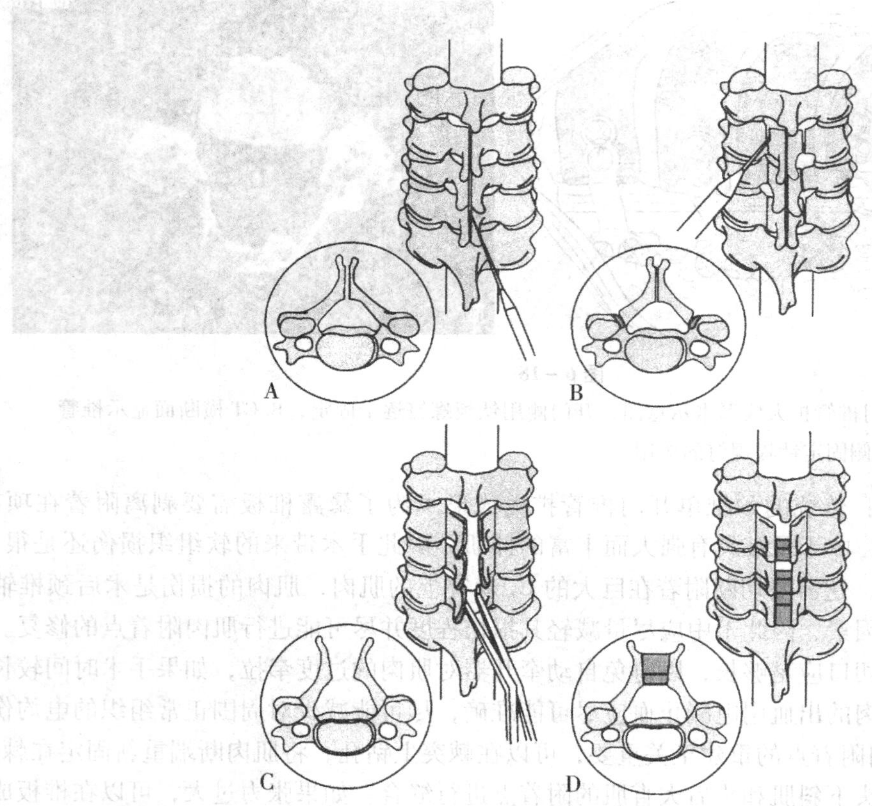

图6-20　颈后路双开门椎板成形术操作过程示意

（二）颈椎椎板切除术

椎板暴露同椎板成形术，确定要切除的椎板，一般来说，治疗颈椎病时减压的范围为 $C_{3\sim7}$，颈椎后纵韧带骨化或黄韧带骨化减压范围需超过骨化一个节段。其他原因根据椎板切除的目的确定节段。然后，用同样的方法在椎板侧块关节交界处用开槽的方法切断椎板，切断椎板间黄韧带，一次性完整切下所有椎板（图6-21）。切记勿行蚕蚀状椎板切除，以免增加脊髓损伤的风险。

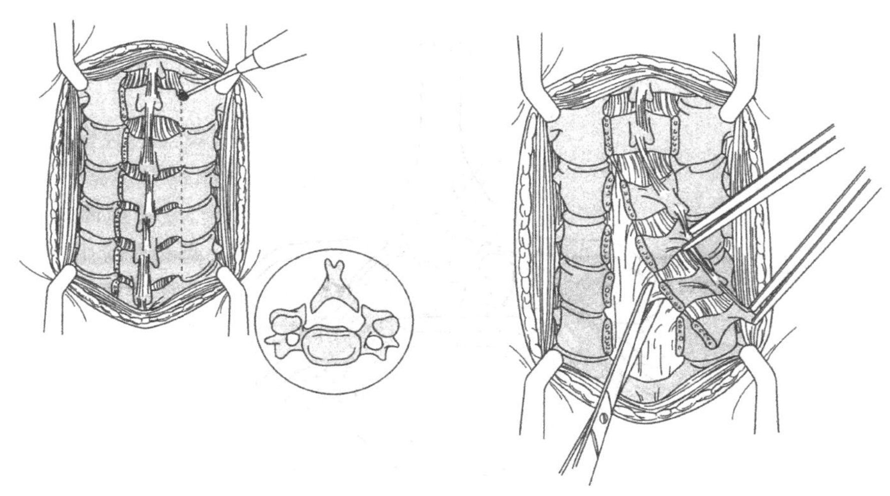

图 6－21　颈椎椎板切除术的方法

三、其他颈椎手术

没有得到广泛应用，但有部分术者采用的术式还有：前路颈椎椎间孔切开术、后路神经根管减压术。这两种术式均可以保留颈椎运动节段，但由于前方入路有损伤交感神经和椎动脉的可能，后方入路切除椎间盘有一定难度，所以一直未被广泛应用（图 6－22～图 6－24）。

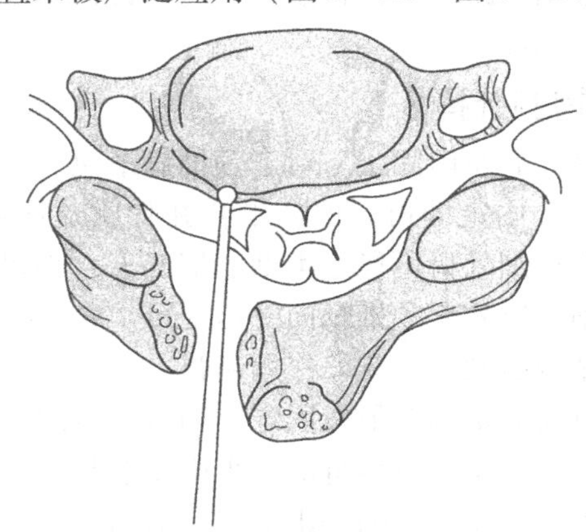

图 6－22　颈椎后路神经根管扩大，椎间盘切除示意

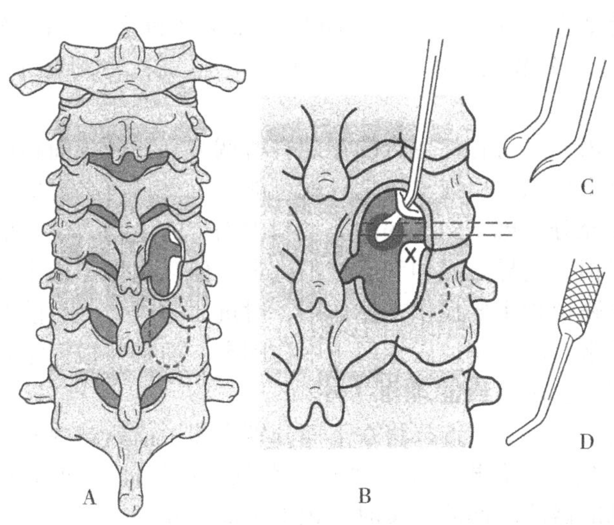

图 6－23　颈椎后路神经根管扩大手术示意

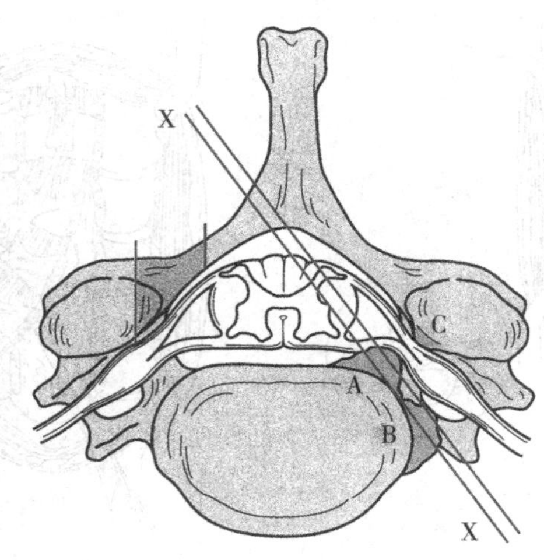

图 6－24　颈椎前路和后路神经根管扩大术减压部位示意

四、颈椎内固定技术

关于颈椎内固定的适应证选择前面已述及，这里讨论内固定方式的选择和手术技术。

1890 年，颈椎后路钢丝技术最早开始应用，一直到 20 世纪 70 年代，没有新的技术出现。近 40 年，陆续发明了各种坚强固定系统，包括后路侧块钉板系统、前路钉板系统、后路侧块钉棒系统、后路椎弓根钉板和钉棒系统。钢丝技术基本淘汰。

（一）内固定方式和内植物的选择

按照入路内固定方式分为前路和后路内固定。对于颈椎病来说，选择减压入路侧行内固定即可。如果前后方均进行了减压，一般自一侧固定即可。但如果合并骨质疏松症，术前存在严重畸形或者不稳定，减压带来严重不稳定，则应在仔细分析不稳定类型的情况下，必要时选择前后路联合内固定。颈椎重建中最重要的是颈椎的支撑原则，以防止颈椎轴向受压变形。在支撑重建中，支撑板应该放在压力侧即颈椎的前方。支撑板与宿主骨贴合越紧密，支撑作用越强。

按照固定节段的多少分为单节段固定和多节段固定。固定节段的多少取决于不稳定节段的数量和内固定对抗不稳定的能力的估计。一般来说，应尽可能减少内固定和融合的节段数，但前提是能保证内固定不会衰竭。如果预估短节段内固定承受太大的衰竭应力，有可能发生衰竭，就必须延长固定的节段。影响因素仍如前述，主要是骨质量、不稳定的程度和矫形后内固定所承受的应力。对于有些情况，不要固守短节段固定的原则，比如强直性脊柱炎或者 OPLL，如果颈椎多节段已经融合，要固定某个未融合的节段，就不必拘泥只固定这个节段，可以适当延长固定范围，特别对于强直性脊柱炎骨质疏松的患者。

固定手段的积极与否还需通过对骨性融合的预期有所调节，如颈椎前路固定，如果是吸烟患者，或者多节段融合，或者椎体次全切除，单纯支撑植骨就可能不可靠，有必要应用前路钉板系统。

内固定方式的选择还应充分考虑结构衰竭的类型和内固定的生物力学。前路椎间盘切除或者椎体次全切除术时，前柱和中柱受损，会导致屈伸和旋转不稳定，但以屈伸不稳定为主。椎板切除使得后柱受损，会导致屈曲不稳定。前路植骨主要提供支撑作用，对抗屈曲应力，而前路钉板系统主要增加伸稳定性，对抗屈曲应力的作用非常有限。侧块固定属于中柱固定，而椎弓根固定则为三柱固定，是颈椎单侧最坚强的固定。同时提供屈伸和旋转稳定性。

由于内植物系统的不同特征，具体选择将在下面分别介绍。前后路内固定术需要注意的共同问题：

1. 固定在什么位置　一定要将颈椎固定在理想的顺列，如果能够通过体位调节使拟固定的节段处于理想的顺列是最简单可靠的做法。摆放体位时，颈椎不能有左右侧屈，可以通过头部用胶布固定在床上来保证。有人认为经右侧切口应将头转向左侧，这种观点对颈椎前路手术是错误的。要注意气管插管对颈椎头部位置的影响，有的麻醉师愿意将插管固定在一侧，术中易导致头偏向一侧。必要时需要使用辅助工具，如颅骨牵引、术中体内撑开器（Caspar 椎体间撑开器）。板子要预弯到拟固定的前凸角度，如果先固定一个椎体，依据钉板的固定坚强程度，螺钉拧入其他椎体时可能会使椎体位置发生位移以适应板的角度，从而达到撑开、加压和矫正后凸畸形的目的。当然，这样做也有可能使原本正常的顺列发生改变，因此，正确的预弯非常重要。颈椎后路手术时应用可以三维调节的头架，对术中将颈椎内固定在理想的位置非常方便，由于后路减压手术时一般将颈椎放置在屈曲位（使椎板间隙张开以利于在相应椎板两侧做出沟槽来行椎板切除或者椎板成形术），在接下来的内固定中，必须将颈椎置于生理位置来进行固定，Mayfield 头架是目前已知使用最方便的头架。

2. 计算机导航系统　对于大多数颈椎内固定来说，导航技术其实没有必要，颈椎前路钉板系统可以在直视下进行安放，颈椎侧块较大，经后路侧块内固定也比较容易植入，挑战较大的是颈椎的后路椎弓根固定，由于椎弓根径线较小，毗邻结构重要，一旦损伤后果严重。因此，有人主张应用导航技术辅助，也有研究结果显示导航技术可以提高植钉的准确性。但很多专家不采用该技术，导航的缺陷是术前和术中的数据存在差异，术中操作时颈椎是活动的，会显著增加手术时间和出血量。导航可以作为参考，但最好不要完全依赖它，该技术对非常熟悉常规手术技术的人更加有用，使用者必须熟悉其原理。

（二）前路内固定技术

颈椎前路可以显露宽大的椎体前面，能够提供足够的内固定骨床。椎间盘切除后椎体的上下表面是椎间融合的理想界面。因此，前路内固定得到广泛应用。

颈椎前路钉板系统如下。

（1）分型与发展历史：按照材料分型，可分为不锈钢、纯钛、钛合金（主要是钛铝钒合金）、可吸收材料。钢质内固定材料一般加入钴、铬、钼等金属以增加抗腐蚀能力，弹性模量大约是骨的 12 倍，不能行 MRI 检查。钛铝钒合金材料，弹性模量为骨的 6 倍，有更好的组织相容性，抗腐蚀能力也更强，对 MRI 影像影响小，可吸收材料的钉板系统有一定使用，不影响 MRI 检查，但由于其生物力学强度不及金属材料，发生钉板衰竭的概率增加。

按照钉板之间的关系，可分为：非锁定板和锁定板。早期的颈椎前路钉板系统为非锁定板，要求螺钉穿透对侧骨皮质，行双皮质固定，由于有脊髓损伤的风险，限制了其应用，后被单皮质螺钉所代替。20 世纪 80 年代出现了锁定板，单皮质螺钉，通过锁定机制使钉板成为一个整体，不会发生螺钉单独退出的并发症。

按照固定的坚强程度，可分为：坚强固定、半坚强固定和动力钉板系统。坚强固定指钉板之间锁定后彼此之间没有活动；半坚强固定指钉板之间可以发生角度位移，但不能平移；动力板系统指钉板之间在一定范围内可以发生上述两种位移。固定越坚强，术后越不容易发生植骨块塌陷及矫形丢失，但钉板承受的应力增加，越容易发生内固定衰竭。动力板系统目的是消除应力遮挡，增加骨愈合，减少钉板系统的应力，但缺点是植骨材料压应力增加，容易衰竭，矫形容易丢失。一般来说，对于骨质正常的患者，退变性疾病行前路固定，还是选用坚强固定比较适宜，特别是对于椎体次全切除。

颈椎前路钉板系统一般设计每个椎体安放 2 枚螺钉，螺钉的直径 3.5～4.5mm，长度 12～18mm。但强生公司设计了一套 Uniplate，采用一个椎体一枚螺钉固定，但螺钉的直径增加到 5mm，据称生物力学强度与传统的钉板系统相似。

（2）手术技术：各种钉板系统的操作方法这里不一一详述。这里描述共性的问题。

钉板长度、螺钉直径与角度的选择：板的长度在固定可靠的情况下应尽可能短，以防止影响相邻节段的椎间盘纤维环。各系统钉孔中心与板边缘之间的距离不同，距离越大，安放时板越容易偏长，尤其对于钉板系统的头侧的间盘容易造成影响。螺钉的长度：锁定板系统只需要单皮质固定，钉子的长度以不突破后方皮质骨的前提下尽可能长，对多数中国成人来说，14～16mm 是最常用的长度。术前可以在 X 线片或者 CT 上进行测量，以指导选择。螺钉的直径 3.5～4.5mm，自攻自钻的螺钉可以不用钻孔，各种产品均提供直径更粗的翻修螺钉。如果反复重新安放螺钉，应选择直径更大的螺钉，有时还需在钉孔内植骨。钉板之间的角度：钉的尖端应该指向内侧和两端，既不影响神经根，结构也稳定。

植骨床的处理：颈椎病的患者多数合并椎体前缘的骨赘，在安放板前一定要将这些骨赘切除，这样一方面板与植骨床密切接触，应力分布均匀，另一方面术后椎前高度小，减少吞咽异常症状。

（三）后路内固定技术

由于颈椎病主要发生在下颈椎，本书中关于寰枢椎后路固定还有专门的章节论述，因此，本章只描述下颈椎后路内固定技术。

颈椎后路内固定材料不断改进，最初使用钉板连接系统，由于覆盖骨表面较大，影响植骨融合，同时钉孔中心与螺钉中心不易准确对应，会发生螺钉植入的路径不理想的情况，因此逐渐被钉棒连接系统所代替。为了连接简单，钉尾一般做成U形，多节段固定时，选用U形钉尾多轴向活动的螺钉有利于安放连接棒，同时有利于椎板成形术椎板向外旋转。为了达到上述目的，钉尾的活动范围设计得越来越大。如强生公司新近上市的Mountaineer，U形钉尾部头尾侧和内外侧偏角最大可达45°。

不管采用何种内固定技术，后路手术也必须重视植骨融合术。如果行椎板切除术，将拟融合的节段的侧块关节去皮质处理，然后植入减压所得的碎骨。如果行椎板成形术，还可以在铰链的位置植骨。

1. 颈椎侧块螺钉固定技术　如下所述。

（1）进针点和螺钉方向：研究已经发表的文献，目前共有3种植入方法，目前较为常用的方法为Roy－Camille法和Magerl法，其中固定强度最大的方法是Margerl法（图6－25）。Roy－Camille技术由法国的Roy－Camille在1970年首先报道。螺钉的进钉点位于侧块中点，方向：在矢状面上垂直向前，在冠状面上向外侧倾斜至与垂线成10°夹角。Magerl技术由美国医师Magerl在1979年首先开始应用。螺钉的进钉点位于侧块中点内上2～3mm处，但是由于国人骨骼较小，因此，有学者认为以侧块中点内上1～2mm处作为螺钉进钉点更为合适。方向：在矢状面上向头侧倾斜至与垂线呈30°～40°夹角（与上关节突关节面平行），在冠状面上向外侧倾斜至与垂线成25°夹角。

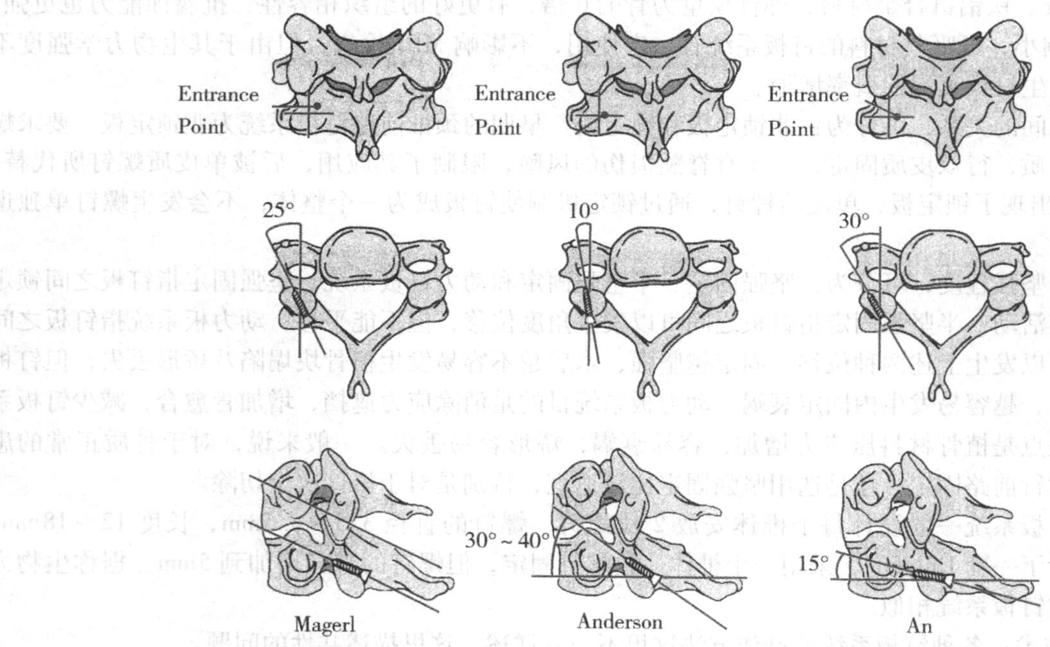

图6－25　常用的三种侧块螺钉植入技术

这两种植钉技术是最为经典的技术，在应用这些方法时，标准的入钉点和路径事实上不容易准确做到，在选择进针点时，由于可视侧块的表面不是平面，而是一个向后隆起的弧面，如果侧块关节退变增生明显，则更难判断，故目测法很难做到进针点精确。向外倾斜的角度比较容易掌握，向上倾斜的角度则不能死板直接采用介绍的角度，因为颈椎的体位、曲度决定了每一个具体的侧块的纵轴方向。因此，可以将这两个技术参数看作是侧块螺钉置入技术的一个安全范围，即螺钉入点可以选在侧块中点至内上1～2mm的范围内、向头侧成角在0°～40°的范围、向外侧成角在10°～25°的范围。只要螺钉的倾斜方向是在这个范围之内就是安全的，大大降低了临床操作的难度。当然，如果螺钉倾斜角度相对越大，则钉道相对越长，固定越牢固。事实上，术中也可通过探查侧块关节面的方向的办法来确定侧块纵轴的方向，以增加螺钉植入的长度。以后出现的许多置钉技术多为这两种技术的改良。

（2）螺钉的长度和直径：要求双皮质固定，因此术中需要用测深器对钉道进行测量。成人最常用的长度为16mm，但14～18mm也相当多见，小于14mm和大于18mm的比较少见，但临床也有应用到22mm的例子。直径一般为3.5mm。

2. 颈椎椎弓根螺钉固定技术　螺钉植入：颈椎椎弓根径线小，毗邻关系复杂而重要，螺钉植入相当不易。螺钉入点、螺钉的方向是技术的关键（图6－26）。理论上讲，椎弓根轴线延长线在颈椎侧块上的投影是颈椎椎弓根螺钉的最佳入点。螺钉的方向为椎弓根轴线的方向。具体操作时不同的术者有不同的经验，表6－2列举国内外有代表性的几种技术。

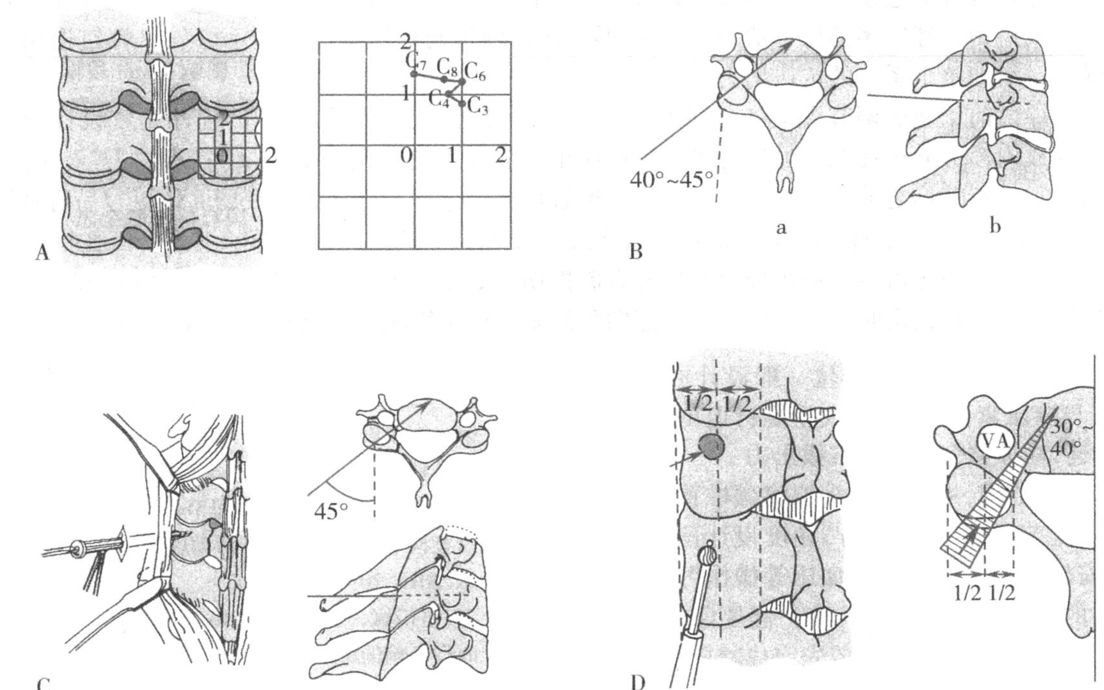

图6－26　椎弓根入点

A. 王东来报道的椎弓根入点；B. 王东来报道的椎弓根钉方向；C. Jeannerent 报道的螺钉入点和方向；D. Abumi 报道的螺钉入点和方向

表6－2　颈椎椎弓根螺钉植入主要方法

学者	螺钉入点	与矢状面夹角	与水平面夹角
王东来	$C_{3\sim6}$：侧块外上象限中点；	平行上终板	$C_{3\sim6}$：40°～45°
	C_7：侧块中线近上关节面下缘	C_7：30°～40°	
Jeannerrent	上关节突中线关节面下方3mm	指向椎体上1/3	45°
Abumi	上关节突中线稍偏外接近关节面下方	平行终板	30°～40°

与腰椎、胸椎的椎弓根螺钉技术相比，颈椎椎弓根螺钉技术要难得多，主要是因为腰椎椎弓根各项径线较大，螺钉入点稍微偏离轴线一般也能将导针植入椎弓根内，侧位像X线能清楚显示螺钉与椎弓根的关系，常常只需调整椎弓根螺钉的方向就能将螺钉植入理想位置，而颈椎椎弓根径线太小，螺钉入点和方向稍微偏离标准位置，导针就可能进不到椎弓根内。因此，很多学者通过大量实践总结了一些经验，来解决这一问题。例如，日本的Abumi医师为了直视颈椎椎弓根在侧块上的投影，在上述螺钉入

点上先用磨钻磨掉部分侧块骨皮质，用探针探到椎弓根的后端，然后就可以比较顺利地将导针插入椎弓根内，由于颈椎的椎弓根皮质骨坚硬，松质骨较少，一旦椎弓根锥子进入椎弓根内，就可以利用椎弓根的皮质骨壁的引导作用，较顺利地植入。虽然表 6－2 中介绍的矢状面和水平面夹角可以作为参考，但由于个体可能存在差异，在整体情况下要判断某个椎的纵轴方向不太容易，目测角度很难做到准确，术中患者体位摆放存在个体差异，这些不确定因素使得这两个角度标准的可操作性大为降低。术前具体测量每个椎的解剖数据，术者注意手感，术中透视可以提高植钉的准确性。近年，有人尝试应用导航技术，理论上讲，会增加植钉的准确率，但也存在某些影响准确性的因素，加之会明显延长平均手术时间，增加出血量和放射线暴露，因此这一技术并未得到推广。

椎弓根螺钉的长度以不突破椎体前方皮质骨为限，成年国人下颈椎所用螺钉长度一般大于 20mm，术中通过 X 线透视结合椎弓根探子来确定实际长度。螺钉的直径一般选择 3.5mm。

螺钉的连接有钉板连接和钉棒连接，钉板连接一般不能锁定，容易发生螺钉退出，钉棒系统在拧紧时设计了对抗机制，螺钉尾部位一般设计成 U 形，通过内锁与棒压紧，一般不会发生螺钉退出。还可以应用横连，增加整个系统的抗拔出力。

在安放棒之前，通过调节头架将颈椎置于中立位，根据固定节段拟达到的前凸角度设计预弯连接棒，然后安放内锁，通过提拉、加压等操作可以纠正业已存在的后凸畸形和椎间位移。需要注意的是，在调整头架和纠正畸形之前，要先完成减压，使椎管扩大。这样一方面颈椎在屈曲位更容易行减压手术（椎板间隙增加），另一方面屈曲位颈脊髓变长变细，不容易在减压时造成脊髓损伤，而在椎板减压后再伸颈行矫形和内固定可以避免颈椎后伸造成脊髓损伤。如果行椎板成形术，铰链侧的螺钉一定要使用多轴向螺钉，这样在锁定时，螺钉尾部尽可能向外倾斜，以免影响椎板旋转而影响减压效果。

（李　旭）

第七章

腰椎间盘病

随着脊柱外科的不断发展，关于腰椎间盘病的外科治疗手段也在不断的发展和丰富。但无论何种术式，治疗的目的始终是相同的，即减压和稳定，也就是在有限的创伤范围内，实现神经的充分减压，若合并有不稳定或因为减压术而造成局部不稳定，还需行内固定融合术。目前，针对腰椎间盘病的外科治疗基本涵盖了整个脊柱外科的绝大多数手术技术，如单纯减压术、融合术、矫形技术，以及近年来出现的非融合技术，如棘突间固定装置、弹性固定系统、人工椎间盘等。此外，脊柱外科微创技术也得到了快速发展，微创下椎间盘切除术、腰椎融合术也在不断的推广应用。本章将针对腰椎间盘病常用的外科治疗技术进行介绍。

第一节　腰椎间盘病的单纯减压术

腰椎间盘病的常见致病原因为腰椎神经根或马尾神经受压，减压术对于腰椎间盘病而言是最基本技术，也是最关键的技术。减压术采用是否合理以及减压范围是否得当直接影响手术的疗效。因此，熟练掌握并合理应用减压术至关重要。

一、椎板间开窗间盘切除和（或）神经根管扩大术

此术式创伤小，操作简单，对局部稳定性影响小，主要适用于后外侧型腰椎间盘突出症、中央型腰椎间盘突出症、以神经根管狭窄为主的腰椎管狭窄症。对于合并有纤维环钙化者，若钙化较为局限，且中央管无狭窄，也可采用此术式。对于一个患者，根据病情可以采用单节段单侧椎板间开窗、单节段双侧开窗或多节段椎板间开窗减压术。

椎板间开窗间盘切除术作为脊柱外科的经典术式经历了近 80 年的临床应用和验证，其有效率已经得到广泛的认同。在腰椎间盘突出症的治疗中，长期随访结果证明术后 10 年以上随访优良率依然保持在 85% 以上。对于腰椎管狭窄症而言，术后优良率也达到了 82% ~91%。Nakai 等采用此术式治疗腰椎管狭窄症患者，术后早期优良率为 82%，术后 5.5 年优良率为 71%。Postacchini 等进行了前瞻性研究，比较多节段椎板间开窗术和椎板切除术，术后平均随访 3.7 年，其中椎板间开窗术的优良率为 81%，椎板切除术的优良率为 78%，两者无统计学差异。由此可见，椎板间开窗间盘切除术不仅适用于腰椎间盘突出症，也适用于部分腰椎管狭窄症。但值得注意的是，多节段椎板间开窗术的神经并发症发生率高于单纯椎板切除术。

但此术式并不是适用于所有的腰椎间盘突出症。若患者存在下列情况，则不宜采用此术式：椎间盘突出合并节段不稳定；巨大椎间盘突出，开窗难以切除者；椎体后缘离断或较大的后纵韧带骨化；极外侧间盘突出。上述情况常需切除更多的骨质才能实现充分减压，而且手术可能影响腰椎节段稳定性，常需融合固定术。对于椎间盘术后复发者，可根据病情来决定是否采用此术式。

对于腰椎管狭窄症患者而言，下列情况不适合采用此术式：神经根管的入口区（侧隐窝处）狭窄，中央管狭窄、神经根管中央区或出口区狭窄；合并节段不稳定；减压需切除一侧小关节或双侧小关节

1/2 以上。对于上述腰椎管狭窄症患者，手术的减压范围较大，对腰椎的稳定性破坏明显，常需要采用融合手术。

二、椎板切除术

此处所提及的椎板切除术在实际操作中不仅包括椎板切除，同时也可包括双侧小关节的部分切除减压以及椎板切除 + 椎间盘切除术。由于此术式与椎板间开窗间盘切除术相比可以获得更好的视野和操作空间，因此其适应证更为广泛。此术式适用于中央管狭窄症、双侧神经根管狭窄、巨大椎间盘突出、椎间盘突出合并纤维环钙化或后纵韧带骨化。但是，对于术前即存在节段不稳定或术中需切除一侧小关节或双侧小关节 1/2 以上者，则需要行融合术。

椎板切除技术是腰椎间盘病治疗中应用最为广泛的基本技术。术中患者取俯卧位，腰部屈曲。腰部后正中切口，切开皮肤、皮下及棘上韧带，钝性剥离椎旁肌，显露手术区域的椎板及两侧小关节。棘突咬骨钳切除棘突，可以用椎板咬骨钳、骨刀或电动磨钻切除椎板，显露硬膜囊。探查椎管内硬膜囊及神经根受压情况。根据受压部位进一步决定是否需要切除椎间盘以及小关节。切除小关节的方法可以采用椎板咬骨钳和窄骨刀。

1. 减压范围　对于腰椎管狭窄症而言，往往不需要将所有病变受累节段的椎板完全切除。一般情况下，腰椎间狭窄症患者的中央管狭窄常局限在腰椎的各椎间盘水平。例如 $L_{4,5}$ 椎管狭窄，其狭窄部位常位于 $L_{4,5}$ 椎间盘水平，因此减压范围可以为 L_4 椎板下部切除、L_5 椎板上部切除，若合并有椎间盘突出或神经根管狭窄，还可以进一步行腰椎间盘切除及部分小关节切除神经根管减压。对于神经根管狭窄的患者而言，其狭窄部位往往位于侧隐窝处及神经根管的入口区。侧隐窝的狭窄在减压时往往不需要切除全部小关节，只需要切除小关节内侧部分即可。若患者的神经根管中央区和出口区狭窄，则减压的范围甚至手术入路将发生改变。

2. 神经根管中央区狭窄　神经根管中央区是椎弓根下方的区域，前壁为椎体后缘，后壁是椎板外侧的峡部，侧壁是椎弓根。神经根的背根神经节，也是神经根最为粗大的部分位于此区域。此处狭窄的原因常为黄韧带肥厚、小关节向椎管内增生、椎间盘椎间孔区突出、椎间隙明显坍陷、椎弓根下沉等。此处减压常需要切除较多的小关节，甚至需要将小关节完全切除。如小关节完全切除则需要行融合术。若椎间盘退变合并椎间隙消失或骨桥形成，也可不行融合术。

3. 神经根管出口区狭窄　神经根管出口区前缘为椎间盘，后缘为关节突关节，与椎体相同序数的神经根由此经过。切除全部小关节可以获得此区域的减压。如切除一侧的小关节，则需要考虑行融合术。对于出口区的减压，除切除小关节减压以外，还有一种峡部外侧入路，此术式可以直视病变部位，保留峡部和下关节突结构从而减少术后不稳定的发生，术中可以保留关节突减少术后不稳定的发生。

4. 减压的器械使用　在椎板切除过程中，常用的是椎板咬骨钳、骨刀和电动磨钻。对于椎管狭窄严重的患者，有时硬膜囊与椎板间隙很小，无法将椎板咬骨钳插入，此时可更换 1mm 厚度的椎板咬骨钳，或骨刀将椎板轻轻凿开。在椎板咬骨钳切除椎板过程中，要先用神经剥离子探查硬膜囊是否与椎板内壁有粘连，分离粘连后再用椎板咬骨钳进行减压。正常情况下，即使腰椎管无狭窄，硬膜囊在 L_5S_1 水平常有小的韧带将其与椎板间固定，因此在减压时应格外注意，以免损伤硬膜囊造成脑脊液漏。电动磨钻在椎板尚未完全切开时可以使用，但当硬膜囊已经暴露之后，应用电钻一定要格外小心，减压尽量不使用，以免将硬膜囊周围的软组织卷入，造成神经损伤。

5. 椎管内静脉丛出血　在减压过程中，硬膜囊腹侧椎体后缘及椎间盘水平常用静脉丛通过，特别是双侧小关节下方椎间孔区域有较多的静脉丛存在。有时出血较多，止血时可采用明胶海绵和脑棉片，也可以采用双极电凝。但有学者认为在椎管内应尽量减少双极电凝的使用，因为双极电凝可能会造成蛛网膜炎的发生。目前脊柱手术止血材料不断推新，如可吸收止血纱布、可吸收止血棉以及生物蛋白胶等，在术中可酌情应用。但应注意止血纱布虽可以吸收，但在吸收血液后质地变得较硬，可能会对神经产生压迫。

三、椎板切除术的评价

椎板切除术可以完成绝大多数腰椎退行性疾病的神经减压任务。但由于椎板切除术的减压范围广泛，因此关于其是否对稳定性产生影响的争论一直没有停息。一些学者认为此术式对腰椎稳定性的影响并不大。Hazlett 等报道了 33 例患者行单纯或双侧小关节全部切除术，大多数患者切除了椎间盘，仅有 4 例出现不稳定。White 等对 182 例术前无滑脱的患者行椎板切除术，术后脊柱滑脱的发生率为 2%，年龄以及椎间隙高度是否正常是术后发生滑脱的相关因素。但更多的学者认为椎板切除术将会带来术后腰椎的不稳定。Johnsson 等发现广泛减压的 25 例患者中 5 例发生了腰椎滑脱。Shenkin 等发现 59 例患者术后有 6 例出现滑脱。Johnsson 等对未行融合手术的 31 例患者进行随访发现，其中 10 例发生了滑脱。因此，北京大学第三医院对于需要行椎板切除术的患者，减压的同时行融合术，以避免术后出现腰椎不稳定问题。

（李　旭）

第二节　腰椎间盘病的融合术

一、腰椎融合术的历史

腰椎退行性间盘病不仅可以引起神经受压，同时也可引发腰椎节段不稳定，如腰椎退变性滑脱。在腰椎间盘病外科治疗中，神经减压往往是首要目的。但神经减压常破坏了腰椎后方的稳定结构，包括棘上韧带、棘间韧带和椎板间黄韧带。腰椎各节段间通过三个关节来彼此连接，即双侧的小关节和椎间盘。而椎间盘的退变突出以及小关节的增生内聚往往是导致神经压迫的重要因素，术中常需切除椎间盘以及部分或全部小关节，从而对腰椎的稳定性产生影响。因此，腰椎的稳定重建成为腰椎手术的另一个重要目的。

早在 1911 年 Hibbs 和 Albee 分别介绍了腰椎融合术。此后，腰椎融合术逐渐发展。但是，由于单纯植骨融合术的融合率相对较低，术后患者常依然存在腰痛以及神经症状，使手术疗效受到很大影响。随着腰椎内固定器械的不断研制和改进，植骨融合术辅以脊柱内固定术可以大大提高融合率的观点得到了广泛的认同，腰椎内固定植骨融合术在腰椎间盘病的治疗中也逐渐得到普遍应用。在过去的一个世纪，腰椎内固定器械从关节突螺钉、棘突钢丝、棘突钢板、椎板下钢丝到目前椎弓根螺钉的出现，充分反映了腰椎内固定技术的革命性更新和变化。早期的棘突钢板、Hamngton 棒以及 Luque 椎板下钢丝在脊柱矫形中得以应用，但在需要减压的病例中，后方结构被切除，使此类内固定无法实施。而且单纯的脊柱后柱固定对腰椎的屈伸和旋转的控制力较弱。而椎弓根螺钉出现，可以提供脊柱三柱稳定，为腰椎间盘病的外科治疗提供了有利的技术支撑，大大提高了腰椎疾病的疗效。

1970 年，Roy - Camille 及其同事首先报道了椎弓根螺钉内固定系统的临床研究。此后，Steffee 等研制出 VSP 系统，更多的椎弓根内固定系统不断出现，如 Dick 椎弓根螺钉系统、Cotrel - Dulbousset 椎弓根螺钉固定系统等等。经过几十年的研究，椎弓根螺钉内固定系统的临床价值不断被证实和肯定。Simpson 等采用 Roy - Carnille 系统进行脊柱固定手术，随访时发现除 1 例未融合外，其他患者均达到骨性融合，无神经并发症。Steffee 等对 250 例患者进行前瞻性研究发现，椎弓根内固定在治疗腰椎滑脱以及椎管狭窄方面均可取得良好的效果，而且融合失败与内固定固定的节段多少无关。McAfee 等对椎弓根螺钉系统进行长达 10 年的研究，发现椎弓根螺钉相关的并发症发生率很低，螺钉出现问题的发生率仅为 4%，10 年的使用率与传统的全髋关节置换相近。多项研究表明椎弓根螺钉系统配合植骨融合术在治疗腰椎退行性疾病中取得了良好的效果，融合率可达 80% ~100%。到目前为止，椎弓根螺钉系统已经成为腰椎内固定术的首选技术。

二、腰椎融合术的适应证

在腰椎间盘病的治疗中，融合术主要适用于下列疾病。

（1）腰椎滑脱。

（2）腰椎间盘病合并节段不稳定。

（3）腰椎神经减压后导致节段不稳定者：椎板切除、双侧小关节切除超过50%、单侧小关节完全切除+椎间盘切除、椎弓峡部切除+椎间盘切除。

（4）腰椎管狭窄症合并腰椎退变性侧弯或后凸。

（5）复发性腰椎间盘突出症或椎管狭窄，需在原手术节段再次减压手术。

三、脊柱融合术的评价

脊柱融合术广泛应用在腰椎间盘病的外科治疗中。腰椎间盘突出症、腰椎管狭窄症、腰椎滑脱以及腰椎退变性侧弯等疾病常需要融合技术。经过多年的验证，总体上腰椎融合手术的疗效是令人满意的。Mardietko 等认为单纯减压满意率只有69%，而减压+融合的满意率为90%。Bono 回顾分析了20年的文献，发现腰椎融合术可以确定良好的疗效，患者满意度平均为80%，并发症的发生率为11%。

总体而言，腰椎融合术并发症的发生率并不高。据2003年国际SRS统计，1996—2002年在腰椎退变性滑脱手术治疗中，神经并发症为1.0%；在真性滑脱的治疗中神经并发症为3.1%。Fu 等通过总结1万余例手术治疗的腰椎管狭窄症患者发现，并发症为5%～7%，其中伤口感染2.1%；硬膜损伤3.1%；神经损伤0.6%（79%为神经根，21%为马尾）；死亡0.13%，均为老年人。年龄与并发症发生率无关，但老年人死亡率高。

目前虽然存在多种不同的融合方式，但多数学者认为尽管融合方法不同，融合率不尽相同，但疗效与融合率关系不大。腰椎前路椎间融合术+后路固定融合（360°融合）与前路椎间融合+后路固定（270°融合）相比，两组临床疗效相同。在退行性腰椎滑脱的治疗中，PLIF 和 PLF 相比，虽然 PLIF 的手术时间、出血量和并发症较多，但两者的疗效相同。当然也有不同意见。Christensen 等总结了146例患者发现，椎间融合率不仅高于后外侧融合率（90% VS 80%），而且二次手术率相当较低（7% VS 22%）。北京大学第三医院研究发现在111例腰椎滑脱患者的减压融合治疗中，PLIF 融合率高于 PLF（96.7% VS 85%），同时假关节的形成直接影响疗效。

关于融合术是否需要使用内固定器械一直存在争论。Thomsen 等针对130例患者进行了一项前瞻性随机对照研究，评价联合应用椎弓根螺钉固定后的腰椎后外侧融合情况。他们发现在固定组和非固定组之间其融合率并没有明显的不同。在术后功能评价方面，非固定和固定组都有显著提高，两组的结果之间没有显著差别。固定组的患者满意程度（82%）有高于非固定组（74%）的倾向。但使用椎弓根螺钉明显增加了手术时间、失血量和早期再手术率。内固定组感染发生率较高，还有4.8%因螺钉位置不良而产生明显症状。另一项前瞻性随机研究被用来确定是否经椎弓根固定可以提高成人真性滑椎患者后外侧融合的效果：36例进行了内固定下的融合，另外40例进行单纯融合。在2年随访时，疼痛的程度和功能残疾在两组中显著相似，融合率没有明显区别。

尽管如此，更多的学者认为在融合手术中进行内固定，不仅可以获得即刻稳定，为脊柱融合创造条件，同时能够解决因神经减压所带来的不稳定。患者在获得即刻稳定后，腰痛等相应临床症状会得到改善。许多临床研究发现内固定虽然能够增加相应的并发症，但如果技术掌握熟练，其并发症很低，而且内固定可以明显提高融合率。目前，北京大学第三医院对于需要融合的腰椎间盘病，常规行植骨融合+内固定治疗。

近年来，随着内固定融合技术的广泛应用，以及临床上对腰椎节段稳定性认识的不断深入，融合术后相邻节段退变（adjacent segmental degeneration，ASD）的问题成为融合技术无法回避的问题。关于相邻节段退变的争论也一直存在。Hassett 等通过9年随访发现，正常人群脊柱退行性疾病的发生率为每年3%～4%。Penta 等通过比较正常人群与52例前路椎间融合患者，发现在10年随访时两组 MRI 显示的间盘退变的发病率均为30%左右，无统计学差异。然而，更多的学者认为融合会使相邻节段应力集中，导致其退变加快。

文献报道 ASD 的发生率15%～50%。James 等总结1996—2006年的文章发现，926例腰椎融合术患者中314例术后出现相邻节段退变，占34%。Edward等对217个融合节段进行了5~12年随访，术后ASD发生率为28%，10%需要二次手术。由此可见，在内固定和融合技术不断成熟的今天，融合术后相邻节段退变逐渐成为一个亟待解决的问题。

四、椎弓根螺钉内固定技术

椎弓根螺钉内固定技术已经成为腰椎外科手术中的常规技术。患者取俯卧位，腰部前屈。在显露双侧椎板及关节突后，可先行椎弓根螺钉置入，这样可有效防止在操作中损伤神经。若患者存在严重的腰椎旋转或畸形，置钉的解剖标志不清，可选择先减压，之后在直视椎弓根或可探及椎弓根位置的情况下置入椎弓根螺钉，减少螺钉误置的风险。

1. 椎弓根螺钉置入方法　目前常用的椎弓根螺钉置入方法包括Roy－Camille法（直进法）、Magerl法和Krag法。上述3种置入法相比，后两者的进针点远离小关节面，对关节突的破坏较小，而且可以使用较长的螺钉以增强固定强度。

（1）Roy－Camille法：进针点位于横突中线与关节突垂线的交点处，进针方向平行于矢状面，平行于椎体上下终板。

（2）Magerl法：进针点位于横突中线与上关节突外缘垂线的交点，即上关节突的外下角。进针方向在横断面上向前内侧倾斜，角度自L_1至L_5逐渐加大，L_1为5°~10°，L_5为15°~20°，S_1为20°~30°。矢状面上与终板平行。

（3）Krag法：进针点在Magerl法的外下方。进针方向在横断面上同Magerl法，矢状面上与终板呈10°左右夹角。

2. 骶骨钉的置入方法　L_5下关节突下缘的切线与S_1关节突外缘的交点。横断面上向内倾斜20°~30°。矢状面上与终板平行，或与终板呈10°左右角度，钉尖指向骶骨岬。这种置钉方法可以防止L_5和S_1螺钉钉尾过于靠近，同时可以增加螺钉在骶骨内的走行距离。

3. 椎弓根螺钉型号的选择　$L_{1\sim5}$一般选用直径为6~6.5mm长的螺钉。对于骨质疏松者或椎弓根螺钉松动翻修的患者，可选用7mm直径的螺钉。对于成年患者，一般椎弓根螺钉的长度为4.5~5.0cm，骶骨钉一般为3.5~4.0cm。

4. 椎弓根螺钉技术应注意的问题　如下所述。

（1）术前阅片：术前仔细研究患者的腰椎X线片以及CT或MRI片，观察腰椎是否存在侧弯，椎体是否存在严重的旋转，是否存在移行椎，以及是否存在椎弓根的畸形等等。只有充分每个患者腰椎的解剖特点，才能根据腰椎的形态来准确置钉。

（2）术中C形臂X线机透视：目前，C形臂X线机透视是保证术中椎弓根螺钉置入准确的必要步骤。在透视过程中，术者可以确定手术节段是否正确，螺钉位置是否满意。在透视过程中，要求照出标准的正侧位，特别是对于腰椎有侧弯旋转的患者，需要将每一个椎体的标准正侧位均显示出来，从而避免因为投照角度问题而误判螺钉位置（图7－1）。在正位透视片中，如果螺钉钉尖在与椎体外壁相近或超出椎体外壁，则螺钉位置可能偏外；若钉尖超过椎体中线，则螺钉位置可能偏内（图7－2）。

五、常用的植骨融合方法

腰椎的植骨融合方法有多种。根据手术入路可分为后路融合术和前路椎间融合术，其中后路融合术又包括后外侧融合、椎间融合术。

（一）后外侧融合术

后外侧融合术适用于大多数有融合指征的腰椎患者，目前仍是腰椎常用的融合方式。融合的范围包括横突间和关节突间的植骨。对于后外侧植骨融合术，临床医师均较为熟悉，但在具体应用中，仍然需要注意以下问题。

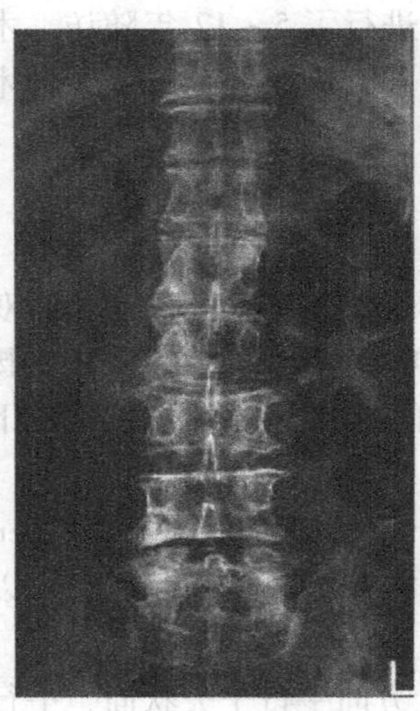
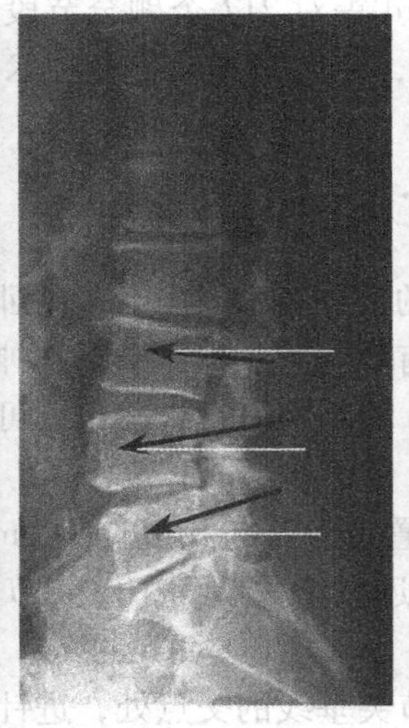
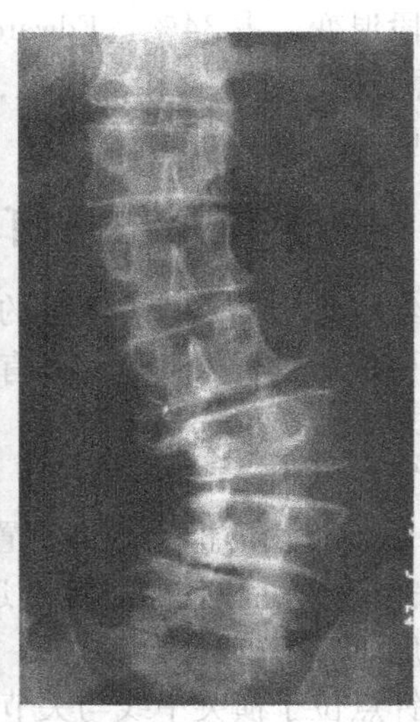
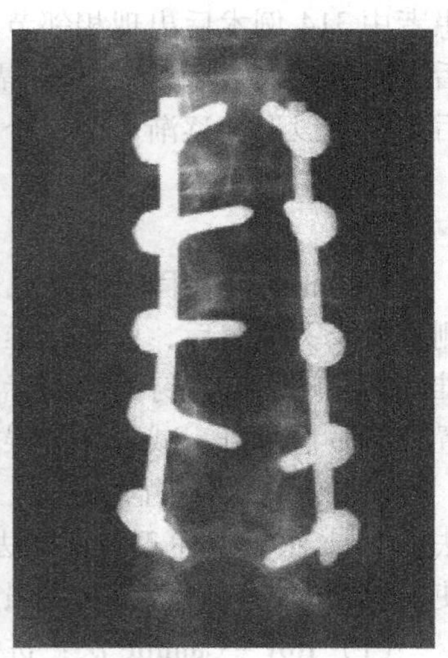

图 7-1　术前应仔细阅片，了解所有固定的椎体椎弓根在矢状位和冠状位上的角度

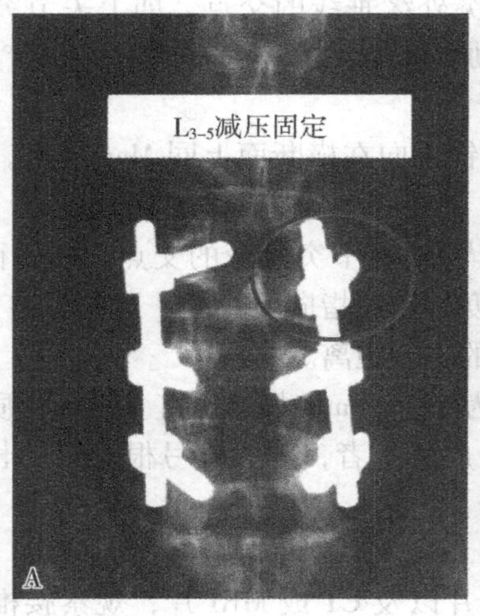

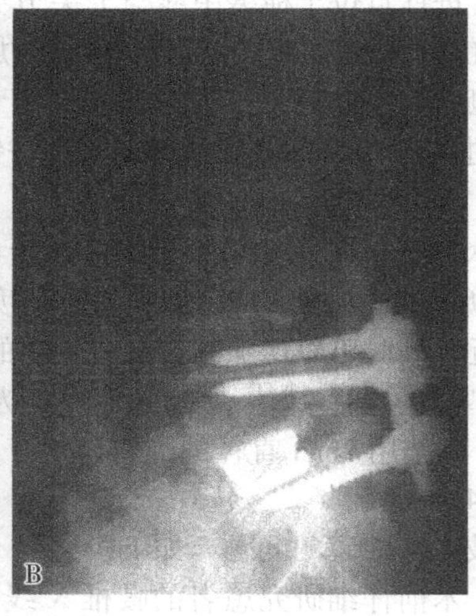

图 7-2　椎 3 根螺钉置入术中 X 线片

A. 腰椎椎板减压椎弓根螺钉内固定术，左侧 L_3 椎弓根螺钉钉尖位于椎体轮廓外，提示螺钉偏外；B. 椎弓根螺钉偏上进入椎间盘内

1. 植骨床准备　植骨床包括关节突、椎弓峡部及横突。术中剥离横突表面的肌肉和韧带，显露横突全长，并用磨钻或骨刀将横突表面制成粗糙面。临床医师常较为重视横突间植骨，但常忽视关节突和椎弓峡部的处理。由于上下关节突距离很近，若处理得当应是重要的后外侧融合点。在处理关节突时，应切除关节面上的软骨板，在关节间隙内植入自体碎骨。可以在椎板减压前处理双侧的关节面，这样可以避免在减压后处理关节面时导致关节突骨折。峡部的处理可以用电动磨钻或骨刀打磨粗糙。

2. 植骨　目前，常用的植骨材料仍以自体碎骨为宜。早期时植骨来源往往来自髂骨区。但一项临床对比研究发现，髂骨植骨的融合率为 89.7%，减压切除的骨质植骨融合率为 87.5%，两组融合率无差别。因此，有学者认为常规应用切除的自体碎骨进行植骨融合，若骨量充足，则不必取自体髂骨。术中将减压切除的骨质剪成小的骨粒，放置在腰椎两侧的植骨床上，并与植骨床贴紧，表面辅以明胶海绵。植骨量要充足。若自体骨不足，可选用同种异体骨，最好的方法是将自体骨和异体骨混合后使用。

3. 神经保护　由于后外侧植骨属于椎管外操作，因此许多医师认为在操作的过程中不会损伤到神经。但实际上，在两个横突之间的椎弓峡部深处即为椎间孔区，神经根从此处经过。若用电刀进行植骨床剥离时，电刀停留时间过久，或剥离过深，均有可能灼伤深方的神经根。因此，在两个横突之间椎弓峡部外侧剥离的过程中，一定要做到逐层显露，肌肉的剥离深度不应超过横突的深度，而且不要在峡部外侧区域过多地应用电刀。

4. 后外侧植骨融合术的评价　后外侧植骨融合术的优点是技术操作简单、安全；出血少；手术时间短；椎管外操作，神经并发症少。大量文献报道后外侧植骨融合率60%～100%。Nork 等应用后外侧植骨融合术治疗腰椎滑脱患者，融合率为93%。Boothe 等同样采用后外侧融合方法治疗41例腰椎滑脱患者，术后5年随访融合率达到100%。Kim 等通过前瞻性研究比较了后外侧融合术与后路椎间融合术，虽然随访时后外侧融合组椎间隙高度有丢失，但两组的融合率并无差别（分别为92%和95%），疗效也相近。有学者所在科室曾对81例腰椎滑脱患者进行回顾研究，发现横突间植骨融合率为85.2%左右，患者术后取得了很好的疗效。Christopher 等总结了1979年至2000年发表的关于腰椎退变性疾病的英文文章，其中3 692例采用了横突间植骨融合术，融合率为85%。由此可见，后外侧融合术仍是一种安全有效的植骨融合方式（图7－3）。

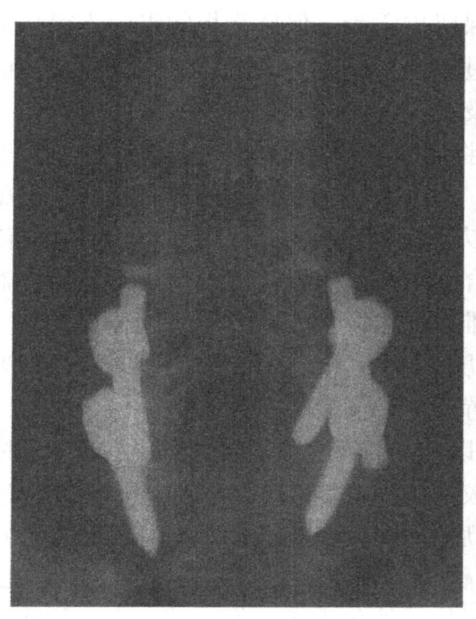
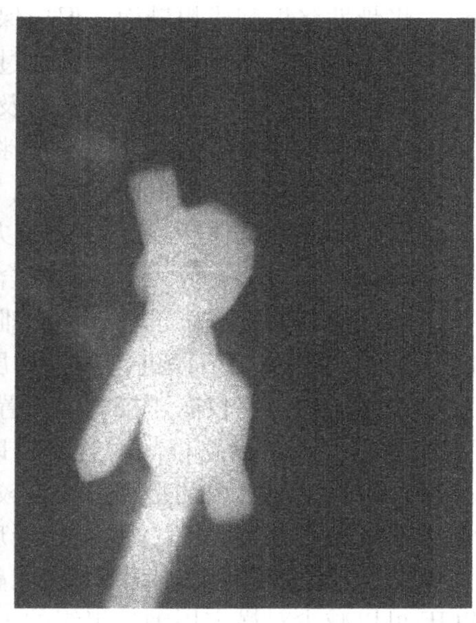

图7－3　后外侧融合术后1年随访，横突间植骨已融合，局部放大可见横突与植骨块间有骨小梁通过

然而，也有许多文献报道认为后外侧植骨融合术的融合率低于椎间融合术。但尽管如此，融合率高低并不是影响最终疗效的主要因素，融合率与疗效无关。目前，多数学者认同此观点。后外侧植骨适用于绝大多数腰椎间盘病，但是对于翻修手术患者，若双侧小关节已经缺如，植骨床条件较差，则不适于后外侧融合。上述患者可选用前路融合或后路椎间融合。此外，有学者通过研究发现，在治疗腰椎管狭窄症合并腰椎滑脱的患者时，若腰椎滑脱为峡部裂性滑脱（真性滑脱）或Ⅱ度退变性滑脱，后外侧植骨融合率只有75%，而且一旦未融合均发生了内固定失败。因此，有学者建议对于真性滑脱和Ⅱ度退变性滑脱最好采用椎间融合术。

（二）后方入路椎间融合术

1. 适应证和禁忌证　椎间融合与后外侧植骨融合术相比，可以提供更多的植骨床面积，更有利于恢复和维持椎间隙高度，也更符合生物力学的要求，因为腰椎约有80%的应力通过椎体或椎间传导。随着植骨融合器械和技术的不断发展成熟，上述植骨融合术的指征均可作为椎间融合术的适应证。但椎间融合术更适用于下列情况：腰椎滑脱，特别是真性滑脱和Ⅰ度以上退变性滑脱；后外侧融合术后假关节形成；椎间隙狭窄伴椎间孔狭窄，需要恢复椎间隙高度；年轻成人及重体力劳动者需行融合手术者。但若患者伴有严重的骨质疏松，或翻修手术患者椎管内粘连严重，难以显露椎间隙者。

后方入路椎间融合术包括两种，即PLIF（postrior lumbar interbody fusion）和TLIF（transforaminal interbodyfusion）技术。PLIF的植骨通路是硬膜囊两侧，术中需干扰硬膜囊两侧的神经结构。而TLIF的植骨通路则更为偏外，经椎间孔入路从硬膜囊一侧进入椎间隙。由于TLIF植骨仅干扰硬膜囊一侧，因此适用于单独减压且需要融合的患者。应用TLIF技术可以避免干扰病变对侧正常的椎管内结构。

2. 手术操作要点 如下所述。

（1）椎间隙显露：对于 PLIF 技术而言，在椎板切除后除神经根减压所需切除的双侧部分小关节以外，还需要向两侧切除双侧关节突内侧半甚至更宽，不建议在应用 PLIF 时切除全部小关节。这样不仅可以保留部分稳定性，而且可以保留后外侧植骨床。由于术中减压切除的骨质在用于椎间植骨后常常有剩余，可将剩余的骨质置于后外侧，增加植骨融合面积。

对于 TLIF 技术而言，按照技术要求需要切除一侧的上下关节突，从椎间孔入路显露椎间盘。此入路更适用于极外侧间盘突出症或椎间孔狭窄的患者。随着外科技术的不断提高，对于中央管狭窄或一侧神经根狭窄的患者而言，由于不需要对椎间孔区域进行减压，因此术中往往不需要切除全部关节突。切除上位椎体的下关节突及下位椎体的上关节突内侧半，即可获得安放 TLIF 的工作通道。

（2）椎间隙处理：椎间盘部分切除后，保护硬膜囊及神经根，用环状刮匙刮除椎间隙上下软骨板及残留的髓核组织。将骨性终板刮成粗糙面，但应保留皮质骨，保持终板的纵向支撑功能，避免置入椎间的骨块或融合器陷入椎体内。在使用环状刮匙的过程中，应注意避免放入过深而穿透前方纤维环及前纵韧带，同时避免在刮匙出入椎间隙时损伤硬膜囊及神经根。

（3）植骨：将自体碎骨剪碎后置于椎间隙内，将碎骨置于椎间隙的前 1/3 处，用嵌入器将碎骨压实。取合适高度的骨块或装有自体骨的椎间融合器，放入椎间隙内。一般植骨块或椎间融合器位于椎间隙中 1/3 或略偏前。其后缘应距椎体后缘 3 ~ 4mm 以上为宜。在置入两枚 PLIF 椎间融合器时，应避免两枚融合器过于偏中线，否则可能在放入第 2 枚融合器时将已在椎间隙内的第 1 枚融合器压向前方，使之位置过深，甚至突破前纵韧带而进入椎前，导致难以取出或损伤前方重要结构。

（4）椎间加压：于椎间植骨的节段进行适当加压，使植骨块或融合更好地与椎体接触，同时使椎间植骨与椎体间保持一定压力，不仅防止植骨的位置改变，同时也有利于植骨融合。

3. 后路椎间融合术的评价 后路椎间融合术可以恢复椎间隙高度及腰椎序列，同时提供椎间纵向支撑，提高内固定的稳定性，更重要的是可以获得较高的植骨融合率。Christopher 等通过系统回顾研究发现，椎间植骨融合术的融合率为 89%，明显高于后外侧植骨融合术。Kim 等通过前瞻性研究，比较了 PLIF 融合术与 PLIF 加后外侧融合术的疗效及融合率，结果发现两组的融合率无差别（95% 和 96%），但单纯 PLIF 可以减少对横突周围软组织的干扰，简化手术操作，减少术后腰痛的发生。有学者所在科室采用后外侧植骨融合术和后路椎间融合术治疗腰椎滑脱患者，前者的融合率为 85.2%，而椎间融合率达到 96.7%，两者之间具有统计学差异。还发现，椎间融合术更适用于真性滑脱和 I 度以上的退变性滑脱。

尽管椎间融合术有上述优点，但其与后外侧融合术相比存在一些不足。椎间融合术对手术技术要求相对较高；过多的椎管内操作增加了硬膜囊和神经根损伤的概率；需要切除过多的关节突结构；手术时间相对较长，椎管内静脉丛出血较多。有学者报道认为，虽然椎间植骨融合率高，但由于其对神经根牵拉时间过长，刺激较多，术后患者满意度并不高，只有 69%。因此，只有严格把握植骨融合术指征，正确评价后外侧植骨融合术和后路椎间植骨融合术，根据自身的技术特点和患者病情需要，合理选择植骨融合方式，才能获得满意的疗效。

（三）前路椎间融合术

腰椎间盘病有外科手术指征者多采用腰椎后路手术，其优点是手术显露途径简单，便于进行神经的减压，如腰椎管狭窄、腰椎滑脱以及退变性侧弯等情况。但是，腰椎后路手术也存在一些缺点，如剥离椎旁肌引起的肌肉去神经化以及慢性腰痛；腰椎间隙变窄；椎管内外及神经根周围组织粘连与瘢痕形成；椎间盘切除不完全，髓核组织残留，导致腰椎间盘突出复发；腰椎后方结构切除后导致节段不稳定等。因此，自 1933 年 Burn 等报道经腰椎前路行腰椎融合术后，腰椎前路融合的技术及相应椎间融合器得到了快速发展（图 7 – 4）。

1. 手术适应证 无论是前路融合还是后路融合，均只是一种植骨融合方式，理论上应适用于大多数需要融合的患者。但由于术者对前路、后路融合术的技术掌握不同，对两种术式各自并发症的看法不同，以及患者的病情不同，使得关于腰椎前路融合术的适应证目前存在争论。由于临床上腰椎间盘病大多存在椎管狭窄和神经压迫，常需要行后路神经减压，因此，多数融合术采用了后路融合。如果同时行前路融合，将是两个手术切口，使患者的创伤增加。目前，前路融合术主要应用于：间盘源性腰痛；椎间盘炎；后方植骨床条件差者；后路翻修手术，因瘢痕粘连无法实现后路椎间融合；腰椎退行性侧弯矫形手术需行前路松解者，可同时行前路椎间融合；部分腰椎间盘突出症。

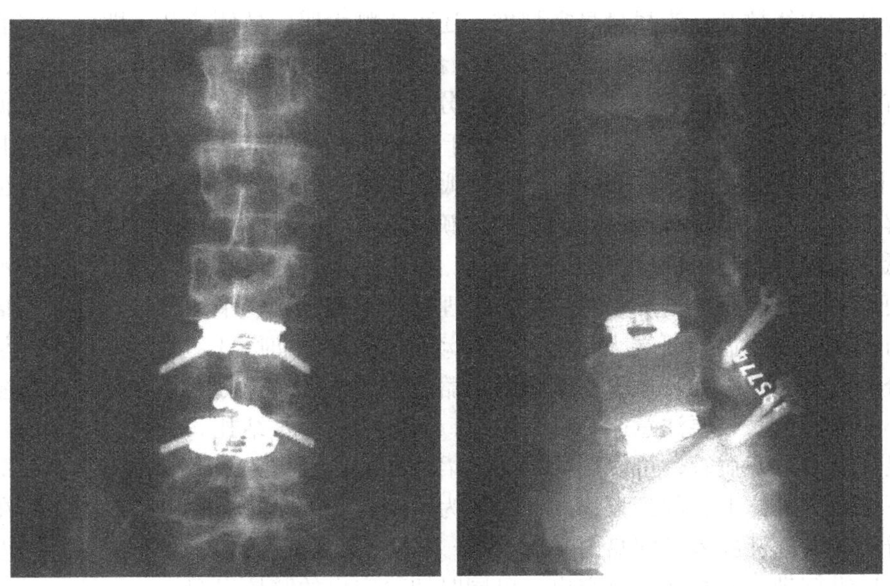

图 7－4　腰椎前路 $L_{4,5}$ 椎间盘切除椎间 Cage 植骨融合、后方经关节突螺钉内固定术

2. 手术禁忌证　主要禁忌证包括：游离型椎间盘突出；合并腰椎管狭窄者（中央管或侧隐窝狭窄）；腹部手术史；腹膜后纤维化及粘连者；主动脉、下腔静脉及其分支有异常者；髂股静脉的深静脉血栓。

3. 解剖注意事项　任何一个腰椎前方入路都要注意邻近椎体和间盘的多个解剖结构。术中一定要识别多个血管、神经和内脏结构，并加以保护。

腰椎两侧附以两个肌肉，即腰方肌和腰大肌，它们通过椎间盘表面上的弧状附着处附于腰椎两侧。髂腹下神经和髂腹股沟神经在腰大肌的外侧穿过，斜向下行至髂嵴。生殖股神经和股外侧皮神经也穿过腰大肌到达髂窝。在腰大肌内侧缘与腰骶椎交界处是内脏神经、腰椎交感神经干和腰神经节。

除了腰椎前方的肌肉神经结构外，医师还必须熟悉这一区域的血管解剖。主动脉在 $L_{4,5}$ 椎间盘水平分叉之前位于脊柱左前外侧。髂总动脉在 L_5 外侧斜向下走行。主动脉的一些腰部分支也在此处发出，可能是向下、水平，甚至是向上走行进入并穿过椎间孔。这些血管也可能从髂总动脉或骶中央动脉发出。

下腔静脉位于腰椎前方，在 L_5 水平由左右髂总静脉汇合而成。事实上，汇合处常在 L_5 中线略偏右侧，但有时会偏高，在 L_4 椎体水平汇合。腰静脉常位于相应椎体的中部，它们是由前、后腹壁引流血管形成的，之后它们与脊柱腰椎静脉丛汇合。这些腰静脉汇入下腔静脉、髂总静脉、髂内静脉或骶正中静脉。

4. 手术显露途径　前路显露腰椎主要有两个途径，即经腹膜外入路和经腹腔入路。从腹膜外入路有两种手术切口，一种为腹部外侧斜切口，一种为腹部旁正中切口。

（1）经腹腔入路：麻醉多采用气管内插管全身麻醉，也可用连续硬膜外麻醉。患者仰卧，腰骶部对着手术台腰桥处，上半身略低使腰骶角增大，有利于显露，也可使椎间隙变宽。髋关节及膝关节略屈曲，并固定在手术台上。

下腹部旁正中切口，从耻骨联合上方至脐上 5cm 画线，若仅显露 L_5S_1 椎间盘，切口也可从脐下至耻骨联合上方。逐层切开腹壁，到达腹膜时观察是否有粘连，用两把血管钳提起腹膜并剪一小口，用示指、中指经此口进入分离腹腔粘连，然后扩大腹膜切口进入腹腔。操作中要注意避免损伤切口下方的膀胱。将手术台头端调低，用生理盐水纱布垫保护肠管，拉开显露后腹膜。识别腹主动脉、髂总动脉、髂总静脉以及在其上方左侧走行的输尿管。纵行切开后腹膜，显露腹主动脉、下腔静脉及其分叉处和骶前区域。下腰椎的显露可以从腹主动脉左侧显露，也可从腹主动脉与下腔静脉之间显露。一般认为，前者相对安全，而后者在分离下腔静脉时易发生损伤出血。自腹主动脉左侧双重结扎切断腰横动静脉，将腹主动脉及下腔静脉向中线拉开，为尽量显露腰椎，还可将腰大肌向外侧拉开，即可显露前纵韧带、椎体及椎间盘。下腔静脉在 L_5 椎体前方由左右髂静脉汇合而成，沿腹主动脉右侧上行。腹主动脉在 L_4 椎体左前方分为左右髂总动脉。一般情况下，腹主动脉分叉位于 $L_{4,5}$ 间盘水平，如果分叉较低，则 L_5/S_1 椎间盘也可显露。如果分叉较高，在 L_5/S_1 椎间盘位于分叉下方，显露时应当结扎切断骶中动静脉，其下方即为 L_5/S_1 椎间盘。此处正处于腰椎生理前凸和骶骨生理后凸的交界处，因此向前凸起明显，即为骶骨岬，可作为解剖标志。术中也可透过 X 线透视来确定手术节段。

在处理腰骶部腹膜后血管时，应注意以下问题：术中要重视患者有无动脉壁钙化，钙化的血管不易游离移动，会使术中显露困难，增加手术风险；处理腰横动静脉和骶中动静脉时要双重结扎再切断，不可用电烧，以防损伤血管或血管断端大出血；腹主动脉分叉较高时，L_5S_1 显露相对较容易，可在分叉下方显露，若分叉较低，则需要自血管左侧显露，髂总静脉在主动脉分叉下方斜行，要注意保护；髂静脉沿途不断有小的静脉汇入，要注意避免引发出血，必要时要一一结扎。

椎间盘的显露需要拉开血管，可以用具有一定柔韧性的条形拉钩来牵拉血管，也可用 4 枚斯氏针固定在椎间盘上下左右的椎体上，起到拉钩的作用。为了安全并减小对血管壁的刺激，可在斯氏针上套上乳胶管，同时避免将斯氏针扎入椎间盘内。用 15 号刀片切除椎间盘前方的纤维环，刮匙髓核钳切除椎间盘组织，直至后纵韧带。若存在间盘突出，可同时切除突出的髓核组织。

用环形刮匙刮除椎间隙相对面的软骨终板，将皮质骨磨糙。取自体髂骨块或前路椎间融合器，在融合器内放入骨质后置于椎间。植骨块和融合器的大小要适当，不要过度撑开椎间隙而损伤神经，当然也要避免骨块过小而出现松动移位。

手术主要操作结束后，认真止血，在术野内放置负压引流管。缝合后腹膜，并逐层关闭切口。术后 1~3 天可有腹胀，行胃肠减压，待自行排气后拔除，期间可进流食。负压引流放置 1~2 天，若引流量小于 50mL/24h 即可拔除。引流管拔除后即可带围腰下床活动。

（2）经腹膜外入路：经腹膜外入路手术在手术切口上有两种选择，一种为腹壁旁正中入路，另一种是腹壁斜切口入路。

旁正中入路与前面所讲相同。逐层切开皮肤、皮下后，到达腹直肌前鞘，沿腹直肌外缘向内分离显露腹直肌后鞘，在脐下 5cm 处腹直肌后鞘缺如，此处称为弓状线。在此处显露腹膜外脂肪，用血管钳提起弓状线，用纱布做成“花生米”进行钝性腹膜外分离，直至腹膜返折处，推开腹膜后脂肪，将腹膜从腰大肌上分开，用盐水纱布覆盖在剥开的腹膜表面，用拉钩将腹膜连同腹膜内脏器拉向右侧。此时即显露椎前结构。此后的操作同前。

若采用腹壁斜切口，则患者需要侧卧位。由于腹主动脉位于下腔静脉的左侧，故一般用腹壁斜切口。可将手术台向右侧倾斜 30°，或在患者身体左侧置垫使其稍向右倾斜。右下肢伸直，左下肢屈曲，两腿间垫软枕。切口起点为肋下缘与腋中线交点，即 12 肋远端，斜向下向内，止于耻骨嵴上方 5~7cm 处。切口皮肤皮下，沿腹外斜肌肌纤维方向切开，在切口腹内斜肌和腹横肌，切口腹横肌时避免损失腹膜和精索。一般在第 12 肋尖处切开较为安全，到腹膜外后可见脂肪，用纱布“花生米”钝性剥离腹膜并推开，显露椎前血管结构。此后操作同前。

5. 前路融合术的评价　前路融合术不需要剥离腰背肌，而且后方骨性结构完整，减轻了术后由于肌肉原因导致的腰痛。前路融合术与后路椎间融合相比，不干扰椎管，减少了椎管内粘连和瘢痕形成的机会。前路椎间盘切除可做到完整切除，极少会残留，而且前路植骨融合面积大，植骨成功率高，可恢复椎间隙高度，保持腰椎生理前凸。

前路椎间融合率较高，可达到 90%~100%，其融合率与后路椎间融合术相同。但由于许多医师对手术入路不熟悉，同时对手术相关并发症有些畏忌，因此许多医师更倾向于行后路椎间融合术。前路手术的主要并发症包括交感神经损伤、腹部大血管损伤出血、髂血管血栓形成、腹膜后血肿，等等。其中交感神经损伤是最为常见的并发症，主要表现为男性患者逆向射精，其发生率1% ~2%。Sasso等发现经腹腔前路融合术的逆向射精发生率是腹膜外入路的10倍，可高达17.5%。因此，对于男性患者，他们主张尽量采用腹膜外入路手术。对于腰椎前路而言，临床医师最为担心的是术中血管损伤。Oskouian和Johnson总结了胸腰椎前路手术的207个病例，发现血管并发症发生率为5.8%，死亡率为1% Baker等观察了102例由血管外科医师暴露的腰椎前路手术，结果发现大血管损伤并需要缝合修补的发生率高达15.6%。Woocl等系统回顾了1993年至2008年的相关文献，发现腰骶部前路融合术的血管损伤发生率小于5%，静脉损伤高于动脉，静脉损伤都由血管牵拉所致。$L_{4,5}$节段血管损伤发生率较高。静脉损伤可导致血栓形成、住院时间延长甚至发生肺栓塞，但并不影响患者的预后。

任何腰椎前路手术患者都要面临发生术中术后多种并发症的风险。因此，脊柱医师进行腰椎前路手术之前要充分考虑并且十分慎重。然而，回顾文献发现前路脊柱手术并发症并不是太高。对于脊柱医师而言，可以和血管外科医师或普外医师一起配合术中暴露，从而降低手术的难度和风险。

（李　旭）

第三节　腰椎间盘病的非融合技术

在腰椎间盘病的手术治疗的整个发展进程中，技术一直在不断完善和细化。从最初的神经减压，到脊柱的固定融合技术，每一次改进都大大提高了临床手术疗效。但随着脊柱融合手术的广泛应用，脊柱融合术所带来的问题也不断显现出来，其中最为突出的两个问题是融合节段活动度的丧失和相邻节段的退变。为了能够解决上述问题，学者们一直在不断探索能够保留脊柱节段活动的治疗手段，以克服融合技术的缺陷。1955年Cleveland等试行采用有机玻璃，1966年Fernstrom等用不锈钢球植入椎间盘来治疗腰椎疾病。在过去的近20年中，腰椎的非融合治疗技术不断发展，其中主要包括腰椎人工椎间盘置换术、棘突间固定系统以及腰椎弹性内固定系统等。本节将对目前常见的几种非融合技术进行介绍。

一、腰椎人工椎间盘（ADR）

随着人工椎间盘研究与应用的不断进展，现在已经有数种不同材料和设计的椎间盘假体用于临床及试验。初步随访研究显示疗效较好，但总体疗效尚需长期大样本随访结果的证实。目前，对于临床应用人工椎间盘仍然存在较大争论。因此，要严格掌握适应证，避免滥用。

（一）人工椎间盘的分类

（1）按假体终板与髓核构成特点，可分为金属面对塑料面（如SB Ⅲ Charité，DePuy Spine，Inc.以及ProDisC Ⅱ，Synthes Inc.）和金属面对金属面（如Marverick，Medtronic Sofamor Denek Inc.以及Flexicore，Stryker Spine NJ）。目前，所用的腰椎人工椎间盘基本由三部分组成，中间是髓核，两边为金属终板，如SB Ⅲ Charité，它由双凸状高分子聚乙烯核以及放射状不透明金属环构成，与终板接触的界面是钴铬钼合金，其表面辅以钛和羟基磷灰石，髓核可以在两终板间自由活动。Prodisc L的聚乙烯髓核是固定在下方终板上，此假体可以通过微创方法植入；Mathews所设计的MaveriCk人工椎间盘，是带后方旋转轴的金属性或铬钼合金的假体，它可以让脊柱在矢状位和额状位上正常活动。

（2）按人工椎间盘生物力学特点，可分为限制型、半限制型和非限制型。非限制型是指允许假体关节活动超过生理活动范围。半限制型是指允许假体有生理活动范围之内的活动。目前应用的关节假体在压缩方向上都属于全限制型，在轴向旋转上Charité、Prodisc L和Maverick都属于非限制型，在屈伸、侧弯方向上为半限制型，而Flexicore的设计特点是在轴向旋转以及屈伸、侧弯方向上均为半限制型。

（二）人工椎间盘置换术适应证与禁忌证

人工椎间盘置换术的适应证尚存争论。目前，一般认为人工椎间盘的适应证为腰椎间盘源性腰痛；腰椎融合术后相邻节段不稳定；腰椎间盘切除术后腰背痛综合征。但大多数学者公认的适应证是腰椎间盘源性腰痛。不是所有退变性椎间盘病的患者都适用于人工椎间盘置换。植入假体时的预计年龄一般为40~60岁。绝对禁忌证包括局部或全身性感染或肿瘤、骨质疏松、肥胖（体质指数大于40kg/m²）、其以上节段胸腰椎后凸、滑椎（Ⅰ度以上），以及功能受损的后方结构不能为假体分担负荷。相对禁忌证包括小关节骨关节炎和小关节引起的疼痛，间盘高度小于5mm可能提示伴有显著的小关节退变。

（三）手术技术

1. 麻醉和体位　气管内插管全身麻醉或连续硬膜外麻醉，全麻为首选麻醉方式。患者取仰卧位，手术床在手术期间应能够调节角度。在皮肤上标记，X线透视手术节段正侧位。准确定位和合理的手术入路是完成小切口微创ADR手术的先决条件。

2. 入路　与腰椎ALIF手术技术要求相同。对于$L_{4,5}$或L_5/S_1节段的手术可采用经腹正中的横切口或纵切口，长4~5cm。对于$L_{3,4}$及以上节段的手术以及L_5/S_1节段的手术应选择经腹直肌纵切口。一般采用腹膜外入路，但对于肥胖患者可考虑直接经腹腔入路。L_5/S_1节段的手术宜从右侧腹膜外入路，以免损伤上腹壁下神经丛，$L_{4,5}$以上节段从左侧腹膜外入路显露更为容易。

3. 椎间盘的显露　将后腹膜连同内部脏器及大血管向对侧推开至拟切除的椎间盘外缘，与椎间盘外缘相邻椎体的上下左右分别用斯氏针打入椎体以挡住血管和腹膜，从而更好地显露椎间盘。显露$L_{4,5}$节段时，应先仔细解剖和结扎动脉与静脉的分支以及左侧的腰横静脉，再牵开腹主动脉和下腔静脉并加以保护。显露L_5/S_1椎间盘较为容易，显露并结扎骶中动静脉，于大血管分叉下方、两侧髂总动静脉间即可充分显露该椎间盘。

4. 椎间盘切除　在手术节段向两侧掀开纤维环舌形瓣，调整手术床腰桥，使腰椎后伸以扩大椎间盘。前纵韧带在椎体旋转时有对抗后方小关节活动的作用，保留或重建前纵韧带可能使负荷分担和节段刚度恢复正常。韧带张力是恢复节段矢状面平衡的关键。用刮匙、咬骨钳和圆头锉完全切除退变的椎间盘组织、软骨终板，直至椎体终板完全暴露。用椎间撑开器撑开椎间隙，再切除后方椎间盘组织以及较为明显的椎体后骨赘。若术中见到后纵韧带破裂，需注意切除突入椎管的椎间盘组织，减压硬膜囊和神经根。根据植入假体的要求，进一步修整终板。

5. 假体植入　用撑开器平行撑开椎间隙至相邻椎体间隙的高度，插入合适型号的假体盖板模板，C形臂X线机透视正侧位，确认假体的中心位置、脊柱长轴的垂直方向、脊柱的前凸和填充椎间盘空间的百分比。选择假体模板的型号以其在横断面和前后径覆盖椎体终板70%~80%的面积为宜。根据假体模板的型号选择相应型号的假体盖板，用假体盖板植入钳将合适型号的假体盖板植入到椎间隙的中心位置（图7-5）。植入假体后使手术床恢复到水平位置。C臂机透视正侧位，确认无误后，撑开植入钳，使假体盖板与相应的椎体骨质紧密接触。将滑动髓核植入假体盖板之间。取出撑开钳，再次用C臂机透视确认假体位置和椎间隙高度恢复理想后，缝合前纤维环舌形瓣，放置引流管，逐层缝合切口。由于恢复间盘正常高度可能导致脊柱韧带的过度拉伸，因此应当避免过度撑开。退变间盘的高度增加不应超过3mm。

（四）术后处理

术后注意保持患者腰部的稳定，防止腰部出现过度前凸。禁食水1~2天，在胃肠功能恢复后开始进食易消化的食物。48小时后根据引流量拔除引流管，患者随即可戴围腰下床活动。围腰一般佩戴不超过3个月。术后3个月内禁止腰部过度屈伸活动，避免重体力劳动。

（五）与椎间盘置换相关的并发症及预防

并发症主要包括以下情况：椎间盘组织切除不彻底；软骨终板部分残留；椎体终板骨质部分破坏；假体盖板选择过大或过小；假体植入时，椎体后缘骨折；假体的位置偏离脊柱运动轴心；假体倾斜；滑动核过大或过小等。Griffith等报道93例植入SBCharite Ⅲ型假体的患者，有6.5%的患者由于假体大小选择不当而导致假体的移位、下沉或脱落，这些并发症占假体植入总数的4.3%。

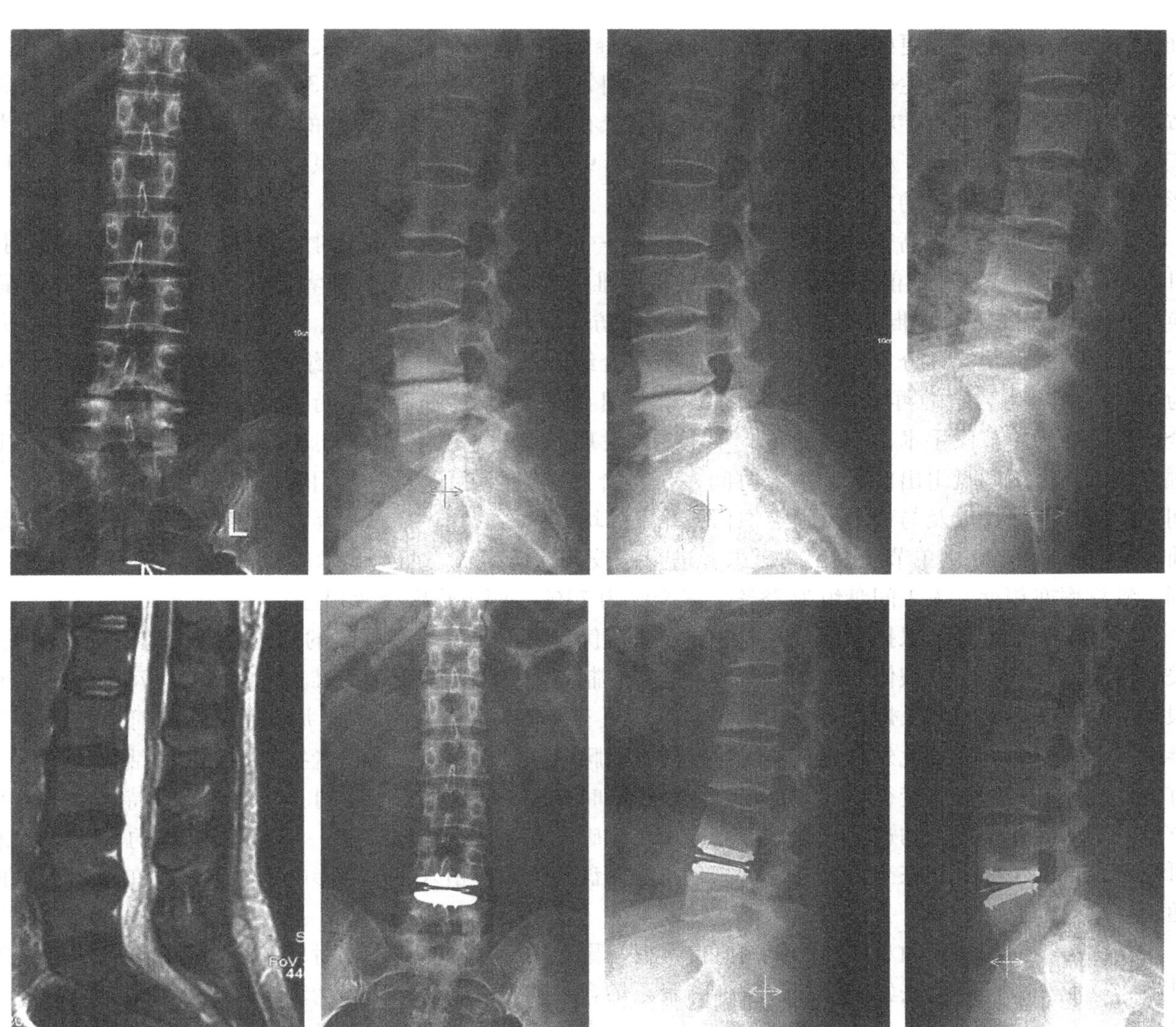

图7-5 女性患者，间盘源性腰痛，术前X线正侧屈伸位片示$L_{4,5}$椎间隙狭窄，未见不稳定。术前MRI示$L_{4,5}$椎间盘退变，但无明显突出。$L_{4,5}$人工椎间盘置换术前、术后腰椎正位及屈伸侧位X线片显示人工椎间盘位置良好，$L_{4,5}$椎间保留活动

在术中应切除所有髓核组织，以免残留。而且，在刮除椎体软骨终板时，要保留骨性终板。软骨终板刮除不干净可能导致假体与椎体接触面接触不紧密，影响骨质长入，导致假体松动移位。若切除过多椎体骨性终板，将导致椎体终板表面不平整，容易导致假体植入后倾斜或下陷。在撑开椎间隙时要轻柔适度，以免损伤神经根。植入假体时，应确认椎体的中心位置，防止假体植入偏离中心。在假体植入过程中，若发生植入困难，应检查植入的方向是否正确，椎间隙是否狭窄。强行打入假体可能造成椎体后缘骨折和假体方向偏移。假体的中心点偏离椎间隙中心点不要超过2mm。

（六）人工椎间盘的临床评价

人工椎间盘从诞生的那一天起就担负着减少融合相邻节段退变的重任。因此，其预防相邻节段退变的作用备受关注。Bertagnoli 等报道了108例腰椎间盘置换术患者，术后相邻节段退变的发生率为9.3%，均无临床症状。Huang 等采用动态X线观察42例患者，平均随访8.7年，术后相邻节段退变的发生率24%。他们发现术后节段活动度大于5°时无相邻节段退变发生，小于5°时有34%发生相邻节段退变。David 等报道了106例单节段椎间盘置换患者，平均随访13.2年，手术的优良率为82%。其中只有2.8%发生了相邻节段退变，7%需二次融合手术。

近年来，随着循证医学的不断发展，高质量的高循证医学等级的文章越来越多。研究结果显示，腰

椎人工椎间盘置换可以更好地保护相邻节段。James 等总结 1996—2006 年文章，比较融合术与间盘置换术后相邻节段退变的发生率。结果发现融合术的相邻节段退变的发生率为 34%，相邻节段病变（相邻节段退变患者不一定有症状，但相邻节段病变患者有神经受损症状体征）的发生率为 14%。而对应人工椎间盘置换患者而言，相邻节段退变的发生率为 9%，相邻节段病变的只有 1%。随访时间和术式均影响术后相邻节段退变的发生率，但术式影响更大。

此外，近期有三篇高等级的前瞻对比研究进一步证实了人工椎间盘对相邻节段退变的预防作用。Blumenthal 等进行了一项前瞻对比研究，205 例腰椎单节段退行性间盘病患者接受了 Charité 人工间盘置换，99 例患者接受了腰椎前路融合手术。平均随访 2 年，发现人工间盘组、融合组均较术前改善，人工间盘组的术后功能评分、疼痛、住院日优于融合组。术后 2 年，非融合组满意率 73.7%，而融合组为 53.1%。非融合组的再手术率为 5.4%，融合组为 9.1%。Gornet 等进行了大宗病例的前瞻性研究，全部患者均为单节段手术，平均随访 2 年。结果发现人工间盘组术后 ODI、腰痛评分、SF - 36 均好于融合组，但人工间盘组出血量、手术时间多于融合组，但两者住院时间相同。人工间盘组恢复工作时间、椎间高度保持以及与手术内固定物相关并发症均好于融合组。GuVer 等对 43 例 Bake - Cage 单节段前路融合患者和 90 例单节段人工间盘患者进行比较，随访 5 年。两组间术后 ODI、VAS、SF - 36 无差别。满意率亦相近，人工间盘组为 78%，融合组为 72%。两组临床疗效相近。

尽管椎间盘置换在保护相邻节段退变方面表现优异，但仍有许多重要的问题仍旧没有解决。首先，关于限制型与半限制型假体的选择尚存争论。非限制型假体可以恢复下腰椎正常的耦合运动能力。但半限制型设计有时会有聚乙烯衬垫脱出的风险。而且“半限制型”这一概念并不明确，如何来界定何为半限制型尚有待研究。此外，如果椎间盘置换术后腰椎恢复活动，一些学者担心不正常的活动可能比没有活动更差。椎间盘退变很少孤立存在，往往还同时存在小关节的退变。可是，活动的维持将促使小关节进一步退变，小关节的进一步退变可能进一步地破坏正常的动力学。在一项 64 例患者的前瞻性临床研究中，轻度小关节病在半限制型金属 - 金属全间盘置换假体植入后并不影响手术效果。在术后两年的随访中疗效满意。

其次，不同轴承表面对人体的影响值得重视。聚乙烯材料的磨损率相对较高，聚乙烯微粒可以导致骨溶解反应和骨储备的丢失，此外，较细的聚乙烯容易破裂。金属 - 金属活动轴尽管更耐用，但在应用过程中存在金属离子进入到血液中的问题。一旦所产生的微粒达到一定数量，其可沿着神经轴索移位至脑部。近来，有关长寿命的髋关节假体患者的血清金属离子水平已有报道。在这一组假体原位植入超过 30 年的患者中，对尿和血清钴（Co）、铬（Cr）、钛（Ti）和钒（Va）进行了测量。在金属 - 聚乙烯和金属 - 金属假体中，潜在致癌离子的水平比对照组要高。在金属 - 金属关节松动的患者中，血和尿中钴的含量分别比正常增加了 50 倍和 300 倍。由于许多接受人工椎间盘置换的患者为年轻人，金属离子问题值得关注。

随着循证医学证据的逐年增多，学者们发现腰椎人工关节置换手术只在针对间盘源性腰痛患者的单节段前路手术方面可以取得与传统前路融合相同或者是更优的疗效。但在多节段的手术或者是在腰椎间盘突出症的治疗中，目前尚缺乏足够的循证医学证据来说明其具有优势。由此可见，腰椎人工椎间盘在目前情况下其适应证相对较少。在此情况下，如果再考虑到前路手术可能遇到的血管并发症以及交感神经并发症，对于腰椎人工椎间盘技术的应用会变得更为慎重。虽然人工椎间盘在技术上还不成熟，但其代表的脊柱固定技术的方向是值得肯定的。相信随着新材料新技术新理念的不断涌现，人工椎间盘的设计会逐步完善。

二、腰椎棘突间固定系统

在腰椎间盘病的外科治疗中，神经减压和稳定是两个主要目的。为了避免出现神经减压后医源性不稳定以及防止融合相邻节段退变，近年来出现了一种新型的腰椎固定装置，即棘突间固定系统。目前，临床上应用的产品主要有 X - STOP、Wallis、Coflex 和 DIAM（图 7 - 6），等等。

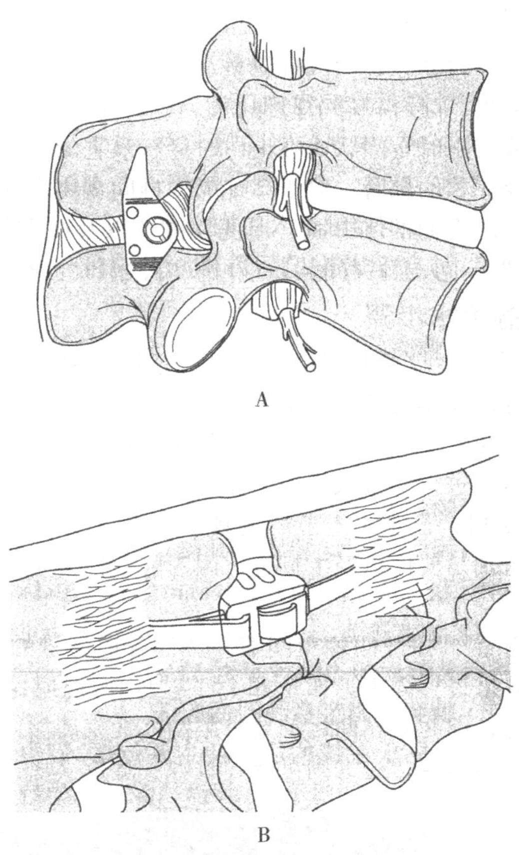

图 7-6 腰椎棘突间固定系统

A. Coflex 系统；B. Wallis 系统

（一）棘突间固定系统的设计原理

对于腰椎管狭窄症患者而言，往往在休息时无症状，而在久站或行走后出现神经症状，导致间歇性跛行的发生。患者常要弯腰或下蹲以获得症状的改善。在患者躯干前倾时腰椎后方黄韧带被牵拉开，同时神经孔也相应扩大。植入棘突撑开器是为了使相应节段的两个椎体在身体站立时依然能处于腰部前屈时的位置，造成固定节段的轻度后凸，使部分黄韧带撑开，维持病变间隙高度。棘突间固定可增加椎管和椎间孔的面积。Richards 等测量使用 X-STOP 后在过伸位时椎管面积相对增加了 18%，椎间孔面积增加了 25%，且椎间孔增宽了 41%。Siddiqui 等对 12 例患者在 X-STOP 植入前后行动态磁共振成像观察，测量硬膜囊的横截面积，结果示术后患者的坐位、站位以及屈曲坐位等体位的硬膜囊横截面积均较术前有所增加，椎间孔面积也有改善。Lee 等对 10 例植入 X-STOP 的老年患者进行术前术后的 MRI 测量比较，发现术后硬膜囊横截面积增加了 22%，椎间孔面积增加了 36%。

棘突间内固定器械通过牵拉后方棘突组织可减少后方纤维环的张力，降低椎间盘源性下腰痛的发生。椎间隙高度的丢失是椎间盘退变的常见表现之一，椎间隙变窄可导致髓核内压力变化。棘突间固定可有效降低椎间盘内压力，在过屈位的时候可降低 43% ~63%；中立位时降低 40% ~41%；过伸位时可降低 17% ~38%。有研究者使用动态 MRI 检查发现棘突间内固定器械植入后椎间隙高度平均增长了 0.09mm。另有学者报道后方椎间隙高度平均增加了 1.75mm。

此外，棘突间内固定器械可以降低腰椎后方关节突关节间的张力，减少由小关节引发的疼痛。来自背根神经节的神经分支分布在关节突关节附近，是导致疼痛的重要神经来源。在腰椎间盘退变时，随着椎间隙的变窄，后方小关节间的负荷会明显增加。采用棘突间固定装置撑开腰椎后方结构，小关节间的压力也随之降低。Wiseman 等在尸体标本上进行生物力学测试，发现使用 X-STOP 棘突间内固定器械后关节面压力减少了近 55%。

（二）棘突间固定系统的适应证

棘突间固定系统的适应证主要包括：轻中度椎管狭窄；巨大的椎间盘突出，间盘切除时可导致大量的间盘组织缺失；复发的间盘突出；融合相邻节段保护；手术节段不稳定。对于椎管狭窄患者而言，棘突间固定系统适用于在站立位或行走时有症状而在坐位时症状消失的患者，而不适用于那些在坐位甚至卧床休息时依然有明显下肢神经症状的患者。对于单纯的腰椎间盘突出症，不应被作为棘突间固定的适应证。此外，此项技术不适用于严重的椎体滑脱、退变性侧弯以及严重的骨质疏松患者。对于 L_5S_1 节段的病变，因 S_1 后方结构与腰椎不同，棘突间装置难以安装，因此也不适用此项技术。

（三）棘突间固定系统的手术步骤

1. 术前准备　通过 X 线动力位片评价腰椎的稳定性。根据 MRI 检查结果，分析椎间盘退变情况、间盘突出、椎管狭窄部位和程度以及小关节退变情况。

2. 体位和麻醉　患者取俯卧位。对于一些特殊设计的固定系统，可以采用侧卧位，如 X－STOP。麻醉方式为局部麻醉。当手术需要进行椎板减压或间盘切除等操作时，可采用全身麻醉。

3. 切口及显露　后正中纵切口，显露手术节段的棘上韧带、棘突、棘间韧带。显露过程中尽可能保留正常的肌肉和骨性结构，特别是要保护棘上韧带，因为棘上韧带是维持术后脊柱稳定性的一个重要结构。

4. 假体的安放　去除棘间韧带，撑开两棘突间隙。选择合适型号的假体放在棘突间。不同的假体的设计各不相同，根据具体设计来进行固定。如 Wallis，需要用两根尼龙绳将其固定在上下棘突上，这样不仅可以限制手术节段的后伸，同时对屈曲运动也有限制。在安装假体的过程中，应适当撑开棘突间隙，撑开过小可能发生术后疗效不满意，过大则可能导致棘突骨折（图 7－7）。

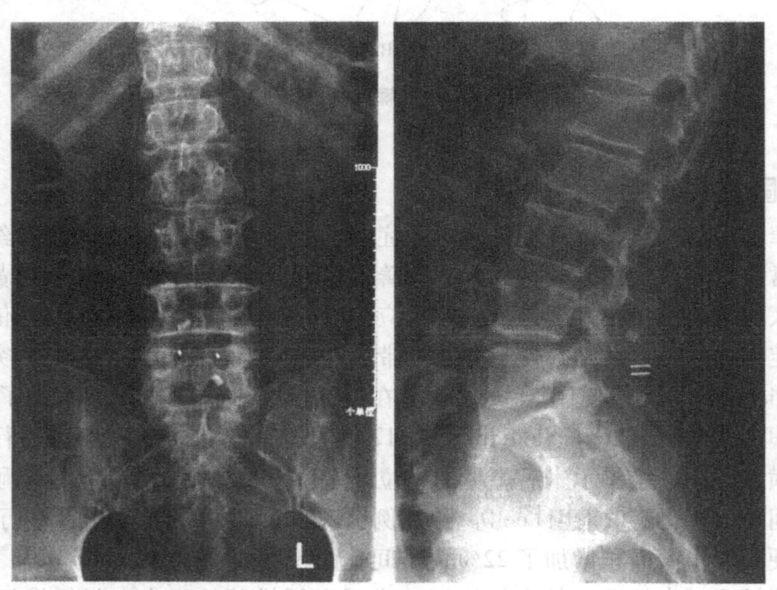

图 7－7　$L_{4,5}$ 棘突间 Wallis 固定术后 X 线正侧位片

5. 术后处理　若单纯安装棘突间固定系统，则无须放置引流管。术后当天或次日即可出院。

（四）棘突间固定系统的疗效及评价

Anderson 等比较了 X－STOP 棘突间内固定器械和非手术治疗（包含硬膜外注射）在治疗神经源性跛行的腰椎管狭窄患者中的临床疗效，结果发现 X－STOP 组临床满意率为 69.2%，而对照组仅为 9.1%。Lee 等对 10 例早期腰椎管狭窄患者行 X－STOP 治疗，随访最少 9 个月，结果发现 70% 的患者临床效果满意。在 2005 年，一项关于 191 例中度神经源性间歇性跛行患者的随机对照前瞻性多中心研究，比较了 X－STOP 和非手术治疗的效果。术后 2 年随访发现行 X－STOP 植入的患者的临床评分比平均基线改善了 45.4%，而对照组只有 7.4% 的改善。对患者的身体功能进行评分（ZCQ 评分），发现

X－STOP 组改善了 44.3%，而对照组出现了功能下降。在最终随访时，X－STOP 组 60.2% 的患者症状得到明显改善，而非手术组只有 18.5% 患者症状有改善。因此，学者们认为 X－STOP 为椎管狭窄患者提供了有效的治疗。患者对手术的满意度与患者本身对手术的期望值有关。

有学者采用 Coflex 棘突间固定系统治疗 106 例退变性腰椎疾病患者，包括退变性腰椎侧弯症、腰椎管狭窄、腰椎不稳定以及腰椎间盘突出，其中部分患者联合使用椎弓根螺钉内固定系统进行脊柱融合。结果显示有 74% 的患者临床效果满意，随访过程中仅有 10% 的返修率。有学者使用 DIAM 棘突间内固定系统治疗 912 例腰椎患者，结果显示此系统可以有效减少疼痛，临床满意率较高，手术并发症的发生率为 3.8%，主要包括伤口感染、棘突骨折。Senegas 等对接受 Wallis 治疗患者进行了临床随访观察，发现在术后 14 年时仍可保持 70% 以上的有效率。Korovessis 等进行了一项前瞻性对比研究，24 例患者采用腰椎融合术＋相邻节段 Wallis 固定，21 例患者采用融合术。通过 5 年的随访发现，Wallis 组融合相邻节段退变的发生率为 4.1%，未使用 Wallis 组的发生率是 28.6%；Wallis 组中发生相邻节段退变的患者均不需再手术治疗，而未使用 Wallis 组中有 14% 需要二次手术。Kabir 等通过系统回顾分析认为，棘突间固定系统能够降低融合相邻节段退变的发生，能够保护安装棘突间固定装置节段的相邻节段。

正是由于上述的临床研究结果，以及临床医师对相邻节段退变的担忧，使棘突间固定技术迅速得以在国内开展。但到目前为止，棘突间固定系统在轻中度腰椎管狭窄症的治疗以及预防相邻节段退变方面的疗效较为确定。但在对于单纯的腰椎间盘突出症而言，是否应采用此系统固定仍存争论。多数学者认为当腰椎间盘突出较为巨大，手术切除间盘后会造成椎间隙内过多组织缺失时，可以考虑使用此系统固定，从而预防节段不稳定的发生。对于术前即存在不稳定以及复发椎间盘突出患者，也可采用此技术。除此之外，腰椎间盘突出症并不是棘突间固定系统的手术指征，因为大量文献早已证实单纯椎板间开窗间盘切除术是治疗腰椎间盘突出症的有效方法。

然而，目前国内存在手术适应证盲目扩大的现象，其理由是为了预防椎间盘的复发。Floman 等对 36 例腰椎间盘突出症患者采用了间盘切除＋Wallis 固定，随访 12～24 个月后发现其中 5 例复发，占 14%。而以往文献报道椎间盘突出的术后复发率为 2%～10%。因此，学者认为 Wallis 无法防止间盘复发。Wallis 的发明人 Senegas 对 132 例接受 Wallis 治疗的患者进行 14 年的长期随访观察，发现间盘复发率为 7.6%。由此可见，目前尚未有临床证据表明此项技术能够防止间盘的复发，因此棘突间固定系统在腰椎间盘突出症中应用应该慎重。

关于棘突间固定系统的手术并发症，主要包括术后症状不缓解、棘突骨折、假体移位等。Talwar 等通过尸体生物力学研究发现，棘突骨折的侧方应力平均为 317N（95～786N），而该应力值与骨密度值明显相关。植入棘突间固定系统的侧方应力平均为 66N，虽然其平均值有显著性差异，但两者之间有累加的部分，因此在植入假体时存在棘突骨折的风险。有学者使用 DIAM 棘突间内固定系统治疗 912 例腰椎患者，其手术并发症的发生率为 3.8%，主要包括伤口感染、棘突骨折。Sengas 等通过长期随访观察发现，Wallis 术后需要再次手术的发生率为 21.1%，其中术后 1 年中有 6 例接受了二次手术。二次手术的原因包括 8 例持续腰痛，2 例内固定松动，10 例间盘复发，2 例棘突骨折，1 例相邻节段间盘突出，3 例椎管狭窄或滑脱，还有 4 例原因不明。北京大学第三医院严格按照手术适应证的要求采用 Wallis 治疗了 50 例腰椎患者，术后 2 年内需要翻修手术的共 4 例，其中 2 例腰椎管狭窄症患者术后症状复发，2 例内固定移位，上述 4 例患者的 Wallis 均是应用在手术减压节段，而应用在融合节段的相邻节段的患者预后良好，尚无 Wallis 相关并发症发生。

关于棘突间固定系统的并发症虽然此项技术从出现到临床应用已经近 20 年的时间，但是此项技术还需要不断地改进，更需要循证医学证据来验证其在腰椎疾病中应用的有效性。临床上应用此项技术一定要严格掌握适应证，减少并发症的发生。

三、腰椎弹性内固定系统

为了减小融合的坚强度，预防融合相邻节段的退变，多年来学者们研制出许多非刚性固定系统，如一些圈状、弹簧样、带关节连接棒等。此外，还有一些内固定是通过对长节段内固定最头端固定方式的改变，来减少相邻节段退变发生的风险。从力学上，半刚性固定与刚性固定比较，可以减少相邻节段活动度的增加。非刚性固定系统有共同的特性，即在固定节段保留一定活动度。但为了防止出现术后螺钉松动，一些内固定系统在螺钉上设有涂层或等离子喷涂物，有些固定系统还需要将螺钉黏合在椎弓根中，以增加螺钉的牢固性。

早期的动力型后方内固定系统从 Graf 固定带开始，此系统用一条没有弹性的索带缠绕两个椎弓根螺钉，其目的是使活动节段获得完全的前凸，限制腰椎屈曲和防止旋转。对于这一设计概念尚无试验基础，但是临床结果是可以接受的。Graf 固定带的局限性包括其产生的后方纤维环负荷的增加，这会产生后期的失败而导致背痛，或由于这一系统造成明显的侧隐窝和椎间孔的狭窄而导致早期的失败。

目前，临床上应用较为广泛而且相应临床基础研究较多的弹性固定系统是 Dynesys（Dynamic neutralization system）。

（一）Dynesys 系统的原理和构造

1994 年，瑞士 Zimmer 公司推出的 Dynesys 系统由钛合金椎弓根螺钉、多聚酯纤维（PET）绳构成的张力带以及套在张力带外侧的聚碳酸酯聚氨酯（PCU）弹性套管共同组成，其引进了控制屈伸双向运动的理念。固定在两端螺钉间的张力带被预先拉紧以承受拉应力，而外面的弹性套管则为了承担螺钉间的压应力。在屈曲位时，张力带限制过度屈曲；在过伸时，弹性套管部分压缩并限制过伸。Dynesys 系统设计目的是使脊柱后部结构恢复到近似正常生理解剖位置，从而保留节段间的活动和降低关节面负荷的承受。Dynesys 装置植入后控制了活动障碍，消除了节段间的机械性不稳，达到机械性中立位，限制了膨出的椎间盘，重建了新的节段间旋转中心，终止了节段间的异常压力，并有可能恢复软骨与椎间盘内环境之间的生理交换，使术后椎间盘可能出现再次水化，椎间盘的部分组织重生。

（二）Dynesys 系统的生物力学特性

脊柱动态稳定的目的是恢复脊柱活动节段正常的运动，这不仅包括运动范围，而且包括以瞬时旋转轴的位置和方向为代表的运动模式。过去很少有学者对脊柱的运动模式进行研究，但脊柱的运动模式会对小关节面、椎间盘、后纵韧带以及相邻节段的负荷承载和传输等方面产生影响。

Dynesys 系统就像一个内部支架装置一样，能在椎体后部结构、纤维环和后纵韧带产生张力。它能使后部小关节的接合面回复到原来的位置和功能，改善椎间盘缺少黏弹性而导致的活动障碍，并恢复后部结构的张力。这些改变能恢复脊柱节段旋转中心，产生一个改善椎间盘生理的解剖学环境。Dynesys 系统中和了椎间盘的压力，但并不会带给小关节额外负荷，从而减缓退行性变的进展或加速。生物力学研究证明此装置的弹性系数接近于正常脊柱的弹性系数，因此该系统能恢复受损脊柱的稳定性，并接近于正常脊柱的弹性。间隔器的弹性保证了一定程度的活动度，并限制了相邻节段的应力集中。Dynesys 系统既减少前屈又减少后伸，还允许脊柱有限的活动。Schmoelz 等发现 Dynesys 系统在主要 3 个负荷传输方向上都比椎弓根固定更加具有弹性，但仍比正常脊柱僵硬很多。

Schmoelz 等在体外试验中发现，Dynesys 系统对其固定节段的椎间盘内压力有影响。在中立无负荷位，受损脊柱和植入 Dynesys 系统都对椎间盘静水压影响较小，两者无差异。与完整状态脊柱相比，受损脊柱植入 Dynesys 后在侧屈活动中能减轻固定节段椎间盘的负荷承受；在轴向旋转中，对椎间盘的负荷仅有轻微变化；在前屈活动中椎间盘内压力减小，但略低于完整脊柱水平；但 Dynesys 系统与刚性内固定器在其所固定的椎间盘内压力上并无显著性差异。

（三）Dynesys 系统的适应证

Dynesys 系统自投入临床使用以来距今已十余年，虽然在欧洲临床上该系统应用相对较多，但其适应证尚存争论。Dynesys 可单独用于腰椎退行性疾病、复发性椎间盘突出、脊柱轻度不稳，尤其是腰痛较腿痛明显者。目前，该装置的手术适应证主要包括：腰椎管狭窄症或腰椎退行性滑脱导致的神经性疼痛或腰痛；椎间盘退变导致的腰背痛；减压手术导致的医源性腰椎不稳定；轻度退行性腰椎侧弯导致的腰椎管狭窄症并处于进展期。禁忌证主要包括：Ⅰ度以上腰椎滑脱；退变性侧弯大于 10°；肥胖；以往融合节段的翻修手术；严重骨质疏松；腰椎结构畸形无法行椎弓根固定者。

（四）Dynesys 系统的疗效

Schnake 等在一组 26 例患者因椎管狭窄和退行性脊柱滑脱使用 Dynesys 系统，术后 2 年随访中发现患者的疼痛症状得到明显缓解，62.5% 的患者恢复了以前的工作。Bordes - Monmeneu 等针对 94 例退行性椎间盘疾病和腰椎管狭窄的患者使用此系统，发现 82% 恢复了工作，Oswestry 功能评分明显改善，96.8% 的患者腿痛缓解，70% 的患者腰痛消失。因此，他们认为 Dynesys 系统能保留节段活动，并在中期能显示出良好的临床和放射学结果。Beastall 等进行了一项前瞻性研究，24 例 DDD 患者采用 Dynesys 系统固定，结果显示此系统能够保护固定相邻节段，减少退变的发生。

Putzier 等将 84 例患者分为两组，一组采用 Dynesys 系统和髓核摘除术，另一组单纯行髓核摘除术。术后平均随访 34 个月，发现 Dynesys 系统能保护相邻节段，两组的中期临床结果相似，但在长期随访中应用 Dynesys 系统组的满意度明显高于单纯行髓核摘除术组，而且仅在单纯行髓核摘除术组发现到节段逐步退变的表现。但是，有学者认为此系统并不适用于已经存在明显腰椎畸形和需要广泛减压的病例。

此外，还有学者将 Dynesys 系统应用在腰椎退变性侧弯合并腰椎管狭窄症患者中，29 例患者接受了减压和 Dynesys 固定手术，平均随访 54 个月，ODI 改善 51.6%（$P = 0.01$），RMDQ 评分改善 58.2%（$P = 0.01$），腿痛改善 51.7%（$P = 0.02$），腰痛改善 57.8%（$P = 0.01$）。侧弯角度术前 16.9°（12°~36°），随访时 11.1°（4°~26°），改善率为 36.5%（$P = 0.01$）。随访时侧弯和滑脱程度保持稳定，其中只有 1 例 S1 螺钉周围透亮线，1 例相邻节段病变需二次手术。

然而，针对 Dynesys 的疗效仍然存在争论。Grob 等在一组 31 例椎间盘退变合并节段不稳的患者中使用 Dynesys 系统，结果发现 Dynesys 系统并未比融合手术表现出更多优势。在背痛方面，67% 患者有改善，30% 与术前相同，3% 在术后加重；65% 的患者其腿部症状有改善，21% 的患者与手术前相同，14% 术后加重；在功能方面，40% 有改善，33% 与术前相同，27% 有加重。总体而言，术后只有一半患者认为术后症状有改善，19% 的患者需要行翻修手术。针对固定相邻节段保护的问题也有不同意见。Kim 等对 21 例腰椎退行性疾病患者采用了本系统，结果发现在术后平均 31 个月的随访中，有 6 例出现了相邻节段的后滑移，占 42.9%。

关于 Dynesys 系统的长期表现，许多临床医师担心会出现螺钉松动。Stoll 等进行了一项前瞻性多中心研究，采用 Dynesys 治疗的 83 例患者，手术适应证为椎管狭窄、退变性椎间盘疾病、椎间盘突出和翻修术后产生的节段性不稳，平均随访 38.1 个月，术后疼痛和功能评分明显改善。但与植入物有关的并发症较高，其中包括：2 例螺钉位置不良，其中 1 例有神经根压迫症状而再次手术；8 例影像学检查显示螺钉松动，其中 1 例有症状而再次手术。其他并发症包括：3 例因症状不缓解而行翻修手术；2 例改行融合手术；7 例因邻近节段退变而行二次手术，其中 5 例取出内固定，改行融合固定，2 例增加了 Dynesys 固定节段。在一项前瞻性研究中，Schaeren 等对 26 例腰椎管狭窄症合并滑脱的患者采用了 Dynesys 固定，患者平均年龄为 71 岁，19 例获得 52 个月随访。VAS 评分明显改善，术后 4 年与术后 2 年相同。虽然满意度为 95%，但有 3 例螺钉松动，1 例螺钉断裂，占 15.4%，4 年随访时，相邻节段退变发生率为 47%。

总之，以 Dynesys 系统为代表的弹性固定系统是临床上为了防止相邻节段退变、保留节段活动度的有益尝试。但目前这些系统的研制和应用尚处于临床摸索阶段，还需要大量的循证医学证据来证实其有效性。因此，在采用此类固定系统治疗患者时，一定要严格掌握适应证。

（李　旭）

第八章

足部手术

第一节　青年性第2跖骨头缺血性坏死

第2跖骨头缺血性坏死常发生于13～18岁的青少年。临床上，跖骨头缺血性坏死以第2跖骨多见，但第3、4跖骨头亦可发病，有时偶可见第1跖骨，可单侧亦可双侧发病；女性多于男性，男女发病之比为1∶3～1∶4。

该病发病原因尚存在争议，大都认为与累积外伤、负重有关，这些外伤使由韧带进入跖骨头的血管受损，以致跖骨头发生缺血性坏死；这一病理变化，已被病理切片所证实。因第2跖骨头较长和其基底较为固定，加之负重较大，故常发生于第2跖骨；女性因穿高跟鞋，加重了第2跖骨头的受压，致使发病率高于男性。本病多见于需久站工作的护士、饭店店员、纺织工人等。临床上可见第2跖趾关节处肿胀，压痛。X线片显示第2跖骨头变宽、变扁、关节面不整齐、并可碎裂、继发性关节退行性变等改变。第2跖骨近端可能有变大、增粗等相应变化（图8－1）。

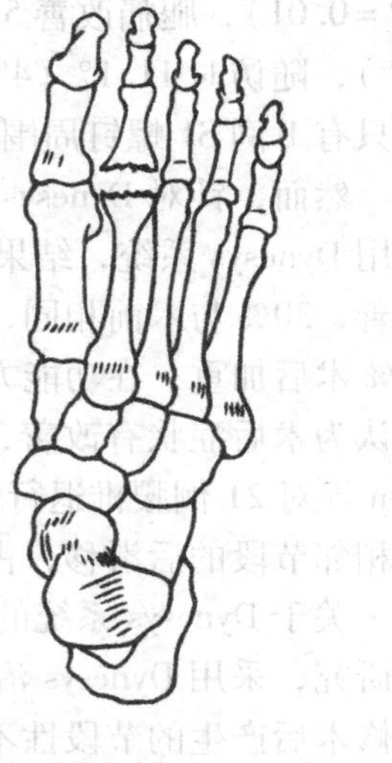

图8－1　第2跖骨头缺血性坏死

本病的治疗，急性期不必手术，应减少负重，给予理疗、中药浸泡等热疗，疼痛重者可服用非甾体类消炎镇痛药，亦可采用泼尼松龙注射液0.5mL加1%利多卡因2mL关节腔内注射治疗。少数患者可获治愈，但大多数患者不能被治愈。晚期患者，因疼痛并影响功能者应采用手术治疗。常用的手术有以下三种术式：

一、跖骨头切除术

（一）适应证

晚期跖骨头缺血性坏死，跖骨头变扁，不整齐，有退行性骨关节炎表现，疼痛严重并影响功能者。

（二）麻醉

局部阻滞麻醉。

（三）体位

仰卧位。

（四）操作步骤

1. 切口　在足背侧以第2跖骨头为中心做长约4cm之纵向切口。

2. 显露病变　切开腱膜，将第2趾长伸肌腱拉向一侧。切开第2跖趾关节，并在骨膜下显露第2跖骨头、颈部。

3. 切除病灶　从第2跖骨颈部用微型摆动锯，将第2跖骨自颈部锯断取出（图8-2）。最好不要用咬骨剪，以免将骨质咬碎。若第2跖骨近节基底部有明显变化，则可用骨剪将第2趾近节趾骨近侧1/2剪除，切口分层缝合。

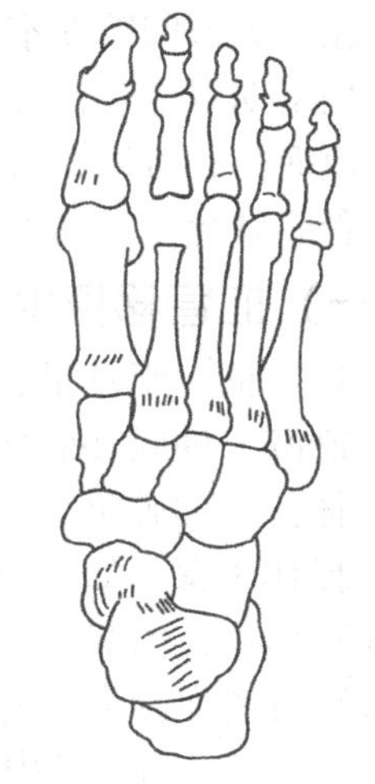

图8-2　跖骨头切除术

（五）术后处理

石膏靴固定2周，然后除去石膏靴拆线，再用铝板作局部固定2周。若有条件可用合适的跖骨垫代替。

二、人工跖趾关节置换术

本术式适应于第2跖趾关节的两侧关节面均有破坏的病例。应用Swanson人工跖趾关节置换已有骨性关节炎改变的跖趾关节，国外已应用20多年，疗效可靠。国内已有几家医院采用该术式治疗此病，最长者随访12年，疗效满意。手术切口与显露同第2跖骨头切除术，术中切除关节面3~4mm厚，然后打通跖骨与趾骨髓腔安装人工跖趾关节。具体参考踇外翻矫正节段。

三、跖趾关节切除术

（一）适应证

经过以上治疗仍有症状者，可行全趾切除术。

（二）麻醉

局部阻滞麻醉或硬膜外麻醉。

（三）体位

仰卧位。

（四）操作步骤

1. 切口　在足底及足背跖骨的两侧作大椭圆形切口，切口的远端稍变窄至趾蹼的患趾边缘，足背部则在趾的近端3cm左右。

2. 显露与截趾　切开皮下组织后，剥离两侧软组织，切断患趾背侧与跖侧的肌腱，结扎其血管，自跖骨基底部横行切断跖骨（图8-3），取出整个跖趾。然后充分止血。为消灭无效腔，可将1、3跖趾关节囊及周围软组织牢固缝合在一起，皮肤间断缝合。

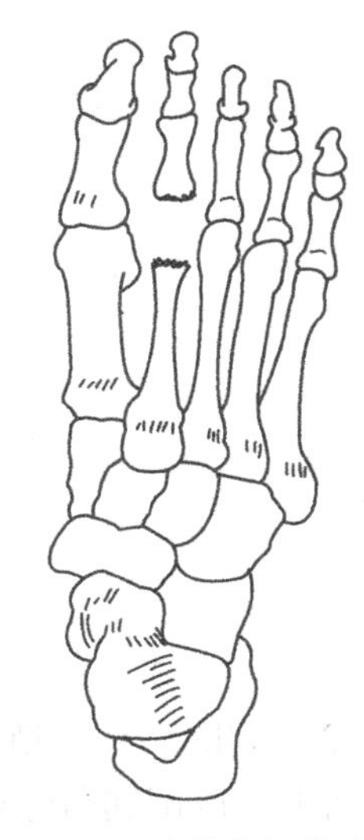

图8-3　跖趾关节切除术

（五）术后处理

术后用绷带加压包扎，3周后逐渐负重。

（李　旭）

第二节　跗部距骨及舟骨缺血性坏死

一、距骨缺血性坏死

距骨和舟骨的缺血性坏死并不少见，尤以距骨坏死为多见。距骨是人体全身骨骼中唯一无肌肉起止附着的骨骼，在踝关节遭受严重损伤时，可使距骨的血供遭到完全破坏而发生缺血性坏死。最终导致距骨体塌陷变形，造成踝关节骨性关节炎。距骨坏死多发生在外伤性距骨骨折或骨折脱位后，坏死率高达50%，尤以距骨体后半部的骨折与脱位最易发生。临床症状主要是疼痛和活动受限。典型的X线表现为距骨体密度增高，甚者可达正常骨密度的2倍以上，晚期可出现距骨体塌陷变形，形态变小、变扁，骨质硬化，关节间隙变窄及骨性关节炎的表现。

本病早期以保守治疗为主，限制负重及运动，给予理疗、中药浸泡等热疗，疼痛重者可服用非甾体类消炎镇痛药；可用石膏靴固定1年。若仍不愈合，距骨头扁平，关节面纤维化，沿关节面周围有骨赘形成，骨质硬化，疼痛严重，功能受影响者应及时手术。

（一）血管移植术

1. 适应证　距骨早、中期缺血性坏死，疼痛严重，踝关节无骨性关节炎改变者。

2. 麻醉　硬膜外麻醉。

3. 体位　仰卧位。

4. 操作步骤　如下所述。

（1）切口：内踝前上方向前、下至第1楔骨内侧做长9～10cm之弧形切口。

（2）分离血管束：将胫骨前肌腱和踇长伸肌腱分别向内外牵引，显露胫前动静脉，足背动静脉及其分支，在胫骨前肌腱内侧缘识别出内踝前动静脉（图8－4），按显微外科技术操作原则，在放大镜下仔细分离主干及分支达第1楔骨内侧缘，组成一血管束，长约4～6cm，纱布包裹备用。

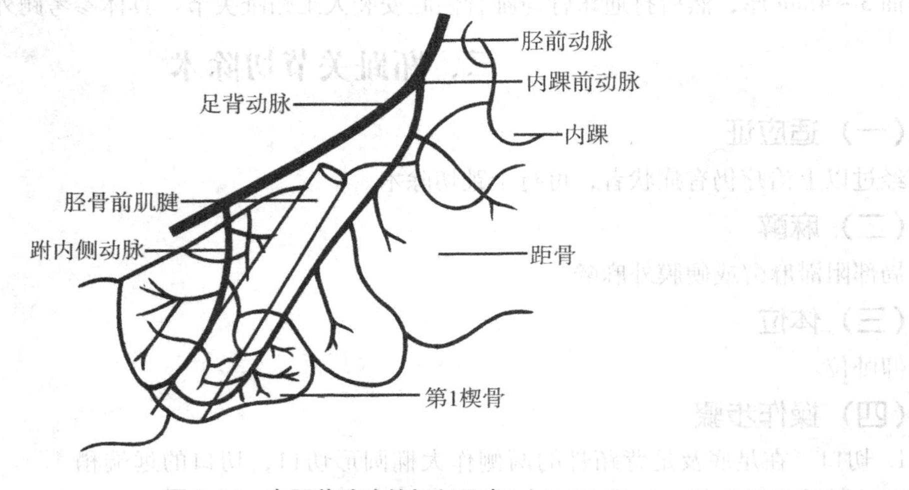

图8－4　内踝前动脉的解剖示意

（3）刮除病灶与植骨：切开踝前关节囊显露距骨，在距骨头部自前内向后外钻一骨隧道达距骨体软骨面下，以刮匙清除死骨，从髋骨取松骨质植入距骨空腔内，并将血管束植入骨隧道内（图8－5），缝合切口。

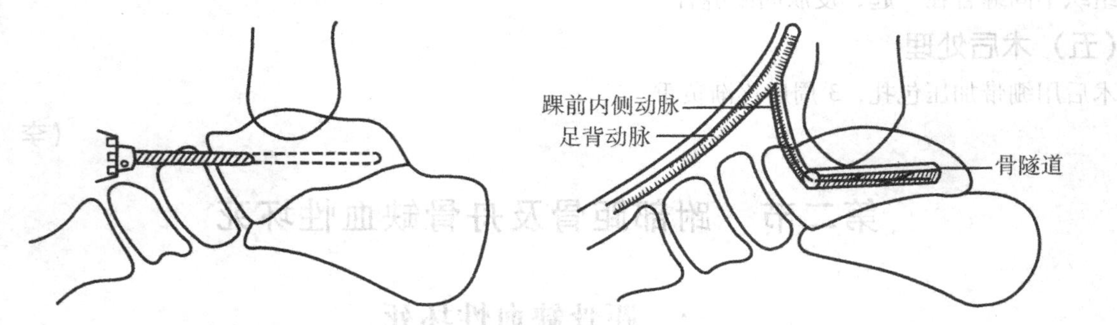

图8－5　距骨缺血坏死血管束植入示意

A. 钻骨隧道；B. 植入血管束

5. 术后处理　用短腿石膏靴固定踝关节和足于中立位12周，摄X线片检查愈合情况，如尚未愈合，继续固定6～8周。若已愈合，可逐渐负重行走，但需用长筒靴及足弓垫保护3个月。

（二）带血管蒂楔骨瓣移植术

1. 适应证　距骨早、中期缺血性坏死，疼痛严重，踝关节无骨性关节炎改变者。

2. 麻醉　硬膜外麻醉。

3. 体位　仰卧位。

4. 操作步骤　如下所述。

（1）切口：同血管移植术。

（2）显露血管：切开皮下组织后，将胫前肌腱和踇长伸肌腱向两侧牵开，在胫前肌腱内侧缘找到踝前动脉主干，然后按显微外科操作原则，显露识别出踝前内侧动脉，直至动脉细小分支进入楔骨骨膜处止。

（3）骨瓣移植：分清楔骨内侧边界，凿取带血管蒂楔骨瓣 1.5cm×1.5cm，将带血管蒂骨瓣掀起后，由远而近分离血管束至其根部。显露踝关节囊并切开之。于距骨负重区关节面下方开窗，清除死骨。将胫前肌腱向内侧牵开，将带血管蒂骨瓣从腱下向内后移到距骨开窗处嵌入，无须固定（图 8－6）。楔骨创面涂骨蜡止血，切口闭合后局部加压包扎。

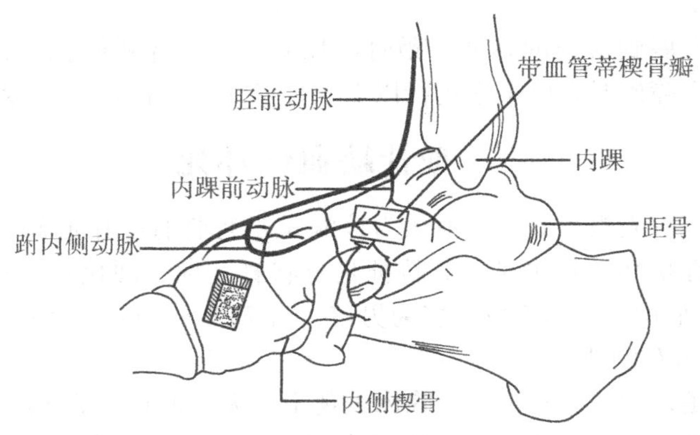

图 8－6　带血管蒂楔骨瓣移植术

5. 术后处理　短腿石膏托固定 6～8 周，术后 3 个月内避免负重；之后可逐渐负重。

（三）带血管蒂骰骨瓣移植术

1. 适应证　距骨早、中期缺血性坏死，疼痛严重，踝关节无骨性关节炎改变者。

2. 麻醉　硬膜外麻醉。

3. 体位　仰卧位。

4. 操作步骤　如下所述。

（1）切口：取踝前外侧入路，自踝关节上方 5cm 起沿胫前肌外缘斜向下行，越过距骨体前外侧面至骰骨区，并沿第 4 跖骨向前 2cm 处止。

（2）显露血管：切开皮下组织后，将踇长伸肌和趾长伸肌牵向外侧，于足部动脉的外侧，在距舟关节水平找到跗外侧动脉的起始点。然后按显微外科操作原则，分离出该血管。

（3）骨瓣移植：于跗骨窦处切断趾短伸肌起点，并将其向远端翻开，显露骰骨表面的跗外侧血管分支，分清骰骨周围边界后，以跗外侧血管在骰骨背侧的走行为轴，平行于跟骰关节面切取 2cm×2cm×0.5cm 的骨瓣。将带血管蒂的骨瓣掀起，由远而近分离血管束止起始处。切开踝关节囊，显露距骨颈体部，于其外侧开窗，清除距骨内的死骨，将骨瓣嵌入开窗处（图 8－7）。骰骨创面可用趾短伸肌堵塞止血。

5. 术后处理　同上。

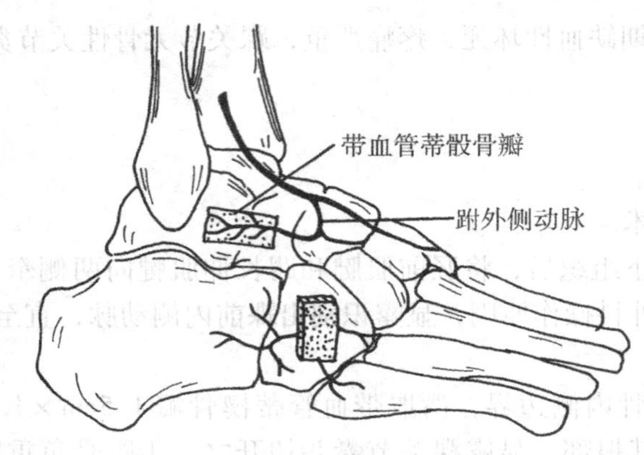

图 8－7　带血管蒂骰骨瓣移植术

（四）踝关节融合术

当距骨缺血性坏死已发展到疾病的晚期，距骨已塌陷变形、坏死硬化、骨质增生成骨性关节炎改变，疼痛及踝关节功能严重障碍时，已不适用行以上三种术式，应行踝关节融合术。

二、舟骨缺血性坏死

1908 年科勒（Kohler）首先报道此病。他认为该病是足舟骨骨化中心缺血性坏死，故又称为足舟骨骨软骨病。此病属自限性疾病，较少见。其特征是舟状骨变扁、硬化及不规则，其附近的软组织肿胀，好发于 3～9 岁儿童，平均年龄为 5 岁。多为男孩，占 75%～80%；女孩多在 4 岁左右发病。患者大都为单侧发病，约 20% 为双侧性。

本病发病原因尚不清楚，少数有外伤史。临床表现主要为行走时足部疼痛，呈轻度间歇性跛行，舟骨附近肿胀、压痛。X 线平片早期可见舟骨呈均匀或不均匀的密度增高，晚期还可见舟骨变扁、不规则，部分有碎裂现象。

本病以保守治疗为主，原因是该病预后良好，通常不遗留任何畸形。症状轻的患儿禁止剧烈运动，如跑跳及长途步行。避免或减少负重，给予理疗或中药熏洗。若局部肿胀、疼痛、压痛较著，可用石膏固定足于轻度内翻位 6～8 周。拆除石膏后，鞋内垫软垫，将内侧加高 1cm，扁平足者可穿用矫正垫或矫形鞋，一般 3 个月内症状可消失。对于长时期严重疼痛，功能丧失者可考虑行三关节融合术，术后可完全消除跗舟骨缺血坏死的症状，但足的侧方运动将完全丧失，故应慎重考虑。

（李　旭）

第九章

关节置换术

第一节　髋关节置换术

一、髋关节置换术的历史回顾

髋关节置换术不仅可以矫正髋关节畸形、消除疼痛、改善关节功能，而且大大提高患者的生活质量。因此在20世纪没有哪项骨科技术能像髋关节置换术那样同时吸引医学界和公众的高度关注。

一般认为，截骨后将软组织置于截骨端之间，是第1例髋关节成形术（Murphy），再加上Gluck发明的将象牙球安放到股骨颈上，并用螺钉和骨胶固定的技术掀开了全髋关节置换术的进程。髋关节置换术能够达到今天的效果，凝聚了无数骨科医师、材料学和工程技术人员的不懈努力和不断追求探索。它是在原始的髋关节成形术基础上，经历无数次失败逐渐发展而形成的。

（一）髋臼杯成形术

Smith - Peterson和他的同事观察到在从患者大腿内取出的玻璃碎片上有一层类似滑膜组织形成，由此推理用玻璃来做髋臼杯是否也会引起滑膜的生长，从而取得髋臼成形术的成功呢？他在1923年实施了第1个用玻璃材料的髋臼成形术。因为玻璃容易破碎，Venable和Stuck使用牙科的铬、钴和钼等合金（商品名Vitallium）材料来作为髋臼杯，随后Smith - Peterson在大量的实验中都用Vitallium作为髋臼杯材料。在临床回顾性研究中，做了髋臼成形术的患者只有半数成功地解除了疼痛；另外，髋臼成形术也不能解决骨缺损或畸形（如肢体短缩）等问题。尽管如此，髋臼成形术激发了人们对寻求重建关节的植入材料兴趣，这是迈向全髋关节成形术道路上的一个巨大进步。

（二）股骨头置换术

1939年，Bohlman因将铬 - 钴合金球用Smith - Peterson三翼螺钉固定到股骨头上而受到Moore的赞赏。同年，Moore和Bohlman构建了一种特殊的铬 - 钴合金股骨头假体，用于置换1例因骨巨细胞瘤破坏了股骨近端30cm结构。术后患者功能恢复非常好，直到因其他原因而去世。这被称为髋关节外科发展史上的里程碑，这一技术后来发展成为Moore型假体。

1. 短柄股骨头假体　1946年，Judet兄弟用丙烯酸脂做了1个带柄的股骨头假体，其柄可插入股骨转子间区域，通过骨水泥（PMMA）固定，初期效果十分满意。但很快发生松动和磨损，而且机体对丙烯酸脂碎屑产生严重的炎症反应，改用铬 - 钴合金后仍未获得成功。随后，Mckeever、Valls和Thompson以及其他一些人对这种股骨头假体做了大量的改进，但是大多数都没有成功。失败的主要原因是假体设计不符合生物力学原理，即在假体与骨界面存在超负荷的剪力。

2. 长柄股骨头假体　Moore通过总结他与Bohlman的经验发现股骨髓腔内柄比转子间较短的柄有更好的机械支撑作用。在19世纪50年代早期，他将第1个Vitallium合金制作能够插入股骨髓腔内的股骨头假体植入患者体内。这种球形股骨头连接到长柄上最具代表性的有Moore型和Thompson型假体。Moore型假体的颈领水平，其目的是为了保留更多的股骨颈，柄近端增大，以防术后下沉，背面有一侧翼，防止旋转，在柄的近端有一窗口，以便自锁。Thompson 设计了一种类似的，但不带孔的假体。在甲基丙烯酸甲酯骨水泥出现后，这种不带孔的假体可以作为骨水泥型假体。Thompson 型假体是头 - 颈领设计，有 1 个斜形股骨颈，术中需切除部分股骨颈，适用于治疗低位股骨头骨折、不愈合、坏死、股骨颈吸收及 Judet 假体失败的患者。Moore 型和 Thompson 型假体均在 1950 左右同时出现，引起骨科界的广泛关注。

3. 双动股骨头假体　Giliberty 和 Bateman 设计了一种复合承重的股骨头假体，这种假体带有 1 个套在股骨头假体上的髋臼杯，其可以相对于髋臼杯自由转动。其设计初衷是为了减少股骨头假体和髋臼软骨之间的摩擦。这种假体基本上是髋臼成形术和股骨头成形术的结合，通过骨水泥或压配固定于股骨髓腔内，在髋臼部假体下覆有一层聚乙烯，这就避免了金属和金属接触。现在对于双动头假体的使用有着很严格的指征，通常年轻的股骨头缺血坏死的患者是双动头置换的最佳对象。然而，难以接受的高失败率降低了人们对这种假体热情。

（三）全髋关节置换术

1948 年，Philip Wiles 发明了不锈钢制造的球 - 臼髋关节假体，但是植入体内后发生了机械性失败。

1. Mckee - Farrar 全髋关节　1951 年，美国 Mckee 和 Watson - Farrar 吏用了不锈钢假体全髋关节置换术。他们在股骨侧使用了自己改进的 Mckee 的骨松质螺钉，并使用了金属的髋臼假体。Mckee 随后在 1956 年改进了这一假体，在股骨侧使用了 Thompson 的假体，在髋臼侧使用了球形的臼杯，这些都是用钴 - 铬合金制造的。

2. Charney 低磨损全髋关节　Charney 低磨损全髋关节的设计应用，是髋关节置换术发展历程上的一次重大理论性突破。他开创了全髋关节置换术（THR）的新时代，被誉为现代全髋关节置换术之父。Charney 采用超高分子聚乙烯（UMWP）作为髋臼假体或内衬材料，22mm 股骨头，髋臼和股骨假体均使用骨水泥固定，并采用经大转子截骨入路，通过术中抬高大转子以保持外展肌的张力而利于关节稳定。这种直径小的股骨头与直径相对大的臼窝相关节，股骨头在臼窝内产生扭矩相对小，符合工程学上的低磨损扭矩原理。

3. 金属髋臼杯与聚乙烯内衬髋臼假体　Harris 最早提出金属髋臼杯与聚乙烯内衬合用，逐渐被大家接受。Harris 还提出可用相同的聚乙烯内衬替换磨损的内衬。这种金属髋臼杯与可替换的聚乙烯内衬，成为最早的组合式假体，并成为 20 世纪 80 年代后期非骨水泥固定髋臼假体的标准式样。

（四）髋关节表面置换术

所谓的表面置换是为了更好的保留股骨上部的骨结构。在表面置换中，股骨头被加以塑形，以适合带上金属帽；髋臼的处理和全髋关节置换中的处理很相似，只是髋臼杯更大也更薄，这就增加了髋关节的活动度并降低了摩擦。1973 年，Amstuts 和其同事开始了他们 THARIES 表面置换的工作，同一时期，Wagner，Freeman，Gerard，Paltrinieri 和 Trentani，以及 Capello 和 Trancik 也设计了其他形式的表面置换假体。这些假体对于较年轻的患者相对较合适，但是因为高失败率，这种置换方式在当时没有被推广。随后，Amstutz 改进了表面置换的观念，并取得了一些早期的令人振奋的结果。

随着人们对表面置换兴趣的减退，出现了相对于表面置换和带柄固定较为保守的假体，即所谓的髓内固定装置。这种理念一直受到人们的关注，现在人们对其的兴趣也越来越大，自 20 世纪 20 年代最小限度截骨量假体出现至今，人们一直在断断续续地对这种设计的假体进行改进。

二、髋关节置换术的摩擦界面

（一）超高分子聚乙烯

超高分子聚乙烯（UHMW），其原料是一些超高分子聚乙烯粉末（或树脂），经过一系列加工成为假体，用于制造髋臼假体已经有 40 年的历史。John Charnley 爵士是第 1 个将聚乙烯应用于临床的人，他与 1962 年成功地将聚乙烯应用于全髋关节置换术中。大量的临床结果证明，以超高分子聚乙烯作为摩擦界面的髋关节假体远期临床结果相当满意，髋关节置换 10 年成功率达到 90% 左右。

然而，无菌性松动仍然是髋关节置换术后主要并发症，常常导致疼痛，功能下降和骨折。尤其是对于年轻和活动量大的患者，这是我们面临的挑战。聚乙烯磨损颗粒引发的骨溶解是髋关节置换术后无菌性松动和翻修的主要原因。多位作者报道，每年聚乙烯磨损超过0.2mm引起骨溶解的概率明显增大。每年线性磨损达到0.1mm，发生骨溶解的风险增加4倍，每年容积磨损达到40mm^3，发生骨溶解的风险增加3倍。

对聚乙烯磨损颗粒的研究驱使人们去寻找能够替代聚乙烯的人工关节材料。近年来研发了一系列低磨损髋关节假体，主要包括：高交联聚乙烯、陶瓷对陶瓷髋关节假体和金属对金属髋关节假体。

（二）高交联聚乙烯

超高分子聚乙烯经过γ射线或者电子束照射，然后经过热处理减少其中自由基，成为高交联聚乙烯。根据生产厂家不同，有的温度超过其熔点（137℃），有的低于其熔点。在与传统非交联高分子聚乙烯相比，一些体外实验表明，高交联聚乙烯能够戏剧性减少其磨损，第一篇RSA体内研究文献显示交联高分子聚乙烯磨损非常低，无不良反应。Digas等报道了类似的临床结果，相对于普通非交联聚乙烯，术后2年随访Mrads电子束处理交联聚乙烯减少了62%的磨损。在体外人工关节模拟实验下，即使使用大号股骨头，或者是关节间隙放入游离体，高交联聚乙烯抗磨损性能仍然较好。但是相同实验条件下非交联普通聚乙烯的抗磨损性能确要差得多。

与硬质的关节配伍（陶瓷-陶瓷，金属-金属）相比，高交联聚乙烯的临床应用更方便。聚乙烯臼或内衬的使用不仅为骨科医师所熟悉，容易操作，而且不用担心金属过敏、血清中金属离子浓度过高和陶瓷碎裂等。

辐照除了可以引起聚乙烯分子交联外，残留自由基与氧分子作用后引起更多聚乙烯分子分裂，从而使聚乙烯脆性增加，抗疲劳强度下降。因此γ射线辐照可以使聚乙烯机械性能受到损害，特别是为了达到高交联而使用大剂量射线辐照，其结果是使聚乙烯抗疲劳和抗骨折强度降低。虽然通过加热退火可以减少残留自由基水平，增强聚乙烯远期抗氧化降解能力。然而只有超过材料熔点温度才能够完全清除自由基，但同时会引起聚乙烯严重变形，而低于聚乙烯溶点温度仅仅能够减少自由基，不能完全清除自由基，残留自由基的交联聚乙烯存在潜在的长期被氧化性的风险。

然而，高交联聚乙烯的临床应用时间很短，缺乏长期的研究报告。很多人工关节生产厂家都在生产自己的高交联聚乙烯内衬。用于产生交联的辐照方式、剂量、退火方法和最后的灭菌处理都不相同，在临床大量使用之前，对每一种产品进行小样本体内研究，评价其生物性及磨损特性是非常必要的。

（三）陶瓷对陶瓷髋关节假体

陶瓷被认为是生物惰性物质，置入人体没有全身和局部的不良反应。与超高分子聚乙烯比较，其磨损颗粒在激活破骨细胞分化和分泌细胞因子等方面要弱。

1. 陶瓷的生物力学特性　为了减少磨损而选择陶瓷关节的先驱是法国的Boutin医师，他在1970年开展了全氧化铝陶瓷髋关节。第一代氧化铝陶瓷由于缺乏生产标准和工艺，颗粒粗大，容易出现松动和股骨头碎裂等并发症。在过去30多年中，陶瓷品质的改进包括纯度的提高，精细结构的改善和烧结技术的提高，显著提高了陶瓷的生物力学性能。现在我们能够得到密度高、颗粒小、强度可靠的氧化铝陶瓷。

由于氧化锆具有更加精细的结构，其强度比氧化铝陶瓷高，抗碎裂强度是氧化铝的2倍，抗弯曲强度达到500~1 000Mpa（氧化铝为500Mpa）。因此氧化锆陶瓷能够显著减少股骨头碎裂，允许加工成更长的股骨头从而满足股骨颈延长的临床需要。氧化铝和氧化锆混合成分陶瓷的力学性能要比它们单一成分陶瓷好。

2. 陶瓷的摩擦特性　很多实验结果显示陶瓷磨损非常小。Affatato报道，在体外髋关节磨损模拟实验机上，未见氧化铝以及氧化铝和氧化锆混合成分陶瓷的磨损颗粒。Firkin报道陶瓷对金属关节的磨损比金属对金属关节低100倍。陶瓷对高分子聚乙烯关节的磨损要比不锈钢或者钴-铬合金对高分子聚乙烯小。在第三体损害的模拟实验中，氧化铝和氧化锆陶瓷股骨头损害轻，聚乙烯关节面的损害也比与金属配伍的关节轻。

陶瓷关节的低磨损在临床上得到了可靠的验证。Bos 报道，通过 4 ~ 8 年随访，陶瓷对聚乙烯关节的磨损颗粒要比金属对聚乙烯关节低 3 倍，体外模拟实验和体内试验氧化铝陶瓷关节使用 22 年效果都非常良好。陶瓷关节破损关节表面电子显微扫描照片显示，氧化铝和氧化锆陶瓷的磨损都非常低。

3. 陶瓷关节的失败　陶瓷关节的失败与陶瓷的材料特性、加工过程和外科植入技术有关，设计和制造工艺低劣的假体是失败的原始原因。股骨颈的锥度由 14/16 改为 12/14 后，股骨头碎裂明显降低。陶瓷关节碎裂概率小，即使碎裂后通过手术仍然可以解决。但很多外科医师仍然不愿意使用陶瓷关节，因为他们把关节碎裂看作灾难性后果。

对于陶瓷对陶瓷关节，股骨头与内衬之间会反复发生微分离及复位，在此过程中股骨头与内衬之间发生碰击是不可避免。由于股骨头和内衬都是硬性材料，它们对这种由碰击产生的应力吸收差，潜在地这种增高的应力容易导致假体移位和松动。另外，由于股骨颈与髋臼内衬之间碰撞导致髋臼杯与骨界面之间应力增加也是陶瓷对陶瓷关节可能易于发生松动性的潜在风险，同样是临床上最关心的问题之一。

（四）金属对金属髋关节假体

1. 第一代金属对金属髋关节假体　所有早期金属对金属髋关节假体都促进了现代全髋关节置换术的发展，其效果要比金属对聚乙烯关节好。然而，由于不锈钢质量较差、制造工艺差和缺乏牢固的固定，早期金属对金属髋关节假体没有取得十分满意的疗效。直到 20 世纪 60 年代末和 70 年代初，由 McKee 和 Farrar 研制的金属对金属髋关节取得了成功，所用材料为钴 - 铬 - 钼合金，头大小为 32 ~ 34mm。上述关节磨损率非常低，20 年长期随访显示，McKee - Farrar 金属对金属髋关节松动为 77%，而同期 Charnley 关节松动为 73%。第一代金属对金属髋关节假体在 7 年代消失的原因是同时代 Charnley 低磨损关节的效果要好。

2. 第二代金属对金属髋关节假体　瑞士的 Weber 是首先认识到金属 - 金属关节的低磨损与关节的松动率低有关系的人士之一。他观察到工艺很好的第一代金属 - 金属关节临床和影像学表现都非常好。在上述观察基础上，Weber 和他的工程团队开始研制第二代金属对金属髋关节假体。主要技术标准包括：28mm 头和内衬之间的合理公差；选择锻造而不是铸造技术优化钴 - 铬 - 钼合金表面；发展符合关节摩擦学的股骨头和内衬球形形态；良好的质量控制。自从采用上述工艺标准制造的 Metasul 第二代金属对金属髋关节假体在临床上以来，目前世界上已经有超过 150 000 例关节置入人体。

材料的相互影响，直径与公差，表面形态和摩擦等因素对金属 - 金属关节磨损的影响要比对金属 - 聚乙烯关节大。第二代金属对金属髋关节能够达到上述条件，临床结果非常满意。对翻修回收的 Metasul 关节进行分析显示，第 1 年磨损为 25μm，以后降低到每年 5μm，与金属 - 聚乙烯关节比较，容积磨损降低 60 倍。

3. 第三代金属对金属髋关节假体　第三代金属对金属髋关节假体因为采用大头和小公差，实现了液膜摩擦，同时减少了撞击，因此磨损和松动发生概率降低。

4. 金属 - 金属磨损颗粒　金属 - 金属关节的磨损颗粒要比聚乙烯小。Doomn 发现来自 McKee - Farrar 和 Metasul 关节的磨损颗粒直径都 <0. 1μm，透射显微电镜发现钴 - 铬 - 钼界面关节磨损颗粒呈圆形或者椭圆形，大多数直径 <50nm（6nm ~ 0. 8μm），金属 - 金属关节周围的巨噬细胞要比金属 - 聚乙烯关节周围少。

接受金属 - 金属关节置换的患者血清和尿液中钴和铬金属离子浓度升高，1 年后逐渐降低，且在患者淋巴结、肝、脾金属离子。但是没有证据显示血清和中钴和铬金属离子浓度升高与癌症有关。

三、髋关节置换术的假体固定

假体固定方式至今仍是髋关节置换术中争论的重点。甲基丙烯酸甲酯骨水泥的发明是人工关节发展史上又一个里程碑。Charnley 在 1958 年第 1 次用甲基丙烯酸甲酯很好的固定了髋臼和股骨侧假体。他的不朽之作："Anchorage of the femoral head prosthesis to the shaft of the femur" 成了全髋关节置换史上的一个转折点。Charnley 证明了假体的牢固固定是可能的，他自己把他对全髋关节成形术的贡献总结为：

“要对股骨髓腔进行扩髓，然后用大量的骨水泥填塞到其中，再将股骨柄插入骨水泥中。”

将聚甲基丙烯酸甲酯（骨水泥）引入临床是 Charnley 爵士对髋关节置换的三大贡献之一。它对人工关节外科具有十分重要的临床价值，是人工关节发展史上的一个重要里程碑。自 20 世纪 60 年代初 Charnley 倡导的骨水泥作为人工关节的生物材料以来，人工关节置换术的临床效果大为提高。

尽管骨水泥技术在临床使用中仍相当成功，但骨水泥臼杯在远期影像学评价中的松动率仍很高。据报道 20 年骨水泥臼杯影像学松动率可高达 48%。由于骨水泥和骨水泥灌注技术本身缺陷，第一代骨水泥技术失败率高，远期随访有较高的假体周围骨溶解和无菌性松动现象。由于这种失败骨水泥材料有关，进而提出了“骨水泥病”这个新概念，这使得抛弃骨水泥固定模式，研制新的生物固定性假体成为当时潮流。

20 世纪 80 年代初，出现了多种非骨水泥固定型假体设计，主要是利用假体表面的微孔层使骨组织长入或通过假体外形上的改进使之紧密嵌入髓腔，达到非骨水泥固定的目的。生物固定型假体尽管解决了一些骨水泥固定所带来的问题，但同样存在假体中、远期骨溶解和松动等并发症，其发生率与骨水泥假体相似。

同期骨水泥技术得到了很大的改进，采用第二、三代骨水泥技术固定的假体，其中、远期的良好疗效也陆续得到证实。人们又重新考虑骨水泥固定假体的使用价值，骨水泥假体重新得到重视。

（一）骨水泥固定技术

骨水泥型 THA 的效果可以根据髋关节置换的“代”进一步细分。第一代 THA 包括了未使用超级合金的柄及一些拥有尖锐而狭窄内侧缘的设计。骨水泥是通过手填充入股骨髓腔，并且没有使用髓腔塞。第二代技术使用了超级合金并有宽的内侧边的柄，髓腔使用骨水泥塞并且骨水泥是通过骨水泥枪采用倒退的方式注入。第三代技术加用了股骨假体表面处理以增强柄 - 骨水泥固定，并且使用真空离心技术减少骨水泥的空隙率。在许多更新的柄的设计中，近侧与远侧隔离片被用于确定假体的中心位并达到骨水泥套的平衡。

1. 第一代 Charnley 全髋关节置换　JohnCharnley 先生引入的全髋关节置换的设计与技术仍然是所有其他假体比较的金标准。Berry 等人回顾了在 Mayo Clinic’s 使用的这种假体 25 年的临床结果。在 1969 年 5 月与 1971 年 7 月间共连续进行了 2 000 例 Charnley 全髋关节置换。这种股骨假体使用了光滑表面不锈钢整体，所谓的平背 Charnley 假体，与 1 个 22. 25mm 股骨头。患者的平均年龄是 63. 5 岁。有 82% 患者的诊断是骨关节炎。在这 2 000 个髋中，有 97% 的患者完成了 25 年随访或随访至翻修手术、假体取出或死亡。最长的随访时间是 28. 4 年。未因任何原因取出假体的生存率是 80. 9%。25 年无菌性松动的生存率是 89. 8%。25 年髋臼与股骨假体无菌性松动的生存率近似。在最初 15 年的研究中，由于无菌性松动导致的股骨翻修数量多于髋臼翻修数量。但是在最后 10 年中股骨翻修的数量则少于髋臼翻修的数量。进行关节置换术时的年龄是影响耐久度的唯一重要原因，并且对每个年龄段来说，进行关节置换的时间越早，因无菌性松动的翻修率越高。男性的无菌性松动率大约是女性的 2 倍。类似的，Neuman 等人报道了在 <55 岁患者的假体生存率为 88. 3%，而 >55 岁患者的假体生存率为 89. 3%。

Charnley 假体的远期结果优于其他第一代骨水泥柄。Pavlov 报道了 512 个 Charnley - muller 髋关节置换 15 年的随访结果并发现需要翻修的失败率达 40%。Dunn 和 Hamilton 报道了使用相同股骨柄的 185 个髋术后 10 ~ 14 年的随访中松动率达 40%。第一代柄的其他设计（除了 Charnley 以外）包括可以导致高骨水泥应力的窄而锐利的内侧缘及导致骨水泥局限性菲薄的几何形状。

2. 第二代骨水泥全髋关节置换术　Mulroy 和 Harris 报道了 105 个不同设计的通过第二代骨水泥技术置入的初次股骨假体的 10 ~ 12. 7 年（平均 11. 2 年）的随访结果。在最终的随访中，有 2 个股骨假体因为松动进行了翻修，并且有 1 个有明确的松动，总的无菌性松动率为 3%，有 6. 8% 的患者发生了局限性骨内膜骨溶解。

Stauffer 报道了也是使用第二代骨水泥与 HD - 2 柄的 222 个髋关节置换 8. 8 ~ 11. 5 年（平均 9. 6 年）的随访结果。无菌性松动股骨翻修率为 3. 2%，确定的影像学股骨假体松动率为 4. 9%，无无菌性松动 10 年生存率为 95%。

从瑞典关节登记系统得到的数据显示使用第二代骨水泥技术可以改善柄的生存率。总的来说，这些数据支持使用髓腔塞及使用骨水泥枪逆向填充股骨髓腔可以改善骨水泥柄的生存率。

3. 第三代骨水泥全髋关节置换术　Oishi 等人报道了 100 例使用第三代水泥技术及股滑侧 Harris 预涂层假体的混合型 THA（非骨水泥臼杯与骨水泥柄组合）6～8 年（平均 7 年）的结果。只有 1 例患者发生了需行翻修术的股骨假体松动，并且未发现有股骨假体影像学的松动。6% 的患者发生了局灶型股骨骨溶解。

使用第三代骨水泥技术的更远期随访结果正在陆续被报道。Duffy 等人回顾了 Mayo Clinic 使用 Precoat Stem 及第三代骨水泥技术的经验。他们对 90 例诊断为骨关节炎并使用 Precoat Plus 柄的初次全髋关节置换术进行了平均 12 年的随访，有 4 例（5%）因无菌性松动、假体剥离及骨溶解进行了翻修。所有 4 例无菌性松动初始的骨水泥等级均较低。12 年无无菌性松动的总生存率为 95%。Clohisy 与 Harris 报道了使用 Precoat 柄的 121 例初次全髋关节置换所达到的较好的效果。在平均 10 年的随访中，只有 1 例股骨假体因无菌性松动需要进行翻修，其余有 3 例股骨假体出现了影像学的松动。

骨水泥技术的进步只是明显减少了股骨柄假体的松动发生率，对髋臼假体的松动问题并没有带来大的改变。在长期的随访研究中，对超高分子聚乙烯髋臼假体的骨－骨水泥界面进行影像学观察，透亮线的发生率由 25%～100% 不等。Stauffer 报道了 Mayo Clinic 使用骨水泥无金属外杯髋臼假体 10 年的临床经验，影像学透光线发生率接近 100%。现在大多数学者赞同骨水泥聚乙烯髋臼假体应用于 65 岁或 70 岁以上，或者可用于髋臼假体固定的宿主骨量少于 50% 的患者。

（二）非骨水泥固定技术

当今不需要骨水泥的生物学固定方法已被广泛的认可和接受。非骨水泥假体理论上有许多优点，包括假体安装方便；通过调整聚乙烯内衬的角度，可以更有效地防止术后脱位；对髋臼磨损患者的翻修，只需更换内衬，操作简单，并已在许多取回假体的研究中发现有骨长入。自从 20 世纪 90 年代早期，非骨水泥型臼杯的使用大量增加并且成为北美地区大部分患者首选置入物。

非骨水泥型假体的适应证主要是年轻的、活动量较大的患者。从理论上说，非骨水泥型假体需要满足以下要求：达到即刻的稳定；达到长期的生物学固定；提供良好的生物学相容性和长期的骨质重建。为实现这些目的，两种设计理念的假体被采用：紧压配合、大锁定、表面光滑的假体；紧压配合、微锁定、表面粗糙的假体。

最佳的表面特性是能够提供骨长入，表面微孔直径是 150～400μm。允许骨组织结合或贴附于植入体表面的 3 种处理方式有：金属球珠，金属丝网，等离子喷涂。表面微孔密度，结合强度，和孔的特性与不同的处理方式有关。当选择一个假体时，表面处理的 3 个方面因素应该考虑，即有孔涂层是片状分布还是环形分布；表面涂层是部分的，近端的或广泛的；表面是否应用陶瓷做了进一步增强，如羟基磷灰石，磷酸三钙或生长因子。

四、髋关节置换术的围术期处理与康复

现代人工关节置换技术是 20 世纪骨外科学的一次革命性进展。虽然髋关节置换术显示出优良的效－价比，由于其是高风险、高技术特点，随着置换关节使用时间的延长，以部分不可避免地会出现磨损和松动等并发症，必须严格掌握手术适应证和禁忌证。接受髋关节置换术的老龄患者越来越多。老龄患者全身功能衰退，同时常有重要脏器的功能损害或失代偿，手术耐受性差，增加了围术期的风险和处理难度。围术期的康复指导有助于提高术后关节功能和减轻术后疼痛，促进全身尽快恢复健康。

（一）手术适应证

1. 髋关节骨关节炎　这是目前临床上常见的采用人工髋关节置换术治疗的老年性髋关节疾病之一。当髋关节骨关节炎患者无痛行走距离小于 500m，保守治疗效果不佳，影响工作和生活时，即可考虑手术治疗。

2. 髋部骨折　是一种老年人常见的创伤，也是人工髋关节置换术的又一大类适应证。据统计，美

国每年有25万髋部骨折患者，直接经济损失为200亿美元。髋部骨折的类型众多，概括起来，需要关节置换手术的有以下几种情况。

（1）老年股骨颈移位骨折，骨愈合可能性较小。

（2）老年股骨颈移位骨折，全身情况差，不宜久卧床者。

（3）股骨颈陈旧骨折，因各种原因延误治疗或治疗后出现骨折不愈合或股骨头缺血坏死者。

（4）股骨颈骨折、转子间骨折或髋臼骨折前髋关节已有病变，如骨关节炎、类风湿关节炎或股骨头缺血坏死等，且病变已具备关节置换指证。

（5）股骨颈骨折、转子间骨折或髋臼骨折愈合后，出现继发骨关节炎、骨坏死和关节畸形引起疼痛和功能障碍。

3. 股骨头缺血坏死　其病理机制尚有待研究。老龄患者中常见的病因有激素性、乙醇性、外伤性或特发性，对于晚期股骨头已经塌陷的患者，人工髋关节置换术是消除疼痛，改善功能的有效措施。

4. 髋关节发育不良或先天性髋关节脱位　是一种较常见的髋关节疾病，国内平均发病率为3.9‰。尽管在新生儿期有专科医师进行普查，但仍有漏诊，直至成年后出现不可逆的假臼骨关节炎方来院就医。对于这类患者，若出现患髋疼痛伴腰部疼痛或健侧髋或膝关节疼痛者，人工髋关节置换术不失为一种有效的治疗方法，但手术难度较大。

5. 类风湿关节炎　侵犯的下肢关节以膝关节为主，髋关节受累的程度往往相对较轻。晚期类风湿髋关节炎患者可出现股骨头中心型脱位和严重骨质疏松，人工髋关节置换术的远期效果较差。

6. 强直性脊柱炎　其发病率为0.5%～2.3%，发病的高峰期在30～40岁，老年发病者少见。若髋关节病变药物效果不好，出现髋关节畸形、功能障碍者，可考虑手术治疗。

7. 由于髋关节感染、外科手术后残留关节强直　在老年阶段出现下腰痛、同侧膝关节疼痛或对侧髋、膝关节出现疼痛，可考虑行人工全髋关节置换术。另外，髋关节融合术后出现假性融合伴疼痛或非功能位融合，也是人工全髋关节置换术的适应证。

8. 老年髋部骨肿瘤　患者有以下几种情况可以采用人工全髋关节置换术。

（1）低度恶性肿瘤患者，或转移性肿瘤，但预期寿命较长的患者。

（2）瘤样病损，如嗜酸性肉芽肿、色素绒毛结节性滑膜炎，对于色素绒毛结节性滑膜炎，术中滑膜切除应力求彻底，同时术后要采取放疗，否则瘤样病变会很快复发，破坏骨质，造成假体早期松动。

（二）手术禁忌证

1. 绝对禁忌证　全身或局部的任何活动性感染；关节主要运动肌瘫痪或肌肉肌腱等组织破坏造成主动屈伸功能丧失者；各种原因引起的骨组织严重缺损，估计术后假体难以保持稳定者；老年衰竭患者，无法耐受手术。

2. 相对禁忌证　神经性关节病变；老年性精神障碍，不能有效配合治疗；老年体弱，内科疾病复杂，手术耐受性差；过度肥胖。

（三）围术期处理

1. 并发常见内科疾病的术前处理　如下所述。

（1）高血压：对于并发有高血压的老龄患者，适度控制血压可以尽可能避免术中血压出现大的波动。但不主张行大幅度降压治疗，以保证较高灌注压，满足重要脏器的供血和供氧。一般而言，将舒张压控制在80mmHg左右是较理想的状态。但是术前血压经常维持在160/100mmHg左右的病例，术后心血管意外发生率低，不刻意将血压降得过低。

抗高血压治疗必须持续到手术当天，可以于术日晨用少量清水将当天的药物吞服。但使用某些降压药物的高血压患者，术前应采取停药措施。例如使用利舍平类药物控制高血压者，术前应停药3d。因为利舍平类药物可以减弱心肌和血管对儿茶酚胺的反应性，在麻醉时可能导致心动过缓和低血压，术前注射阿托品可防止上述不良反应。术前使用单胺氧化酶抑制药如帕吉林者，术前也需停药，因此类药物可能加重麻醉药、安眠药的降压作用。

对于难以控制的重度高血压或需要急症手术、但未正规治疗的高血压患者，可静滴硝普钠控制血压，其药效快、作用强、持续时间短，能直接扩张小动脉及静脉血管。在给药过程中，须严密监测血压和心率，随时调整用量。

（2）心脏疾病：对于有冠心病病史的老龄患者，术前应详细询问近期有无病情加重，表现为不稳定性心绞痛或是心前区疼痛时发时愈。如果冠状动脉疾患已经稳定，心电图重复检查无变化，无心绞痛症状或者心绞痛发作后经过了3个月以上已稳定者，可施行择期手术。如患者长期接受β肾上腺能阻滞药治疗心绞痛，不能术前突然停药，因为心脏的部分阻滞作用需要继续维持数天，一旦手术后发生心绞痛，患者非但得不到药物的有效治疗，且停药还可导致一段时间的β肾上腺能活性增高，可能因此产生不良的临床后果。对伴有冠状动脉供血不全的患者，术前应用双嘧达莫和吲哚美辛，不但能扩张冠状血管，而且对处于高凝状态的老年患者，能防止和减少深静脉栓塞及肺栓塞的发生。

手术前3个月曾有心肌梗死者，再发生率高达33%；手术前4~6个月曾有心肌梗死者，再发生率为16%；心肌梗死后6个月以上手术者，再发生率为5%；手术前无冠心病临床表现者，围术期心肌梗死发生率低于0.2%。因此如果不是挽救生命的急症手术，应尽可能推迟至少3周，纯属择期手术尽可能推迟半年以后。

大多数室上性快速心律失常，可用洋地黄类控制；而室性快速心律失常，可用利多卡因控制。偶发期前收缩或阵发性室上性心动过速对手术耐受力无影响，频发室性期前收缩者在麻醉和手术时因缺氧会使期前收缩增多，宜及时治疗。心房纤颤一般经洋地黄类药控制心室率在80~90/min，可耐受手术，危险性并无明显增加，但应随时警惕发生栓塞性并发症的可能。无症状的一或二度房室传导阻滞一般可耐受手术，但在麻醉及手术时须防止迷走神经张力增高而传导阻滞发展为三度。三度房室传导阻滞者，有发生阿斯综合征或心源性休克的可能，若非紧急情况，不宜手术。右束支传导阻滞而心功能良好者对手术无明显影响，完全性左束支传导阻滞发生于严重心脏病，需加注意，双侧束支传导阻滞者危险性增大。凡三度房室传导阻滞、有阿斯综合征病史，完全性左束支传导阻滞，完全性右束支传导阻滞并左束支分支传导阻滞者。当必须手术治疗时，需做充分准备，如术前、术中用异丙肾上腺素或阿托品以提高心室率，或最好先安置临时起搏器，使心室率稳定于生理水平或传导改善，以防止可能的意外发生。

（3）肺功能障碍：若最大通气量和肺活量低于预计值60%、动脉氧分压低于6.67kPa、动脉二氧化碳分压高于7.20kPa、血氧饱和度低于90%，耐受外科手术的能力就显著下降。

对有慢性支气管炎、肺气肿及呼吸功能不全的老年患者应做积极的手术前准备。①手术前戒烟，术前戒烟2周能降低肺部并发症的发生率，术前戒烟8周能使气道黏膜充分恢复功能；②指导患者做深呼吸训练和咳嗽、咳痰练习，每小时不少于10次，有利于扩张肺组织，增加气体交换量，排除分泌物及痰液；③每天做雾化吸入治疗，可根据病情适当加入抗生素，解痉药物和蛋白溶解药；④口服祛痰药物，如碘化钾溶液或祛痰剂等；⑤手术前应做痰培养，参考药物敏感实验结果选用广谱预防性的抗生素；⑥对有哮喘患者，应定期吸氧，应用β-受体兴奋药物解除支气管痉挛，必要时可加用地塞米松等激素类药物；⑦有阻塞性或限制性通气损害的患者，可用支气管扩张药和间歇正压呼吸作为术前准备；⑧对有大量脓痰患者，除使用全身抗生素之外，应帮助患者体位引流，3/d，每次15min，必要时于手术前做好预防性气管切开。肺功能障碍患者，其手术危险性与肺功能损害程度相平行。术后多数肺部并发症发生于原有肺部疾病。休息时尚不能维持足够通气的患者，只允许行紧急抢救生命的手术。呼吸功能代偿不全患者，择期手术应延至肺功能已最大限度的恢复时施行。

（4）糖尿病：无论择期手术还是急症手术，对60岁以上的老龄患者应把血糖与尿糖的检查作为常规。对有糖尿病史或正在治疗中的老龄患者要全面了解患者的糖尿病控制情况，特别是要掌握有无老年糖尿病急、慢性并发症发生，以便制定合理的手术计划。老龄糖尿病患者大手术治疗中不仅要防止出现高血糖，而且更要防止低血糖发生。一般认为老龄糖尿病患者血糖控制在6.0~11.1mmol/L（110~200mg/dl），施行择期大手术是比较安全的。

术前用口服降糖药物或用长效胰岛素来控制血糖的老龄糖尿病患者，如需接受大型手术，则要在围术期数日内改用短效胰岛素，这样比较容易控制血糖水平。用胰岛素控制的患者，手术日早晨测定空腹血糖后，小手术停用胰岛素，大手术可用平时胰岛素用量的一半；术中需要1h测血糖1次，术后每6h测1次血糖。关节外科患者常常术后很快即能进食，因此没有必要在术后使用大量葡萄糖液。如果需要使用则根据1 ：4或1 ：6胰糖比在葡萄糖溶液中直接加入短效胰岛素，然后逐步恢复至患者术前的糖尿病治疗和控制状态。老龄患者病情波动很大，因手术的应激反应，胰岛素的需要量可能增加，也可能突然下降。因此，需要胰岛素控制的老龄糖尿病患者，术后要定时测血糖和尿糖，以便及时调节胰岛素的用量。老龄糖尿病患者，特别是伴有各种急慢性并发症者，原则上应尽量避免急诊手术。如必须急诊手术同时又对患者过去的病情了解较少时，除要急查禁食血糖、尿糖外，还要检查血钠、钾、氯化物、pH和HCO_3^-、酮体等项。如血糖控制在11.1~13.9mmol/L范围内，pH超过7.3，$HCO_3^- > 20$mmol/L，尿酮阴性，才能比较安全地施行急诊手术。

（5）血小板减少：对血小板减少的老龄患者，术前应详细询问患者的皮肤瘀点瘀斑、牙龈出血以及外伤出血史，查全血图、肝肾功能，备血及浓缩血小板，必要时请血液科会诊。患有血小板减少的老龄患者，使用腰麻或硬膜外麻醉时存在血肿形成压迫脊髓的风险，且瘫痪一旦出现，即使立即行椎管减压手术也不能完全避免永久性神经损害的可能性。因此，有凝血功能障碍的血小板减少的患者应选择全身麻醉。血小板（80~99）$\times 10^9$/L患者按正常患者处理；（50~79）$\times 10^9$/L患者术中补给全血或血浆即可，术前不需要特殊处理；血小板$< 50 \times 10^9$/L患者术中输入血小板1~2U、全血400~800mL，渗血明显时给予止血药，在不影响疗效的情况下，手术力求轻、柔、快、简。

对于全髋关节置换，当血小板$< 50 \times 10^9$/L时，患者所需输入的全血及血小板量明显增加，因此建议全髋置换术中及术后48h内的血小板应保持在50×10g/L以上。

目前血小板减少的治疗方法主要有丙种球蛋白疗法、激素疗法、输入浓缩血小板等。术前及术中输入浓缩血小板是一种重要的治疗方法，对绝大多数血小板减少的老龄手术患者，输入血小板能提高患者的血小板水平，防止术中及术后出血。唐孝明等人的研究发现，血小板减少患者接受1~2U血小板输注治疗后，血小板计数平均上升25×10^9/L，并且无明显的不良反应发生。

（6）低蛋白血症：当总蛋白<52g/L，白蛋白<25g/L时，临床上即可诊断低蛋白血症。低蛋白血症是判断营养不良的最可靠指标之一，而营养不良又与手术后并发症和死亡率的增高密切相关。手术前如发现低蛋白血症时，应予纠正。对于拟行大型手术的老龄患者，可选用5%等渗白蛋白溶液或20%、25%的浓缩白蛋白溶液。

（7）肾功能障碍：血清肌酐测定及24h内生肌酐清除率是评价肾功能较可靠的指标。当肌酐测定值为185.6~291.7μmol/L，24h肌酐清除率为51~80mL/min表示肾功能轻度损害，对手术耐受力的影响不大；当肌酐测定值为362.4~512.7μmol/L，24h肌酐清除率为21~50mL/min为中度肾功能损害，手术可能加重肾功能损害，手术后容易发生感染、切口愈合不良等并发症，手术前需接受适当的内科治疗；当肌酐测定值为627.6~733.7μmol/L，24h肌酐清除率<20mL/min为重度肾功能损害，手术后并发症的发病率高达60%，病死率为2%~4%，手术前需进行有效的透析处理。

对于老龄患者并发有肾功能障碍，手术前应努力设法改善肾功能，进低盐、优质蛋白饮食；及时纠正水、电解质紊乱；选用对肾脏损害最小的抗生素，如青霉素类和头孢菌素类；慎用血管收缩药，一般血管收缩药均可使肾内小动脉收缩，导致肾血流量显著减少、加重肾损害，尤其是剂量较大、使用时间较长则肾损伤更为严重。

严重肾功能损害的患者由于促红细胞生成素分泌减少，一般都有贫血。治疗时首先应纠正贫血，通过多次输血使血红蛋白维持在10g/dl，血浆白蛋白维持在30g/L。具有血液透析的指征时（血清肌酐水平>600μmol/L，肾小球滤过率<5mL/min），一般在手术前1d透析1次，使肌酐、尿素氮等指标接近正常水平，血液酸碱平衡矫正，电解质浓度接近正常，再行手术治疗。手术中须注意补充失血量、防止低血压，保持水、电解质、酸碱平衡，禁用对肾有毒性作用的药物。避免大量失血。

（8）长期使用肾上腺皮质激素患者：有些老龄患者由于治疗某些疾病的需要（如类风湿性疾病、胶原性疾病等），较长时间使用肾上腺皮质激素类药物，从而抑制了下丘脑、垂体合成和释放促皮质激素释放激素（ACTH），对这类患者在施行外科手术时应特别注意。因为较长时间使用肾上腺皮质激素治疗的老龄患者将会出现肾上腺皮质的反应性降低，特别是应激反应较大的大、中型关节手术后，将会出现肾上腺皮质功能不全的一系列临床表现，包括嗜睡、乏力、顽固性低血压、高热、心动过速、恶心、呕吐，严重的患者可出现昏迷、休克。

对于曾较长时间使用肾上腺皮质激素或者术前短期内曾大量使用过肾上腺皮质激素的老年关节外科患者，术中术后处理包括：①术中和术后当天静脉内滴注氢化可的松各100mg，术后第1天100～200mg；术后第2天给100～200mg；术后第3天改为50～100mg，随后可以停药或转为患者手术前长期用药剂量。②当临床上出现肾上腺皮质功能不全危象时，立即静脉滴注氢化可的松100mg，以后每8h再滴入100mg；第2天用量可在300～500mg，待病情稳定后3d可开始逐渐减量。③为减少激素对切口感染和愈合的负面影响，该组患者应选择较广谱、高效的预防性抗生素，并适当延长切口拆线时间。

2. 术后处理　如下所述。

（1）休克：当手术后患者出现烦躁不安、心率增快、脉压缩小、尿量减少，即可诊断为休克。若神志淡漠、反应迟钝、面色苍白，呼吸浅快、脉搏细速、血压下降（收缩压<90mmHg）时，患者已进入休克抑制期。因失血而引起的低血容量休克，治疗以补充血容量和止血为主。正常人血容量5～7L，发生中度休克时，失血量为全身血容量的20%～40%；严重休克时，失血量约为全身血容量的40%以上。观察血容量是否补足的重要指标是动脉血压、中心静脉压及尿量。当中心静脉压升至0.98mmHg（10cmH_2O），脉压>4mmHg，尿量>30mL/h，说明休克好转，血容量已补足；若中心静脉压已升至1.47mmHg（15cmH_2O）而血压仍偏低，应考虑心力衰竭或静脉血管床过度收缩，需用强心药物治疗。根据实验研究，在毛细血管处的氧运送，血细胞比容为30%时的效果要优于血细胞比容为50%时。因此，在补充血容量的时候，应组合交替输入红细胞悬液、胶体液和晶体液，使血细胞比容控制在30%～35%范围。在补充血容量同时，应该尽快止血。否则，尽管积极输血、补液，血容量仍不会恢复，休克也不能有效纠正。

此外，休克的治疗还有赖于纠正酸碱平衡失调，改善微循环，防止DIC和多器官衰竭。休克能降低患者对感染的抵抗力，应该在抢救开始时，即加大抗生素剂量，预防手术部位和肺部发生感染。

（2）深静脉血栓形成：深静脉血栓形成常见于老龄患者关节外科手术后，其中髋部手术后的发生率为40%～80%，发生于近躯干部的深静脉者占20%～30%。深静脉血栓形成后的最大危险是血栓脱落、循环至肺引起肺栓塞，发生率在4%～8%，其中1%～3%的患者可因抢救无效而死亡。

深静脉血栓形成约50%发生在术后第1天，约30%发生在术后第2天。深静脉血栓形成发生的机制是手术后血液处于高凝状态，静脉血液回流缓慢，以及血管内膜的直接损伤。深静脉血栓形成多发生在下肢深静脉，尤其是好发于小腿腓肠肌静脉丛，以左侧多见。Dauer等通过静脉造影检查发现血栓起源于小腿静脉者占80%。Kakkar应用放射性纤维蛋白原试验，也证实绝大多数的血栓形成起源于小腿。

如果血栓形成体积小，仅阻塞腓肠肌内小静脉，则表现为踝以下肿胀，皮肤苍白，伸直患肢、患足背屈时小腿肌肉深部疼痛（Homan试验阳性），挤压腓肠肌时疼痛加重并有紧张痉挛感（Neuhof试验阳性）。当血栓阻塞腘静脉时，小腿1/3以下部位肿胀，皮肤苍白及凹陷性水肿，腘窝内腘静脉呈条索状的轻压痛。当血栓形成体积大、阻塞股静脉及股深静脉时，典型的表现为整个下肢肿痛、苍白、皮肤发凉、表浅静脉怒张、Homan试验阳性、腓肠肌和沿股静脉有压痛、远端动脉由于肢体水肿和动脉痉挛而搏动减弱，即通常所说的股白肿（phlegmasia alba dolens）。当下肢发生大量静脉血栓形成，髂内、外静脉、有时下腔静脉均受累时，肢体明显水肿及青紫，压痛广泛，在青紫区出现瘀点，发凉、紧张疼痛感，远端动脉搏动消失，下腹部也可有疼痛及压痛，还可能有心率加快、呼吸急促、体温升高、血压下降，甚至发生休克，此即所称股青肿（phlegmasia cerulea dolens），属急性暴发型深静脉血栓形成。

深静脉血栓形成的诊断依据除临床表现（肢体肿胀、皮肤苍白、Homan试验阳性、静脉呈条索状、有压痛等）以外，为了进一步明确诊断及阻塞部位、范围，可进行Doppler超声、静脉造影、电阻抗体积描记、放射性核素等检查以帮助诊断和治疗。

已发生静脉血栓形成的患者，应卧床休息、抬高患肢、限制活动。对病程不超过72h者，可给予尿激酶或链激酶溶栓，链激酶有抗原性、致热性，不理想；尿激酶系人体衍化物，无抗原性、无毒性，应首选。为促使血栓加速溶解，可给人体纤维蛋白溶解酶。但纤维蛋白溶解酶可引起出血、发热及变态反应，使用时须注意。在溶栓治疗的同时，可加用肝素抗凝治疗，抗凝疗法的作用是防止血栓蔓延及再发生而不是消除血栓。

小腿腓肠肌静脉血栓形成的治疗以非手术疗法为主。髂－股段静脉血栓形成，血栓易脱落、并发肺栓塞；下肢静脉血液回流发生障碍，严重者，肢体末端坏死或发生顽固性血栓静脉炎，故除用抗凝、祛聚治疗外，应争取早期手术摘除血栓。早期，血栓尚未与静脉壁附着，易于摘除，手术效果较好；晚期，血栓引起炎症，致血栓与静脉壁黏着、静脉瓣受损，手术效果差。为防止血栓脱落，引起肺栓塞，可经皮置入腔静脉滤器或将栓塞静脉的近心侧结扎。

深静脉血栓形成的治疗应以预防为主。对好发的患者，手术后应抬高患肢，早期开始肌肉等长收缩训练，促进静脉和淋巴回流。对于不能主动活动的患者，应协助患者早期活动，经常翻身及变换体位，鼓励患者咳嗽、深呼吸，防止下肢血液淤滞。或以电刺激腓肠肌、使之收缩等均有利于促进静脉血液回流，从而降低深静脉血栓形成的发病率。对于深静脉血栓形成的高危人群，手术后短期内可考虑使用小剂量肝素抗凝及静滴低分子右旋糖酐祛聚。用抗凝药过程中，应定时监测凝血时间及凝血因子时间，如发现有出血倾向，立即停药。

（3）肺栓塞：肺栓塞是血栓堵塞肺动脉或其分支引起肺循环障碍的临床综合征。手术后突然发生原因不明的胸痛、呼吸困难、心率增快、血压低，甚至休克等表现时，应想到肺栓塞的可能性。胸部X线摄片对小的肺栓塞诊断帮助不大。当胸部X线摄片正常时，可做肺扫描检查，如为肺栓塞，可见患处血流灌注减少，但非特异性检查，不过，肺扫描正常时，可除外肺栓塞。最可靠的诊断方法是肺血管造影，可显示不同大小的肺血管截断或充盈缺损。

预防肺栓塞的根本方法是预防下肢深静脉血栓形成。肺栓塞一旦发生，应及早进行正确的治疗，否则，可能有生命危险。肺栓塞的治疗应根据发病时间、栓塞的部位、范围及临床表现而定。除一般治疗包括吸氧、辅助呼吸、纠正低血压、止痛及给抗生素以外，选择溶栓、抗凝，或手术治疗，包括肺动脉血栓摘除术，下腔静脉滤器置入术，血栓动脉切除术。一般而言，根据血压和右心室动力学改变来选择肺栓塞的治疗方案：正常血压和右心室动力正常时，可考虑单纯抗凝和下腔静脉回流的控制。低血压或低右心室动力学时，可选择抗凝加溶栓治疗或用导管和外科行去栓子治疗。

（4）急性肾功能不全：一般来说，在尿量突然减少的同时，每日血肌酐增加8.4～176.8mol/L（1～2mg/dl），血尿素氮升高3.6～10.7mmol/L（10～30mgt/dl），则急性肾功能不全的诊断可以成立。老年人肌肉萎缩、肌酐生成减少，因此在肾功能不全时，血肌酐可能正常或仅轻度增高。此时可参考血－尿尿素氮比值，手术后早期发生的急性肾功能不全，血－尿尿素氮的比值常在1∶15～1∶8。

急性肾功能不全的治疗根据临床进程的不同而各有侧重。在积极治疗原发疾病的基础上，少尿期应严格控制水、钠摄入，“量出为入”；注意饮食和营养，控制蛋白摄入量；纠正代谢性酸中毒和高钾血症；对于经积极治疗并使用利尿药后，仍持续少尿或无尿，氮质血症进行性加重，出现意识障碍者，应果断采取透析治疗。透析的方法依病情及手术性质而定。非腹部手术或血液循环不平稳的患者，选用腹膜透析，透析液中可加入抗生素，由于腹膜吸收性能强、经肾排泄慢，故剂量宜小。刚做过腹腔内手术或发生过腹腔内并发症的患者，宜选用血液透析，其缺点为对心血管稳定性有一定影响。连续性肾脏替代疗法（又称血滤）可以24h连续进行，对人体的生理功能影响较小，不仅溶质清除能力优于常规血透，而且克服了后者所具有的血流动力学不稳定。多尿期的治疗重点是维持水、电解质和酸碱平衡，控制氮质血症，防治各种并发症，进入多尿期1周后，肌酐、尿素氮逐渐降至正常范围。此时可适当增加蛋白质摄入，已利于肾细胞的修复和再生。恢复期的患者已有活动能力，要避免过度劳累，定期随访监测肾功能，严格限制肾毒药物，防止肾再次受损。

非少尿型急性肾功能不全的病理生理基础尚不清楚，患者尿量正常，甚至增多，与氮质血症的升降呈平行关系，手术后第10天最多，第20～22天恢复至正常。病情较少尿者为轻，如处理及时，往往预后良好。治疗方法包括限制进水量；给予低蛋白高热量饮食，根据氮质血症下降的程度递增蛋白质摄入量；按照血、尿电解质浓度补充钠盐及钾盐，维持水电解质及酸碱平衡。

急性肾功能不全的老龄患者发生感染时，很少出现炎性疼痛。例如：发生溃疡穿孔并发弥漫性腹膜炎者，仅表现肠麻痹而无腹痛。对此特点，临床医师应有足够的重视。

（5）尿路感染：尿路感染是老年人关节外科术后较为常见的并发症，尿路感染的致病菌中最常见的是大肠埃希菌，其次为变形杆菌、葡萄球菌和铜绿假单胞菌等。慢性及有并发症的感染，可由衣原体或支原体引起。急性膀胱炎的临床表现是尿频、尿急、尿痛，偶有排尿困难，体检可有耻骨上区压痛。尿液浑浊或呈脓性，镜检可见较多的红细胞及脓细胞。感染自膀胱上行可引起急性肾盂肾炎，多见于女性患者。主要表现是高热、寒战、全身疼痛、食欲缺乏、恶心呕吐，体检常有肾区压痛、叩击痛。尿镜检可发现大量白细胞和细菌，尿培养阳性，菌落计数每毫升感染尿液细菌数在10万以上。

尿路感染的治疗包括：①全身支持治疗，大量饮水，维持每日尿量在1 500mL以上，有利于炎性物质排出；②根据致病菌，选用敏感抗菌药物，用药时间需持续至症状好转，尿中脓细胞消失，连续2次尿培养阴性；③对症治疗，口服颠茄类药，以解除膀胱痉挛，口服碳酸氢钠碱化尿液，降低酸性尿液对膀胱的刺激，全身疼痛者可适当使用解热镇痛药。老龄患者预防尿路感染的关键，首先在于保持足够尿量的同时防止尿潴留；其次术中导尿时，需严格执行无菌操作；术后留置导尿时，应保持尿袋处于低位，防止尿液倒流引发感染，同时应定期冲洗膀胱及更换尿袋。

（6）肺部感染：老年人手术后很容易并发肺部感染，肺部感染的早期症状多表现为体温轻度升高，由于咳嗽不明显，容易被术后正常吸收热所掩盖，导致漏诊，但此期肺部听诊可闻及少量湿啰音。如治疗不及时，病情进展，多发展为支气管肺炎，患者呼吸增快、体温升高、咳嗽咳痰症状加重、但有时痰液黏稠不易咳出。肺部听诊，呼吸音变粗糙，双侧中下肺可闻及哮鸣音和干湿啰音。X线摄片检查可见肺纹理增粗。血常规检查显示白细胞总数和中性粒细胞分类计数均增多。

肺部感染的治疗原则是全身支持治疗的同时，积极去除发病原因，治疗肺部炎症。抗生素的治疗应首先针对临床常见致病菌，足量有效用药，待细菌培养结果明确后再做调整。痰液黏稠不易咳出时，给祛痰药和雾化吸入。肺部感染的预防应从手术前开始，方法是注意保暖、避免受凉，加强口腔护理；鼓励患者进行咳嗽及深呼吸训练，增加肺泡通气量；严格呼吸治疗器械的消毒；鼓励患者术后早期坐起，拍背咳嗽，必要时雾化吸入，以保持呼吸道湿润，痰液稀释易排出。

（7）急性呼吸窘迫综合征：急性呼吸窘迫综合征是由多种肺内外病因导致的一种以急性呼吸窘迫和难治性低氧血症为特点的严重的肺部并发症。其共同的病理生理改变是弥漫性肺损伤，造成肺毛细血管通透性增加和肺表面活性物质减少，肺泡萎缩，导致肺内通气/血流比例失调，生理无效腔增加，功能残气量减少，肺顺应性降低。

急性呼吸窘迫综合征的临床表现除原发病如创伤、休克感染等相应症状和体征外。主要表现为突发性、进行性呼吸困难、气促、发绀，常伴有烦躁、焦虑。急性呼吸窘迫综合征的典型病程可分为四期：损伤期、相对稳定期、呼吸功能衰竭期、终末期。诊断依据为有发病的高危因素，且排除心源性肺水肿；突发性进行性呼吸困难，呼吸频率加快 >30/min，心率加快，一般氧疗无效；血气分析显示在给氧条件下 PaO_2 <8kPa（60mmHg），$PaCO_2$ >6.66kPa（50mmHg）；胸部X线片检查可见两肺弥散性浸润阴影。

急性呼吸窘迫综合征的治疗方法包括基础疾病治疗和呼吸功能支持两部分。基础疾病的治疗指去除致病原因，维持足够能量供应，纠正水电解质、酸碱失衡，改善微循环，要求每日出入液量呈轻度负平衡（入量少于出量500～1 000mL）。呼吸功能支持包括：①给氧，吸气中氧含量应维持在40%～50%，以免氧中毒，多数患者将 PaO_2 保持 >8kPa（60mmHg）即可。②如鼻导管给氧不能缓解缺氧状态，呼吸窘迫症状加重，PaO_2 持续降低，则应采用呼气末正压通气。呼气末正压通气（0.49～0.98mmHg，5～10cmH_2O）能有效地扩张萎缩的肺泡和小气道，改善肺内通气/血流比例。但是，呼气末正压会影响上下腔静脉血回流，在患者血容量偏低时，可导致左心室排血量减少，血压下降。因此临床应用呼气末正压通气时首先要保证有效循环血容量足够，同时呼气末压力不应过高（0.49～0.98mmHg，5～10cmH_2O）。其他常用治疗包括应用大剂量皮质类固醇，保护毛细血管内皮细胞，缓解支气管痉挛，抑制后期肺纤维化；应用支气管扩张药，降低气道阻力。为了防止弥散性血管内凝血，可给予肝素。预防感染和治疗感染引起的ARDS，应使用敏感性强的抗生素。

（8）多器官衰竭综合征：多器官衰竭综合征系指同时或序贯性发生2个或2个以上器官或系统不能进行正常的功能活动而产生的一种综合征，简称MODS（Multiple Organ Dysfunction Syndrome）。

MODS的临床表现可以归纳为两个方面，全身炎症反应的表现和器官功能不全的表现。全身炎症反应的表现包括：体温高于38℃或低于36℃；心率>90/min；呼吸频率>20/min，过度通气，PaO_2<30mmHg；白细胞>12×10^9/L或幼稚细胞>10%。各器官功能不全的特点如下：①心力衰竭：气急、端坐呼吸、咯血性泡沫痰、颈静脉怒张、心界扩大、心率快、肝大；②循环衰竭：面色苍白、四肢发凉、心排血量减少、血压低，需要血管活性药和（或）机械方法来维持；③呼吸衰竭：呼吸困难、急促，肺容量减小，血PaO_2<6.6kPa（50mmHg），需用机械辅助呼吸来维持气体交换；④胃肠道衰竭。呕吐或由鼻胃管吸出大量的棕褐色胃液、肠麻痹、腹胀、黑粪；⑤肝衰竭：持续性黄疸，血总胆红素>34.2μmol/L，且有进行性加深趋势，SGPT超过正常值2以上，晚期可发生肝性脑病；⑥肾衰竭：少尿或无尿，尿Na^+>40mmol/L，血肌酐>176.8μmol/L，需要透析治疗；⑦凝血系统衰竭：皮肤黏膜有广泛出血点或瘀斑，切口渗血，弥散性血管内凝血，血小板减少，纤维蛋白原降低，纤维蛋白降解产物增加；⑧免疫系统衰竭：中性粒细胞的吞噬及杀菌能力减退，可导致全身性感染；⑨中枢神经系统衰竭：患者神志模糊、感觉迟钝、谵妄、昏迷。

MODS的治疗主要包括4个方面的内容：积极治疗原发疾病，消除综合征的诱发因素；积极支持或替代衰竭器官的生理功能，减轻器官负荷；营养支持，维持能量正平衡；针对炎症介质的治疗。

（四）康复锻炼

1. 术前功能锻炼　术前功能锻炼与术后功能锻炼同样重要，通过术前功能锻炼一则可以增强老龄患者的体质、增加关节周围肌的力量；二则可以帮助患者了解术后康复的一般程序，术后尽快适应功能锻炼，恢复关节功能。

术前功能锻炼计划主要包括肌力训练、关节活动度锻炼、负重和行走锻炼。由于关节结构异常和疼痛，关节疾病患者术前多存在患肢不同程度的肌力下降或肌肉萎缩，因此进行关节周围肌的肌力锻炼非常重要。锻炼方法以关节主动屈伸、展收、旋转为主（抗阻或不抗阻），若是下肢关节，则还需辅以负重和行走锻炼，包括助行器的模拟使用。被动锻炼对于增加关节活动范围有所帮助，但如果不结合主动锻炼，则不仅肌力无恢复，而且增加的活动范围也很容易因为新生胶原组织的沉积而丢失。

少数老年性智能障碍患者，如果术前不能在医师指导下完成锻炼和学会使用助行器，则手术应暂缓进行。对于关节屈曲挛缩的患者，一般不主张进行术前牵引。术前皮肤牵引会干扰肌力锻炼和关节活动度锻炼的时间，术前骨牵引则还存在针孔潜在感染的可能性，是关节置换手术的禁忌。

2. 术后早期功能锻炼　术后功能锻炼的目的一则在于促进老龄患者增强肌力、增加关节活动度、恢复体力和动作协调性；二则在于帮助患者早日下床，避免老龄患者长期卧床可能出现的并发症。在术后功能锻炼中，应遵循早期主动、因人施教、循序渐进和全面锻炼四大原则。早期主动原则是指术后麻醉作用消失后即可开始指导患者进行肌肉的等长收缩活动。有研究表明，术后如不早期锻炼关节，新生胶原组织在术后第2天即开始迅速沉积在关节周围，这种随意沉积的胶原纤维将限制关节的运动。机械应力可调节新生胶原纤维的沉积方向，术后立即开始关节运动可使胶原纤维沿应力方向沉积，从而将瘢痕对关节活动度的限制降低到最低。多数学者认为，在术后立即进行功能锻炼，有利于患者关节功能恢复和减少并发症。

规律的功能锻炼可增加患者下肢的血液循环，预防血栓形成，保持髋部正常的肌力和关节活动度，并逐渐恢复日常活动能力，这对于老龄患者的完全康复非常重要。在手术结束麻醉清醒后患者应立即开始功能锻炼，应告知患者，早期功能锻炼在开始可能会引起一些不适，但将有利于后期的恢复。

床上练习动作包括：踝关节屈伸练习，膝关节伸直练习，髋关节屈曲、外展练习。以上动作1h做10~15min，每天锻炼8h。

站立练习从术后次日开始，老龄患者在初次下床站立时很容易出现直立性低血压，因此需要主管医师或护士在场指导监护。以后当患者体力重新恢复后，就可以独自站立练习了　站立练习动作包括站立位直腿抬高练习，站立位髋关节屈曲练习，站立位髋关节外展练习。以上站立练习每天做3次，每次重复10遍。

行走练习在站立练习成功后即可开始。对于老龄患者，术后1周内以每天3～4次，每次10～15min的行走练习为宜。考虑到老年患者的记忆力减退，因此在行走练习的指导方法上应注意简洁。助行器和拐杖的使用方法都可总结为：助行器（拐杖）先向前移动一小段距离，先迈患肢，再迈健肢。上下楼梯练习时，应记住“好上坏下”，即上楼梯时健肢先上，下楼梯时患肢先下。上下楼对于锻炼肌力及耐久度是一个非常好的练习。

五、髋关节翻修

髋关节翻修是关节外科医师面临的挑战之一。面临的困难主要有假体取出、骨缺损重建、假体与固定方法选择等，每一步都与手术是否成功有密切关系，需要认真考虑。

（一）髋关节翻修率和原因

初次髋关节置换术后的翻修率各国报道不一。美国2002年报道翻修病例占髋关节置换病例的17.5%，瑞典关节登记系统显示翻修率为7%，澳大利亚翻修率达14%。随着患者寿命延长，人工关节假体在体内时间延长，翻修率必然增加；同时由于患者对生活质量的要求提高，全髋关节置换在部分年轻关节疾病患者中的应用，这些患者活动量大，关节假体磨损增加，也会使翻修率增加。因此，随着全髋关节置换的患者增加（数量增加）和寿命增加（假体存留时间延长）及年轻患者增加（磨损速度快），必然会使髋关节翻修病例增多。

国外报道全髋关节置换术后翻修的原因包括：骨溶解假体松动占70%左右，关节不稳占10%～15%，感染占5%～7%。而我国翻修原因与国外有所不同，国内髋关节翻修原因中感染病例比例较高，是值得重视的问题。

（二）髋关节翻修术中假体取出

髋臼和股骨假体的取出要求暴露充分，完全在直视下操作，尽可能保留骨量。取出松动的髋臼和股骨假体，无论是骨水泥还是非骨水泥型，尚可容易。手术难度主要集中在取出没有松动的假体，股骨骨水泥鞘和断裂的远段股骨柄。

1. 稳定固定髋臼的取出　取出没有松动的骨水泥型髋臼假体时，下列方法单独使用或者组合使用，常常能够奏效，包括使用摆锯将聚乙烯内衬切割成4块；聚乙烯内衬上钻洞，拧入皮质骨螺钉，使聚乙烯杯与骨水泥界面分离；髋臼杯中心钻孔，拧入带T形把手的螺丝锥，向外拉出髋臼杯；借助薄型骨刀打入髋臼杯与骨水泥之间，将髋臼杯撬离骨水泥。

取出无松动的非骨水泥型髋臼假体，首先要取出聚乙烯内衬。薄型骨刀打入内衬和金属杯之间，将二者分离；或者在内衬中心钻孔，拧入螺丝钉，螺钉尖顶住金属外杯，使内衬与金属杯自动分离解脱。如果固定金属杯的螺钉头部磨损深陷于金属臼杯，无法用丝锥取出，用金属磨钻将螺头部磨削变小，取出金属髋臼杯后，再用小骨刀剔除螺丝钉周围骨质，暴露螺钉，然后使用专门的断钉取出器取出断钉。

Zimmer公司的Explant髋臼杯取出器利用股骨头替代物作为杠杆的支点，通过弧形的切割刀片在金属髋臼杯假体与宿主骨的界面切割，进一步旋转金属杯使假体与骨床分离，能最大限度保留髋臼骨量。在固定牢固的金属杯内注入骨水泥，固定聚乙烯内衬与金属杯，强度可靠，效果满意。

2. 稳定固定股骨柄的取出　首先清除股骨假体肩上区的所有的软组织和骨赘，这是不损伤股骨大转子而取出股骨假体的关键步骤。股骨假体取出过程中，一定要暴露充分，争取在有良好光源条件下直视操作，动作轻柔，助手与主刀密切配合，尽可能避免术中发生骨折。股骨髓腔近端骨水泥取出较为容易，在骨水泥横断面上，呈放射状多处凿开，再凿入骨与骨水泥界面，轻轻撬拔掉骨水泥碎片，钳夹取出。骨皮质常常变薄而且脆性大，要注意保护，避免骨折。

股骨柄远端骨水泥和断裂的远段股骨柄取出难度大，骨丢失多，发生骨折的风险高。有两种技术可采用：①股骨柄中远段开窗技术；②股骨大转子延长截骨术。股骨大转子延长截骨操作较简单，保证了直视下取出假体及骨水泥，骨损伤小，不影响翻修假体的固定，截骨面容易愈合，用于上述复杂病例翻修，优势明显。股骨截骨的长度需要根据股骨柄和骨水泥固定长度而定，术前应做好模板测定，翻修假体柄远端超过截骨远端长度应大于股骨直径2倍，至少5cm。使用电动摆锯或高速尖头磨钻自大转子的基底部向远端实施转子截骨术，外侧的截骨块的宽度应该达到近端股骨干直径的1/3。取出假体和骨水泥后还纳骨块，钢丝或线缆固定。

对于股骨柄与骨水泥分离而骨水泥与骨结合牢固而又能够排除感染的骨水泥鞘，可以保留。采用Tap－out、Tap－in技术直接在原来骨水泥鞘内安放骨水泥柄（cement within cement），经过11年随访，没有股骨翻修和假体松动，柄下沉与初次髋关节置换相似，效果理想。

（三）髋关节翻修骨缺损的重建

骨缺损是髋关节翻修的主要棘手问题之一。骨缺损的处理结果直接影响到翻修假体的稳定性和远期效果，因此，有效修复骨缺损，重建骨的解剖结构，是髋关节翻修术取得成功的关键因素之一。

髋臼骨缺损AAOS（American Academy of Orthopedic Surgeons，AAOS）分类简单，容易为广大医师掌握，在临床上应用最为普遍。而股骨骨缺损Paprosky分类法考虑了股骨干的支持能力，提出了3个骨缺损的基本类型，对股骨假体的选择具有指导作用，明确定义了需要异体骨的支持，在临床上广泛应用。

骨缺损的重建方法主要有颗粒骨和结构骨移植。颗粒骨移植主要用于重建髋臼包容性骨缺损和股骨髓腔内植骨，颗粒移植骨起到充填和支架作用，新生血管能够较快长入骨小梁之间和颗粒骨之间，新骨形成先于骨吸收，植骨区力学强度持续升高。在植入颗粒骨过程中，常常使用打压植骨技术（impact graft），临床效果普遍达到10年生存率90%以上。

较严重的AAOS分类Ⅰ型和Ⅲ型髋臼骨缺损，通常需要结构性骨移植，其优点在于能够对假体提供结构性支撑和恢复缺损处的解剖结构，假体10年生存率达到88.5%。结构性骨移植早期取得了良好的效果，但是随着移植骨再血管化和重塑可导致其被吸收和塌陷，严重者引起髋臼假体的松动和移位。结构性移植骨往往被纤维组织包裹，再血管化程度低，移植骨与假体接触面很少有骨长入，而宿主骨与假体接触面则有大量骨长入。

骨盆连续性中断型骨缺损是髋关节翻修手术中最难处理的问题，并发症高，可以采用钢板将髋臼前后柱固定，或者使用髋臼增强环，并且在骨缺损处植骨。最终结局取决于骨盆中断处是否愈合，如果发生不愈合，一切内固定只能起到临时支撑作用，最终都会松动和失败。

（四）髋关节翻修假体和固定方法的选择

当髋臼骨缺损经植骨修复后，需要采用恰当的髋臼假体重建髋臼，假体分为非骨水泥和骨水泥型两种，非骨水泥型假体要比骨水泥型假体应用得广泛。

1. 非骨水泥髋臼选择与固定　非骨水泥型假体要求髋臼臼缘保留2/3以上，且臼底完整或者臼底至少50%的面积可以与髋臼杯表面接触。如果髋臼骨缺损，臼缘完整，假体可被骨性髋臼缘环抱的包容性骨缺损或缺损较小的节段性骨缺损，经适当的非结构性植骨后，可用非骨水泥型髋臼杯，其远期效果较好。对于较严重的髋臼节段型骨缺损患者，虽然通过大块结构骨移植能够恢复髋臼解剖结构，创造非骨水泥假体植入条件。但是由于假体与活性宿主骨接触面积小，不利于骨长入假体表面，从而影响固定效果。另一方面，由于结构移植骨爬行替代过程中出现骨吸收要影响假体的固定效果。

对形态类似椭圆形的髋臼骨缺损，Oblong假体的使用取得了较理想的效果。Oblong假体2个不同直径半球状重叠在一体，金属外壳整个表面为多孔涂层，外形为椭圆形。假体置入后可以恢复髋关节旋转中心，获得早期稳定性。主要适用于髋臼顶部骨缺损（AAOS Ⅰ/Ⅲ型），不可能通过无限扩大髋臼前后柱来接纳安放大直径的髋臼假体；如果髋关节旋转中心较对侧上升15mm以上，选择Oblong假体的优越性更加明显。对一些严重节段型骨缺损髋臼，例如AAOSⅢ型髋臼，选择骨小梁金属加强杯能够获得早期稳定性和远期骨长入。

2. 骨水泥髋臼的选择　如果髋臼缘缺损1/3以上，骨性髋臼对假体的环抱固定作用减弱，则宜采用骨水泥型髋臼杯。单纯骨水泥型假体应用髋臼翻修的松动率高而逐渐弃用，主要用于骨质情况较差的患者，可以获得假体即刻稳定性。如果骨缺损巨大，应该考虑应用髋臼增强环罩，然后在罩内置入骨水泥型髋臼假体。髋臼增强环罩（Cage）的一侧或两侧带有侧翼，侧翼上有许多螺孔，供不同方向的螺钉固定，可以牢固地将环罩固定到髂骨、耻骨和坐骨上，为重建髋臼提供了一个解剖支架，增强了髋臼的稳定性。对置入的异体骨提供支撑固定，安放比增强环罩小 2～3mm 的骨水泥假体，便于术者调整髋臼的位置。这些髋臼重建装置，可以为异体骨提供机械性保护，有利于骨愈合和改建，从而对聚乙烯髋臼假体提供有效支撑，维持髋关节的旋转中心。

3. 非骨水泥股骨柄的选择　与初次髋关节置换不同，股骨翻修缺乏骨松质小梁对骨水泥的嵌合作用，骨水泥型股骨假体远期效果不如非骨水泥型假体。多数时候，股骨近端存在腔隙性或者节段性骨缺损，近端固定非骨水泥型假体并不适合于股骨翻修。广泛涂层远端固定的股骨假体应用较为广泛。广泛涂层股骨假体还具有既可承受轴向压力，也可承受抗旋转扭力的特点，应用于具有良好骨量的股骨，可提供即刻假体稳定，并为骨长入创造了条件。S-ROM 和 MP 等组配式假体同时追求假体近端和远端的最稳定化，通过干骺端锥形外套与股骨柄组合，能够较好地恢复髋关节的旋转中心，提供良好的股骨近端和远端匹配，恢复髋关节偏中心距和肢体长度。对于股骨骨缺损患者，单纯使用股骨组配式翻修假体而不进行骨移植，随访结果令人鼓舞，10 年只有 4% 出现假体松动。

4. 骨水泥股骨柄的选择　股骨近端仅有少量骨缺损（AAOSⅡ型 1 区Ⅰ度），可选择骨水泥型长柄假体，中远期效果与组配式、近端固定生物型假体相当；而股骨髓腔宽阔，股骨皮质菲薄，单纯使用骨水泥固定假体效果不佳者，可行股骨髓腔内嵌压植骨，重建新的股骨髓腔，然后使用骨水泥固定股骨假体；股骨近端严重混合型骨缺损时，先行结构性骨移植重建骨缺损，然后使用骨水泥股骨假体。如果取出初次置换的骨水泥柄后骨水泥鞘没有松动，能够排除感染，可直接在原来骨水泥鞘内安放骨水泥柄。

六、重视全髋关节置换术的有关问题

我国全髋关节置换术正处在普及与提高阶段，在普及中应该规范患者选择、假体和固定方式的选择，以及规范操作技术。尽量选择耐磨损界面和良好固定假体，减少磨损而引起的骨溶解和假体松动。

加强术后定期随访非常重要。通过定期随访，及时了解患者功能状况，从而进行针对性的功能康复指导；随访中也可以早期发现骨溶解，特别是局限性骨溶解，通过及时处理，尽可能避免由于骨溶解引起的假体松动。

重视围术期处理，减少髋关节置换术的感染率。要减少全髋关节置换术后感染发生，根本措施在于重视围术期的处理，术前通过问诊和查体要了解患者有无皮肤、牙齿、耳鼻喉、泌尿系统和呼吸系统等隐匿感染。如果患者存在体内隐形感染，应在术前进行处理，直至感染控制，血沉和 C 反应蛋白正常才能进行髋关节置换手术。术前 1 个月内要避免关节腔穿刺，预防性抗生素一般选择 1 代或者 2 代头孢菌素，手术前 30min 给药，术后使用 1～2d。

建立髋关节登记系统。开展髋关节置换登记，便于比较不同假体、不同患者以及不同手术医师的治疗结果。始于 1979 年的瑞典国家髋关节登记系统（The Swedish National Hip Arthroplasty Register），目前有 80 家医院向该系统提供数据，每年大约有 12 000 例髋关节置换术后患者的资料进入该系统。在假体评价、减少关节翻修以及假体效价比比较等方面收到了非常显著的效果，其数据广泛地被世界各国骨科医师应用。我国在有条件的医院可以率先启动髋关节登记系统，积累临床数据，提高髋关节置换效果。

（李　旭）

第二节　膝关节置换术

一、膝关节的功能解剖

（一）骨性结构

膝关节由股骨远端、胫骨近端和髌骨共同组成，从而形成髌股关节、内外侧胫股关节，即膝关节的三间室。

股骨远端形成内外侧股骨髁（femoral condylars），中间为髁间窝。外侧髁髌面较大而突起，能阻止髌骨向外脱位。股骨两髁侧面突起部分形成内外上髁，内外上髁连线（Insall 线）与股骨滑车的前后线（Whiteside 线）垂直，两者均可作为术中股骨截骨的参考线（图 9－1）。

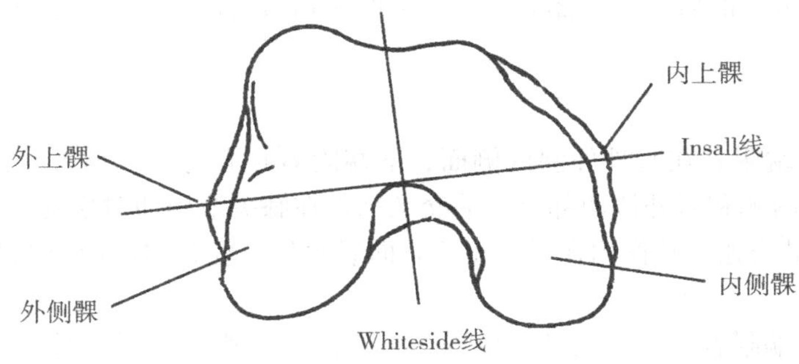

图 9－1　股骨远端结构

胫骨上端关节面形成胫骨平台，后倾 3°～7°、内翻约 3°（图 9－2），胫骨平台的这种结构对于胫骨截骨及假体的安装都有重要意义。胫骨外侧平台前 1/3 为一逐渐上升的凹面，后 2/3 则呈逐渐下降的凹面，内侧平台则呈一种碗形凹陷，胫骨平台这种特殊的凹面结构允许膝关节在水平面上有一定的旋转活动。

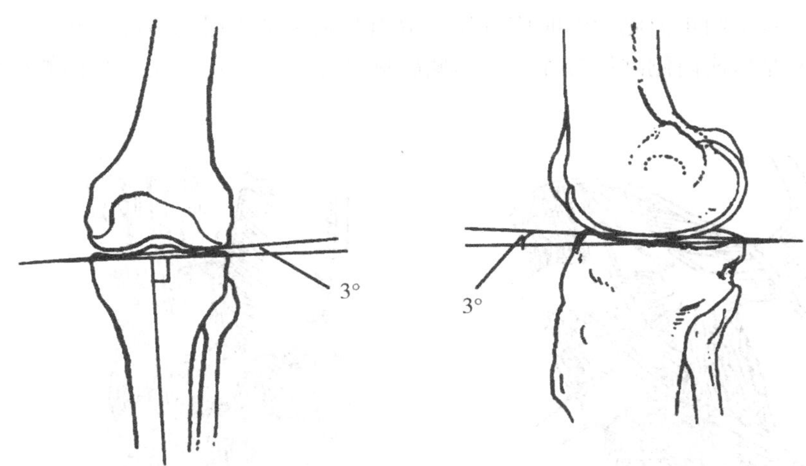

图 9－2　胫骨平台内翻和后倾

胫骨平台中央为髁间隆起，可限制膝关节的内外移动并避免股骨在胫骨上过度旋转。胫骨上端前方有一三角形隆起，称为胫骨结节。髁间隆起及胫骨结节均可作为胫骨截骨时的定位标记。

髌骨是人体最大的籽骨，与股骨形成髌股关节，起着增加股四头肌力臂和做功的作用。髌股关节由静力和动力两种结构维持。髌骨两侧有内外侧支持带，它是维持髌骨的静力性平衡机制。股四头肌内侧头附着于髌骨内缘 1/3～1/2，有对抗髌骨外移的动力性稳定作用。股内侧肌与股外侧肌的同步性收缩是维持动力性稳定的关键，因而股内侧肌的起点异常或肌肉收缩失同步可以引起髌骨轨迹异常。股四头肌肌腱、髌骨及髌韧带构成伸膝装置。

（二）肌肉

膝关节周围肌分为伸膝肌和屈膝肌两大群。

1. 伸膝肌　主要为股四头肌，其中股直肌越过髌骨表面后延伸为髌韧带，构成伸膝装置的重要部分；股外侧肌沿髌骨上缘 2～3cm 处延续为腱性组织，组成外侧支持带的一部分；股内侧肌组成内侧支持带的一部分，膝关节伸直最后 10°～15°时股内侧肌起主要作用，内侧髌旁入路人工膝关节置换术时由于股内侧肌受损因而患者术后早期常出现伸膝无力；股中间肌肌纤维向下止于股直肌深面和髌骨上缘，其下深部有少许肌束止于关节囊，起伸膝和牵拉关节囊的作用。

2. 屈膝肌 包括股二头肌、半腱肌、半膜肌、缝匠肌、腘肌、股薄肌和腓肠肌。半腱肌越过内侧副韧带，同缝匠肌、股薄肌一起互相重叠交织形成鹅足，止于胫骨上端内侧，与内侧副韧带形成一个鹅足囊。半膜肌腱增强关节囊的后内角，部分纤维反折形成腘斜韧带，起屈膝、内旋胫骨及稳定膝关节后方的作用。

（三）韧带组织

1. 前交叉韧带 上端附着在股骨外髁内侧面，下端附着在胫骨髁间前方，并与内外侧半月板前角相连接，其纤维分为前内侧和后外侧两部分。前交叉韧带在膝关节屈曲时松弛，完全伸直时紧张，屈曲约45°时，前交叉韧带最松弛。其作用在于防止股骨向后脱位、胫骨向前脱位及膝关节的过度伸直和过度旋转。

2. 后交叉韧带 上端附着在股骨内髁外侧面，下端附着在髁间后缘中部，部分纤维与外侧半月板后角相连。屈膝时，后部纤维松弛，而其他部分紧张。其作用在于防止股骨向前脱位、胫骨向后脱位及膝关节过度屈曲。

3. 内侧副韧带 分为浅深两层（图9－3），浅层由前方的平行纤维和后方的斜行纤维组成，起于股骨内上髁，前部纤维向前下止于胫骨上端内面，与鹅足止点后方相邻。后部纤维在膝关节内后方与半膜肌交织，止于胫骨内侧髁后缘，参与形成腘斜韧带。充分伸膝时，内侧副韧带浅层的平行纤维及斜行纤维紧张；屈膝时，斜行纤维松弛而平行纤维紧张并在深层纤维表面向后移动从而维持关节的稳定。因此，人工膝关节置换术中纠正内侧挛缩时应首先松解内侧副韧带浅层的后部。膝关节内侧关节囊在内侧副韧带浅层深面时增厚形成内侧副韧带深层。内侧副韧带深层、鹅足各肌腱与内侧副韧带浅层之间均有滑囊形成以利于活动。

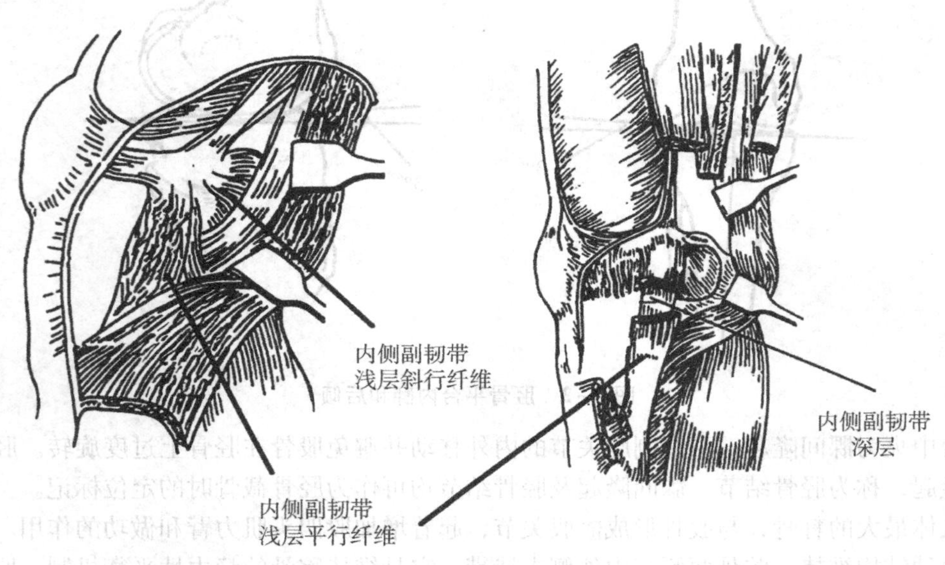

图9－3 内侧副韧带浅层和深层

4. 外侧副韧带 位于膝关节外侧后1/3，起自股骨外上髁，止于腓骨茎突。充分伸膝时，外侧副韧带紧张，屈曲时则松弛。

5. 腘斜韧带和弓状韧带 腘斜韧带为半膜肌的反折部，自胫骨后上方斜向上外，止于股骨外上髁后方，与关节囊后部融合防止膝关节过伸。腘斜韧带表面有腘动脉经过。关节囊后外侧部纤维增厚，形成弓状韧带，越过腘肌腱，向上附着于股骨外上髁的后面，向下附着于腓骨小头和胫骨外侧髁的边缘。

（四）半月板

半月板是关节内唯一没有滑膜覆盖的组织，周缘厚，内侧薄，下面平坦，上面凹陷，切面呈三角形，半月板的前后角借纤维组织连接固定于髁间棘周围。内侧半月板较大，呈“C”形，前窄后宽，与关节囊紧密结合，其后角与半膜肌相连，故有一定活动度。外侧半月板较小，呈2/3环形，前后角大小相当，半月板周围与关节囊的紧密结合被腘肌腱所打断，并在后关节囊上形成腘肌裂孔，故外侧半月板较内侧板的活动性更大。在它的后端，有一坚强的斜行纤维束附着于股骨内侧髁，与后交叉韧带相邻，根据其与后交叉韧带的关系，分别称之为半月板股骨前后韧带，又称第3交叉韧带。位于前面者又称之为Humphry韧带，位于后面者又称为Wrisberg韧带。在两板的前方有膝横韧带。半月板只有外缘10%～30%由邻近关节囊及滑膜的血管供血，损伤修复后可愈合，其他部位血供较差。

（五）关节囊、滑膜、脂肪垫及滑囊

膝关节关节囊薄而松弛，本身对关节的稳定无多大作用，周围有韧带加强。

膝关节滑膜是全身最大的滑膜，内衬在关节囊内侧。关节内多数无血管组织依赖关节滑膜分泌的滑液获得营养，部分滑膜隆起形成皱襞。

膝关节内脂肪垫充填在髌骨、股骨髁、胫骨髁和髌韧带之间，将关节囊的纤维层与滑膜分开，具有衬垫和润滑的作用。

膝关节周围有很多肌腱，因此滑囊也较多。

（六）血管及神经

膝关节由股动脉、腘动脉、胫前动脉和股深动脉发出的分支构成动脉网（图9－4）。旋股外侧动脉降支、膝最上动脉均发自股动脉，分别行于膝关节外侧和内侧，参加膝血管网；膝上内侧和外侧动脉均由腘动脉发出，与其他动脉吻合；膝中动脉从腘动脉发出，供应腓肠肌和关节囊，不参加膝血管网。膝下内外侧动脉均发自腘动脉，与其他动脉吻合。股深动脉第3穿支也发出分支参与膝关节血管网的血供。膝关节前部由股神经的肌皮支、闭孔神经前支及隐神经支配。部分患者全膝关节置换术后可出现髌骨外侧局部皮肤麻木，与隐神经至髌骨外侧的分支受损有关。

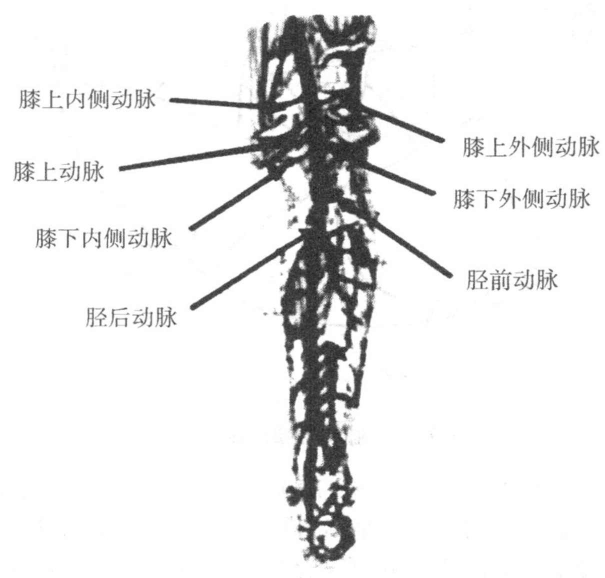

图9－4 膝关节动脉网

二、膝关节的生物力学

（一）膝关节的力学稳定

膝关节面表浅、匹配度小，其稳定机制主要包括3个方面：关节面和半月板提供的几何稳定性；关节囊、关节周围韧带提供的外在稳定性；膝关节周围肌肉提供的动态稳定性。其中，膝关节最大的稳定结构是提供动态稳定的肌肉和提供外在稳定的韧带组织。

1. 内侧稳定结构　包括内侧副韧带（mdidal collateral ligament，MCL）、后内侧关节囊、内侧半月板和交叉韧带组成的静力稳定结构以及半膜肌、股内侧肌和鹅足构成的动力稳定结构，其中MCL，是最重要的静力稳定结构。

2. 外侧稳定结构　包括外侧副韧带（lateral collateral ligament，LCL）、外侧和后侧关节囊、交叉韧带组成的静力稳定结构和股二头肌腱、腘肌腱、髂胫束、股外侧肌扩张部组成的动力稳定结构。

3. 对抗胫骨前移的结构　包括股四头肌、前交叉韧带、内侧副韧带和后关节囊以及半膜肌腱和腘肌腱。膝关节后方稳定主要有后交叉韧带和关节囊维持。

膝关节旋转稳定由上述结构共同维持，膝关节伸直位时，股骨在胫骨上内旋，股骨胫骨关节面匹配最好、侧副韧带和交叉韧带紧张，从而使膝关节获得最大的稳定性。在人工膝关节假体设计中，稳定性与关节的活动度是一对矛盾，但两者均是膝关节正常功能所必需的，人工关节置入后的稳定更多地依赖于关节周围的结构，尤其是侧副韧带的平衡。

（二）膝关节的运动

1. 膝关节的屈伸活动　膝关节正常屈伸范围约为145°。在矢状面，膝关节的屈伸活动并非围绕着同一个旋转中心，而是在运动过程中产生多个瞬时旋转中心（图9－5）。在不同的屈伸角度描出的瞬时旋转中心可在股骨髁上形成一个“J”形曲线。

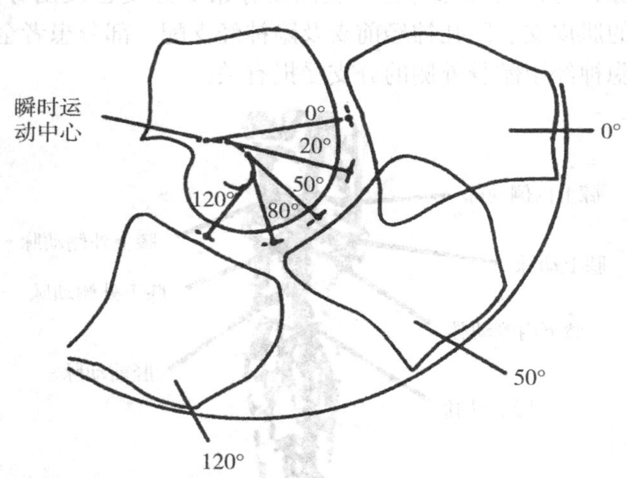

图9－5　膝关节瞬时运动中心

在膝关节屈伸活动中，由于交叉韧带的存在，膝关节屈曲时，胫骨和股骨之间不仅存在滑动还存在滚动。屈膝时股骨和胫骨的接触面相对后移、股骨在胫骨上发生后滚运动（roll back），伸膝时接触面则发生前移、股骨在胫骨上发生前滚运动（roll forward）。一般认为，膝关节从伸直到屈曲20°的运动方式主要是滚动，而从屈膝20°到完全屈曲则主要是滑动。

2. 膝关节的旋转活动　膝关节在完全伸直前具有一定的旋转活动。不同的屈膝角度下膝关节的旋转程度不同。如果以股骨髁为参照，膝关节屈曲90°，胫骨可出现20°的内旋；反之，伸膝时，伴有胫骨外旋20°。

胫骨棘对阻止膝关节旋转有一定的作用。当股骨试图越过胫骨棘时，膝关节的软组织张力将明显增加，从而组织膝关节的进一步旋转。

3. 膝关节的侧方活动　除屈伸、旋转运动外，作用于足部的力量还可以使膝关节产生轻度侧方运动。伸膝位，关节内外翻活动范围约 2°，屈膝时增至 8°左右。

4. 髌骨的活动　髌骨的活动和其与胫骨结节的位置、Q 角、下肢力线及骨性解剖有关。在膝关节整个屈曲活动过程中，髌骨滑动范围约为 7 ~ 8cm。

在日常生活中，膝关节具有一定的屈伸范围才能完成相应的动作。步行时，约需 70°，上下楼梯需 100°，从椅子坐起需 105°，坐低沙发需要 115°，地下拾物 117°，上下台阶时所需活动度还与身高和台阶高度有关。行走时，膝关节外展约 8°。

综上所述，膝关节的运动不是一个简单的屈伸运动，而是一个包含屈伸、滚动、滑动、侧移和轴位旋转的复杂的多方向的运动模式。所以，模仿膝关节生物学运动的假体设计是极其复杂的。

（三）膝关节的负荷与磨损

日常生活中，膝关节承受着很大的负荷，膝关节的受力与体重、肌力、活动、膝关节解剖异常（如内外翻畸形等）等有关。

平地行走时，膝关节作用力主要有：地面反作用力、髌韧带拉力和胫股关节压力。膝关节站立位的静态受力为体重的 0.43 倍，行走时可达体重的 3.02 倍，平地快速行走时可达体重的 4.3 倍，上楼梯时则可达体重的 4.25 倍，下楼梯时可达体重的 4.9 倍。

髌骨受力包括股四头肌肌力、髌韧带拉力和髌股关节压力，它们形成一个平衡系统。髌股关节压力随膝屈伸程度和受力发生变化。站立位屈膝 30°时，髌股关节压力与体重相当，屈膝 60°时，髌股关节间压力升至体重的 4 倍，屈膝 90 °为体重的 6 倍。上台阶时髌股关节受力可达 3.3 倍体重，下台阶时重力使股骨有向前移动的倾向，这主要靠髌股关节的反应力和后交叉韧带的张力来对抗。Q 角的改变会使髌股关节面受力发生改变。

膝关节磨损与关节面接触面积大小等密切相关。膝关节借关节软骨、半月板、滑液等完善关节面匹配、减少接触应力，并均匀分布负荷。人工膝关节虽能模拟正常膝关节部分结构与功能，但仍有很大差距。

（四）下肢轴线（图 9 -6）

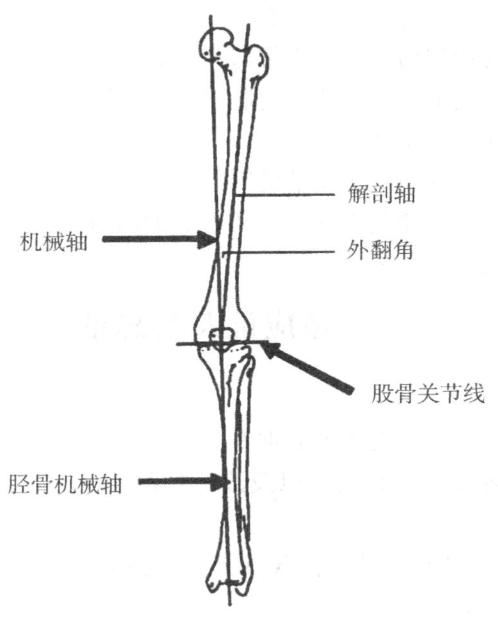

图 9 -6　下肢轴线

1. 解剖轴　为股骨和胫骨的中心纵轴。

2. 机械轴　为膝关节伸直位髋关节、膝关节、踝关节中点的连线。生理条件下，此轴线为一直线，与站立时的负重线一致。股骨机械轴是股骨头中心与膝关节中心的连线，胫骨机械轴为膝关节中心与踝关节中心的连线，胫骨机械轴与解剖轴基本一致，股骨和胫骨解剖轴形成一向外 170°～175°的角，即胫股角。股骨解剖轴与机械轴形成一 5°～10°的生理外翻角。外翻角与股骨颈干角、股骨颈长短、股骨内外翻等几何结构有关。

3. 膝关节线　股骨关节线为股骨远端的切线，股骨关节线与股骨解剖轴形成一向外约 81°的角。正常情况下，胫骨平台关节线与股骨关节线平行，因此胫骨关节线与胫骨轴线向外形成约 93°的角。站立时双脚并拢，关节线与地面平行，机械轴向内倾 2°～3°。把脚略向外移，使机械轴与地面垂直，则关节线内端下移，形成 2°～3°。行走时关节线与地面平行。

4. 股骨髁上线　即通过股骨内、外上髁的水平线，相当于内外侧副韧带止点的连线（图 9－6）。股骨髁上线与股骨解剖轴形成平均约 84°的角，与关节线成 3°。股骨髁上线与下肢机械轴几乎垂直。

（五）膝关节置换术后的生物力学

人工全膝关节置换（total knee arthroplasty，TKA）的目的主要包括，消除疼痛畸形，恢复关节的正常功能，要求置入的人工关节能长期存活。具体来说，就是要求能替代病变结构、下肢负荷有合适的机械传导、尽可能恢复运动功能等。

从外表看，TKA 术后的膝关节和正常的膝关节相似，但实际上二者有很大的区别。一方面，TKA 术后的膝关节是发生了病理改变的膝关节；另一方面，虽然膝关节假体的表面与正常的股骨和胫骨关节面相似，但它们的几何学是完全不同的。

生理状况下，膝关节周围韧带上的负荷仅相当于它们所能承受负荷的 30%。正常的韧带可被拉伸 3%，并能恢复到原始长度，如果进一步拉伸，韧带将发生变形；当被拉伸到 9% 时，韧带将发生断裂。TKA 术中，关节面和半月板几何形状提供的膝关节内在稳定性被破坏。如果切除交叉韧带，那么交叉韧带的机械力学功能及神经功能（本体感觉）也将被破坏。术中，肌肉也不可避免地遭到部分破坏。因此，TKA 术后膝关节原有的内在稳定性和部分外在稳定性被破坏，这就需要利用假体本身的内在稳定性和必要的软组织平衡技术来重建膝关节的稳定。TKA 术后膝关节的稳定性来源于假体的几何形状和它们的位置，如果通过假体的设计来获得膝关节稳定性，负荷就不可避免地被传导到骨－假体界面上。所以，设计者应该设法使传导到骨－假体界面上的负荷变小。

当膝关节的关节面和交叉韧带被切除后，正常膝关节的滚动－滑动机制就不复存在。目前，后稳定型假体一般是采用各种后稳定装置来重建膝关节的后滚运动，但如果某个运动是由假体产生的，就会有更大的负荷传导到界面上，假体就更容易松动。

总之，关节面提供的内在稳定性和交叉韧带提供的外在稳定性被破坏得越多，对假体的内在稳定性要求越高，这对于假体的长期固定来说是有害的。因此，TKA 术后的膝关节稳定性最好由关节外的稳定结构来提供（肌肉、韧带和关节囊等）。

三、适应证及禁忌证

（一）适应证

人工全膝关节置换术的主要适应证为膝关节重度疼痛和功能障碍，相对适应证包括畸形和不稳定，但只有在正规保守治疗（包括理疗、药物治疗以及改变日常生活方式等）无效时，才可考虑手术。其具体适应证包括：

1. 骨关节炎（osteoarthritis，OA）　站立位 X 线片上膝关节间隙明显狭窄和（或）伴有膝关节内外翻畸形，其症状已明显影响关节活动和生活的病例，经保守治疗不能缓解者。

2. 类风湿关节炎（theumatoid arthritis，RA）、强直性脊柱炎（ankylosing spondylitis，AS）及其他炎性关节病的膝关节晚期病变　RA 及 AS 患者的平均年龄较 OA 小，但关节周围结构挛缩。因此对 RA 及 AS 患者的疗效不应期望过高。

3. 血友病性关节炎（hemophilic arthritis） 血友病性关节炎晚期患者，膝关节功能障碍和（或）畸形明显，对工作生活影响很大，X线片上骨质破坏严重者。

4. 创伤性关节炎 如胫骨平台骨折后关节面未能修复而严重影响功能的病例。

5. 其他 如膝关节或股骨、胫骨干骺端的感染、膝关节骨软骨坏死不能通过常规手术方法修复、膝关节周围肿瘤切除后无法获得良好重建的病例。

（二）禁忌证

1. 膝关节周围或全身存在活动性感染 为手术的绝对禁忌证。

2. 膝关节肌肉瘫痪或神经性关节病变 如帕金森综合征等。

3. 膝关节周围软组织缺损 行TKA术后假体可能外露，必要时在整形手术之后或同时进行膝关节置换术。

4. 其他 无症状的膝关节强直、过高的生理或职业要求、一般情况差、严重骨质疏松、依从性差不能完成功能锻炼等。

四、膝关节置换术的术前准备

（一）术前教育

术前对患者进行系统的指导是术前准备的重要环节。首先要向患者做好自我介绍，向患者告知术前生理和心理准备、术后处理措施和术后恢复过程，这样有利于患者对医师产生信赖、促进患者功能恢复、提高患者满意度。根据患者病因学情况、病变程度、并发的疾病，向患者告知手术风险及可能的预期效果。如果不对患者进行这些教育，患者的期望值过高或患者对医师失去信任，那么无论多么成功的手术也不能使患者满意。另外，术前还需指导患者行股四头肌功能锻炼以促进术后康复。

（二）体检

全面检查脊柱、髋关节、踝关节等以排除这些部位同时患病的可能。

体检时还应注意有无牙龈炎、皮肤破溃等可能引起感染的病灶。应注意检查膝关节有无陈旧性伤口、慢性蜂窝织炎、下肢足背动脉搏动情况。记录患者膝关节活动度、稳定性、伸膝装置张力和股四头肌肌力。

（三）放射学检查

TKA术患者的放射学检查应包括：站立位双下肢负重全长相、患膝正侧位、髌骨轴位相。下肢全长相有助于正确判断下肢的机械轴和解剖轴，并有利于判断下肢有无畸形，包括关节外畸形。膝关节正位片上应评估内侧和外侧间隙的关节面、有无骨赘及软骨下骨的情况。侧位片上，观察髌股关节情况及关节内有无游离体。髌骨轴位相能更好地评估髌股关节的对线、关节间隙和关节面的情况，有利于观察髌股关节是否存在髌骨脱位等。

五、人工膝关节假体的选择

随着技术进步及运动等研究的发展，现已设计出多种类型的膝关节假体。人工膝关节假体可有多种分型方法。

（一）固定方式

按固定方式分型，膝关节假体可分为骨水泥型、非骨水泥型和混合型。

骨水泥固定始于20世纪60年代末，至20世纪70—80年代取得了飞速发展。骨水泥的聚合过程需数分钟，可分为液体期、面团期和固体期。骨水泥的液体期和固体期不易受外界因素的影响，而面团期则对外界因素比较敏感。降低温度可延长液体期到面团期的时间，湿度也有同样的作用，但作用有限。真空技术和离心技术可将骨水泥的疲劳寿命提高到136%。对于TKA骨水泥鞘，多数文献认为骨水泥鞘的理想厚度是2mm，但并没有明确的规定，而且股骨和胫骨侧的骨水泥厚度也是不一样的。胫骨侧由于存在很大的应力，因此需要骨水泥提供坚强的支撑。

非骨水泥型和骨水泥型一样可以取得良好的长期效果，而且没有骨水泥并发症，对骨骼的损伤较小，但主要适用于年轻、活动量较大的骨关节炎患者，而且对手术的要求较高。非骨水泥型 TKA 中，仅股骨侧的固定是成功的，因而目前很少采用。

混合型 TKA 目前尚缺乏长期随访资料。在混合型 TKA 中，一般推荐采用骨水泥型胫骨和髌骨假体、非骨水泥型股骨假体。

（二）限制程度

按限制程度可将膝关节假体分为全限制型、高限制型和部分限制型。全限制型假体术后膝关节只限于单一平面活动，容易引起假体－骨水泥－骨界面应力集中，中远期假体松动、感染等并发症的发生率很高，常用的为人工铰链式膝关节假体，仅适用于膝关节翻修术、骨肿瘤重建术或有严重骨缺损及关节稳定性差的病例。高限制型假体以 CCK、TC3 等为代表，主要用于侧副韧带严重受损的初次置换或关节不稳定的翻修术。部分限制型假体以后稳定型（PS）或称后交叉韧带替代型（CS）及后交叉韧带（CR）保留型假体为代表。后交叉韧带替代型假体通过胫骨垫片中央的凸起和相应的股骨髁间凹槽替代后交叉韧带的功能，其优点是适应证广，对于后交叉韧带功能不全或因膝关节屈曲挛缩无法保留后交叉韧带的病例无疑是最好的选择。后交叉韧带（CR）保留型假体保留的后交叉韧带维持了关节稳定性，因而允许胫骨关节面采用低限制设计从而获得更大的关节活动度。

（三）后交叉韧带保留型和替代型假体

1. 后交叉韧带保留型假体　其优点在于，后交叉韧带能增强膝关节的稳定性、分散应力、控制股骨在胫骨上的后滚运动并保留其本体感觉。但后交叉韧带保留型 TKA 中，胫骨平台后倾角度偏小或屈曲间隙过紧会产生杠杆作用，导致胫股关节之间应力过大，增加聚乙烯的磨损。如果胫骨平台后倾过大或 PCL 功能丧失，伸膝时胫骨将会向前发生半脱位，屈膝时则会发生胫骨后侧半脱位。后交叉韧带保留型 TKA 中，关节线升高或降低都会对 TKA 的手术效果产生明显影响。另外，老年患者的后交叉韧带往往发生了退变或强度降低，对于这些患者不应该选择保留后交叉韧带。

2. 后交叉韧带替代型假体　后交叉韧带替代型 TKA 软组织平衡更简单，可以很好地矫正膝关节严重畸形，不强调恢复关节线的高度，且膝关节的运动力学更接近正常、垫片磨损较小。

（四）固定垫片和活动垫片假体

固定垫片假体已有 30 年的历史、效果确切。人体膝关节除了屈伸运动以外，还有旋转、滑移、内外翻等多种形式的运动，从而使应力传导至胫骨假体的金属底座与聚乙烯垫片之间，引起聚乙烯垫片的下表面磨损。磨损产生的微小聚乙烯颗粒会引起明显的骨溶解，从而损害 TKA 的长期疗效。因此，假体设计必须解决胫股关节的高匹配度与旋转自由度之间的矛盾。

活动垫片型假体体现了人体膝关节的运动力学特点。聚乙烯垫片与胫骨和股骨假体形成双面关节，垫片上关节面与股骨假体部分或完全匹配下关节面平坦可在胫骨假体上旋转及前后左右移动。因而同时具有活动性与限制性，解决了假体胫股关节间轴向旋转和内外翻运动的问题，减少了传递至假体－假体或假体－骨水泥界面的应力，延缓了假体松动。体外模拟实验表明，与固定垫片假体相比，活动垫片假体接触面积较大，磨损较小；静态及动态分析提示活动垫片假体聚乙烯表面压力较小；模拟扭转压力或假体旋转不良时，活动垫片假体压力分布较固定垫片假体均匀，压力峰值较小。但需要说明的是，活动垫片假体可再分为很多类型，并不是所有的活动垫片假体都是一样的。根据不同的分类方法，活动垫片假体可进一步分为旋转平台和活动半月板假体、旋转平台膝和高屈曲旋转平台假体等。年轻患者术后功能要求高，我们建议采用高屈曲旋转平台膝。

六、膝关节置换术的手术入路

（一）皮肤切口

人工膝关节置换术的皮肤切口包括：膝正中切口、偏内侧弧形切口和偏外侧弧形切口。其中以膝关节正中切口最为常用，它可以方便手术显露，术后切口愈合也很好（图9－7）。如果患者膝关节局部有陈旧性切口，则尽可能利用原切口。自髌骨上极近端约5cm，止于髌骨下极远端约3cm，切开皮肤后，沿切口进一步向下切开皮下脂肪层和浅筋膜层，直达伸膝装置，然后在浅深筋膜之间向两侧适度游离内外侧皮瓣。不要过多剥离，也不要在皮下脂肪层进行剥离，因为皮肤的血供是由深部组织到深筋膜再到皮肤的，所以皮瓣一定要有一定厚度，否则，可能会引起皮肤坏死、感染，影响伤口愈合和术后功能锻炼。

（二）关节囊切口

1. 内侧髌旁入路（图9－8）　该入路优点是难度小，切口延长方便，显露充分，神经血管创伤小，大多数膝关节手术都可经此切口完成。不足之处在于不利于显露膝关节后方结构、也不宜于膝关节外侧手术。但并发症较少，最常见的是切口愈合不良，其次是隐神经髌下分支损伤，患者术后出现膝关节前外侧皮肤麻木。内侧髌旁入路切断了股四头肌肌腱的内1/3，术后早期患者伸膝功能受一定程度的影响，尤其是伸直最后20°。较严重的并发症是髌韧带断裂，常在勉强翻转髌骨时发生。

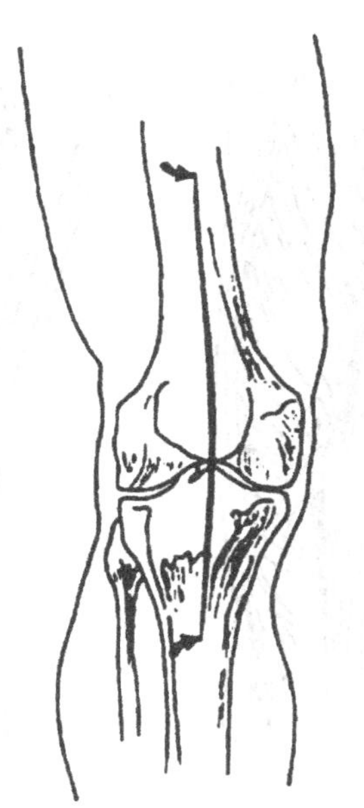

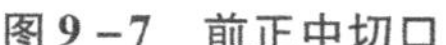

图9－7　前正中切口

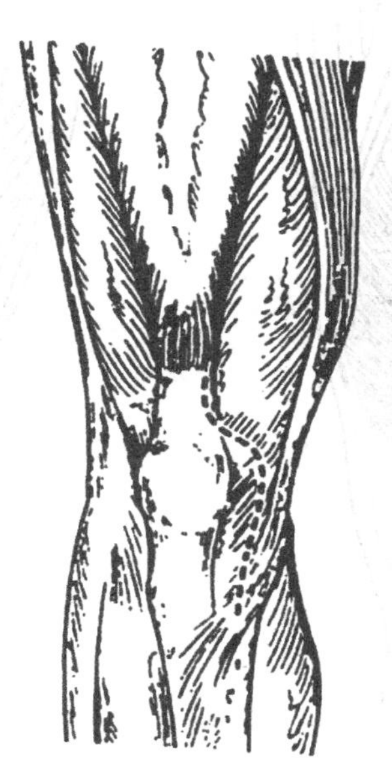

图9－8　内侧髌旁入路

沿股中间肌肌腱和股内侧肌之间切开，向下距离髌骨内缘约5mm切开关节囊及髌支持带至髌韧带内侧，延伸至胫骨结节内侧约1cm处。髌骨内缘保留0.5～1.0cm的腱组织，使两侧有足够坚强的软组织便于缝合伤口。必要时，为进一步显露可作股四头肌腱近端斜行劈开以便于翻转髌骨。切开内侧支持带、关节囊和滑膜，进入关节腔。

内侧关节囊切开后，清理髌上囊、髌下脂肪垫和内外侧间隙内的纤维性粘连组织，暴露胫骨近端。一般首先做胫骨近端内侧结构的骨膜下剥离。适度屈膝，将内侧支持带从胫骨表面剥离，向后直达后内侧半膜肌肌腱附着处。当内侧胫骨解剖到半膜肌止点附近时，屈曲外旋胫骨有利于减轻伸膝装置张力，方便膝关节的显露并避免髌韧带撕裂。可通过剥离内侧副韧带浅部、扩大胫骨内侧骨膜下解剖范围进行膝关节的内侧松解。

处理外侧胫骨时，应由里向外，从股外侧肌延伸到胫骨近端做外侧松解，这样可以游离和延长影响髌骨翻转的髌骨外侧索，减小翻转髌骨时髌韧带的张力。

伸膝位翻转髌骨，然后缓慢屈膝，注意观察髌韧带止点的张力情况，如果太紧，将切口向股四头肌近端延伸。如果暴露已经很充分，也可以不翻转髌骨。也有作者认为，翻转髌骨时过度牵拉股四头肌，可能造成患者术后股四头肌肌力下降、影响术后功能恢复，因此建议将髌骨向外侧脱位而不翻转髌骨。

切除内外侧半月板和前（后）交叉韧带，向前将胫骨平台脱位。咬除股骨、胫骨和髌骨骨赘，如果滑膜增生严重，尽量予以切除，从而减少周围软组织张力并避免术后假体撞击和软组织嵌入。

如股四头肌挛缩或膝关节强直，传统切口显露膝关节困难，可采用股直肌离断、股四头肌 V－Y 成形术或胫骨结节截骨术。

（1）股直肌离断（图 9－9）：这种方法是在传统的内侧髌旁入路的基础上，将近端切口 45°斜向股直肌外上方，在靠近股直肌腱腹联合处，离断股直肌。这种方法简单易行，不会伤及外侧膝上动脉，不影响术后康复和股四头肌功能。但该入路改善膝关节的显露效果有限，对于严重膝关节僵硬患者，可能需要采用显露效果更为良好的股四头肌 V－Y 成形术等其他方法。

（2）股四头肌 V－Y 成形术（Coonse－Adams 入路，图 9－10）：主要适用于股四头肌长期挛缩、膝关节强直、其他手术入路无法满足要求的膝关节。此入路要求股四头肌功能基本正常，肌肉收缩能力良好，否则改行胫骨结节截骨入路。自股四头肌肌腱切口顶端接近股四头肌腱腹联合处另做一个与肌腱切口方向成 45°夹角的向外下方的延伸切口，切断股四头肌，此时股四头肌腱连同髌骨、髌韧带，向远端翻转，完全显露膝关节前方结构。

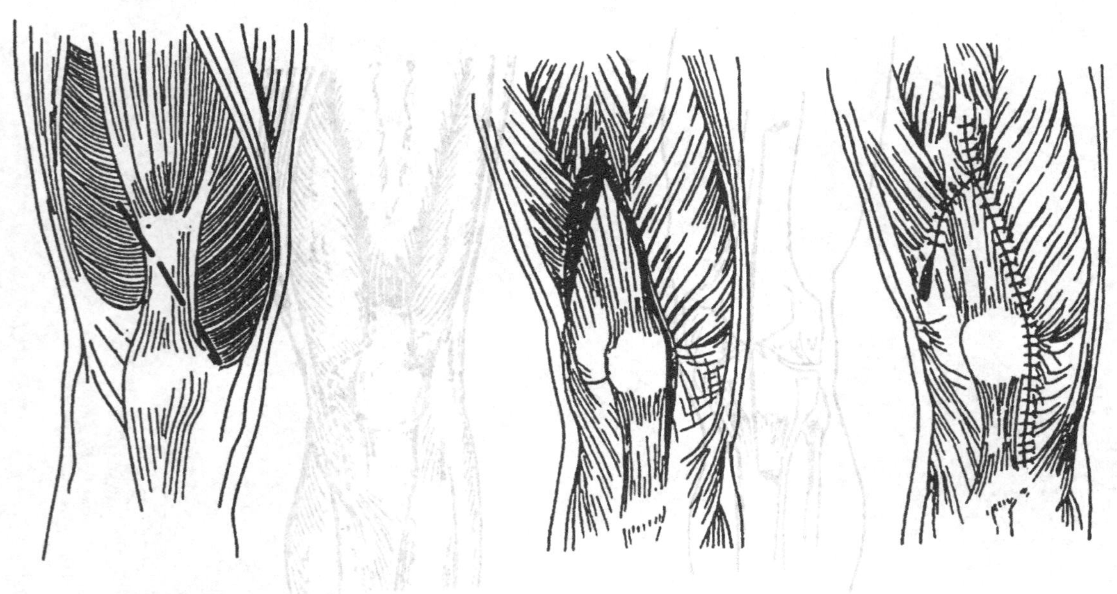

图 9－9　股直肌离断　　**图 9－10　股四头肌 V－Y 成形术**

关闭切口时，在允许膝关节有 90°屈膝的前提下，尽可能将软组织在解剖位缝合，防止伸膝装置的过度延长，对髌骨外侧支持带的斜形切口，可根据髌股关节对合情况，只做部分缝合，这对髌骨外脱位或半脱位可起到外侧松解作用。

（3）胫骨结节截骨术（Whitesides）：胫骨结节截骨入路可用于伸膝装置重新对线、髌股活动轨迹异常、需要充分显露僵直膝关节、纠正胫骨结节位置异常、松解挛缩伸膝装置。膝前内侧髌旁内侧入路切口，向远端延伸，止于胫骨结节下 8～10cm。骨膜下显露胫骨内侧近端胫前嵴，用电锯自内向外截取一块包括胫骨结节和胫骨前嵴近端在内的长约 7cm、近端厚度约 2cm，远端宽度 1.2～1.5cm，厚度约 1cm 的骨块。骨块外侧缘仍与小腿软组织、筋膜、股四头肌扩张部相连，以保留血供。截骨完成后将整个骨块向外翻转，手术完成后骨块复位，可用 2～3 枚皮质骨螺钉固定或用钢丝结扎固定。但螺钉可能造成植骨块局部应力异常，容易出现骨折，所以通常采用钢丝捆绑固定截骨块。从胫骨内后穿入 3 根钢丝，其中 1 根经截骨块近端穿出，防止截骨块移位，另外 2 根从胫骨外侧穿出，出孔位置要高于内侧入孔。

2. 股内侧肌下方入路（Southern 入路） 该入路最大的优点是保护了伸膝装置。其次，该入路有利于保护髌骨血供。走行在股内侧肌中的膝上内侧动脉，是构成膝关节血管网的重要组成，内侧髌旁入路常损伤该动脉。

该入路适应证与内侧髌旁入路一样，但不适用于翻修术、胫骨近端截骨史和肥胖患者。另外，该入路对外侧间室的暴露不如内侧间室，所以严重畸形或关节僵硬的患者也不适用。

屈膝90°，自距髌骨上极约8cm处，沿膝前向下至胫骨结节内侧旁开1cm处，切口皮肤、皮下脂肪、浅筋膜层。钝性分离股内侧肌与其下方肌间隔，然后向前牵开股内侧肌肌腹。在髌骨中部水平，横断股内侧肌肌腱关节囊移行部2~3cm。接着，向前外侧提拉髌骨，从髌上囊、经髌下脂肪垫、向下至胫骨结节，切开关节囊。伸膝位向外翻转髌骨，然后逐渐屈曲膝关节。如果髌骨翻转困难，可进一步松解髌上囊或向近端分离股内侧肌肌腹与股内侧肌间隔的连接。

3. 前外侧入路（外侧髌旁入路） 前外侧入路主要适用于严重外翻畸形患者。因为严重外翻畸形时，常规内侧髌旁入路对膝外侧结构暴露不充分，对膝外侧挛缩组织松解不彻底使外翻畸形矫正不足。另外，内侧髌旁入路切断了髌骨的内侧血供，而且膝外侧支持带松解会进一步破坏髌骨血供，造成髌骨血供障碍或坏死。该入路不利之处在于手术技术要求高，膝关节内侧结构保留不充分，髌骨翻转较困难，膝关节外侧需用髂胫束或筋膜修复外侧组织缺口。

膝前稍外侧做皮肤弧形切口，胫骨结节处旁开1.5cm，远端止于胫骨结节以远5cm处。切口皮肤、皮下组织和浅筋膜层，向内侧剥离髌骨支持带浅层纤维直至伸膝装置边缘，切开深筋膜进入关节腔。切开深筋膜时距离髌骨外缘1~2cm，经Gerdy结节内缘，距胫骨结节外2cm，向下进入小腿前肌筋膜。截除胫骨结节并连同髌骨一起向内翻转，保留髌下脂肪垫，屈膝90°，显露关节。

4. 经股内侧肌入路 该入路的优点在于不损伤股四头肌腱和股内侧肌的附着，保护伸膝装置的完整。主要缺点在于术中显露较内侧髌旁入路差。肥胖、肥大性关节炎、胫骨高位截骨史和屈膝<80°的患者，不宜采用该入路。

屈膝位，采用标准的膝前正中切口，依次切口皮肤、皮下组织和浅筋膜，向内侧分离，显露髌骨和股内侧肌与股四头肌肌腱交界的位置，钝性分离股内侧肌，然后距离髌骨内缘0.5cm向下，远端止于胫骨结节内侧1cm，切开关节囊。

七、膝关节置换术的手术要点及软组织平衡

显露后，膝关节手术的要点在于截骨和假体的安装及软组织平衡。

TKA手术包括5个截骨步骤。不管采用骨水泥型还是非骨水泥型固定，这5个步骤是相同的。对于常规TKA，在截骨并去除骨赘后，根据韧带的平衡情况决定是否还做其他处理。

TKA的5个基本截骨步骤包括（图9-11）：胫骨近端截骨；股骨远端截骨；股骨前后髁截骨；股骨前后斜面截骨；髌骨截骨。对于后交叉韧带替代型假体，需进行髁间截骨并去除后交叉韧带。

股骨与胫骨截骨的先后顺序无明确要求。如果膝关节相对较松弛、胫骨平台显露容易，则可先行胫骨截骨，此时可参考胫骨的截骨面确定股骨假体的外旋。如果膝关节紧张或后倾较大，胫骨平台难以充分暴露，则先行股骨截骨。

（一）胫骨截骨

一般认为，术中只要能做到准确运用，髓内、髓外定位的临床效果应该是完全一致的。髓内定位的关键是准确选择髓腔入点，通常在前交叉韧带止点的外侧缘与外侧半月板前角附着部之间或胫骨结节中内1/3对应的位置。确认方向正确后即可钻孔开髓。开髓口应比髓内定位杆的尺寸略大，以利于髓腔引流。髓腔定位杆插至合适位置后，固定截骨模块。此时，取出定位杆，保留截骨模块。髓外定位时，定位杆沿胫前肌向下，与胫骨前缘平行，指向距骨中心。需要注意的是，胫骨平台中心与距骨中心的连线为力线方向，而距骨中心位于内外踝中点偏内侧3~5mm。因此，在采用胫骨髓外定位时，不要将定位杆远端直接对准内外踝连线中点，而应稍偏内侧，并处于第二趾上。

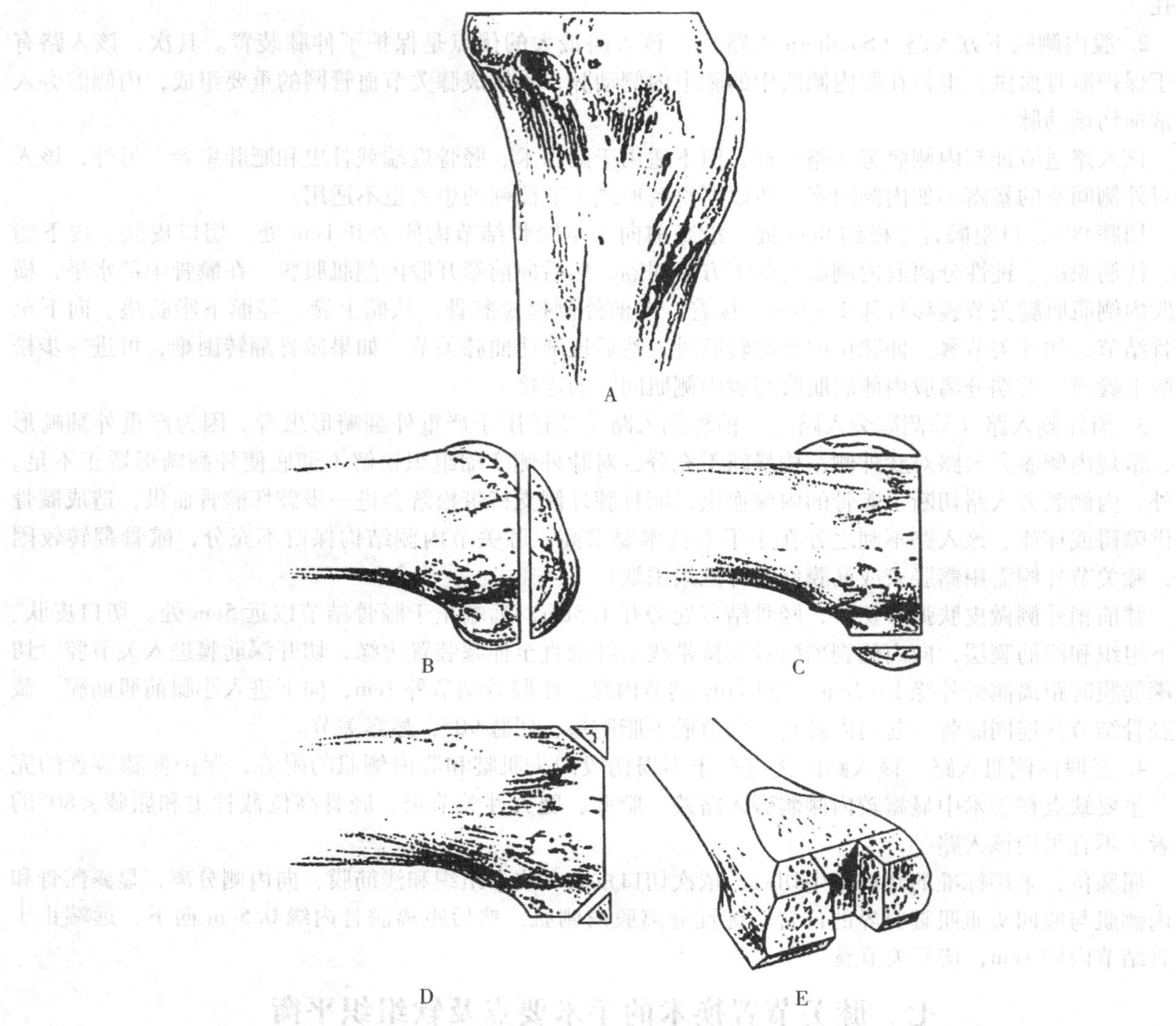

图9-11 TKA的5个基本截骨步骤

A. 胫骨平台截骨；B. 股骨远端截骨；C. 股骨前后髁截骨；D. 股骨前后斜面截骨；E. 股骨髁间截骨

胫骨截骨的厚度应与胫骨假体的厚度相等。大多数情况下，胫骨垫片的厚度可选择10mm，因此，截骨的位置应在正常胫骨平台下10mm。存在骨缺损时，一般不应为了消除骨缺损而任意加大截骨的厚度，残留的缺损根据情况做相应处理。如果残留的缺损仅有1~2mm时，可增加截骨厚度以消除缺损；但对较大的缺损，应先按10mm厚度截骨，然后根据残留缺损情况决定进一步处理方法。对内外侧胫骨平台都有骨缺损的患者，不能一味强调截骨量和替换假体厚度对等的原则，因为随着截骨厚度的增加，胫骨骨质的强度减弱，还会损伤侧副韧带的附着结构，影响关节线的位置。此时，应根据具体情况，采用自体、异体植骨或垫片加强等方法来进一步处理。

在冠状面上，胫骨截骨有两种方法。最常用的一种是胫骨截骨面与下肢力线垂直。由于正常胫骨平台存在3°左右的内翻角度，因此这种方法切除的平台外侧骨量要多于内侧。另一种方法是，使截骨面与胫骨关节面相平行、与下肢力线3°内翻，此时胫骨平台内外侧截骨量相等。但临床研究发现，内翻造成的不良后果要远远超过外翻者，而且，胫骨近端3°的内翻截骨并不能明显改善临床效果。因此，大多数学者倾向于垂直于下肢力线行胫骨近端截骨。需要注意的是，无论胫骨采取哪种截骨方式，股骨截骨必须与其相对应。如胫骨采取垂直下肢力线的方法截骨，那么股骨截骨时应有3°外旋或股骨假体具有相应外旋角度。如果垂直于胫骨平台截骨，则股骨截骨时无须外旋。临床上最常见的是胫骨截骨时过度内翻，胫骨定位系统安装不当是其主要原因。

正常胫骨关节面有一3°~7°的后倾角，因此术后假体关节面同样应有一向后3°~7°的倾斜角，以便膝关节屈曲活动的完成。如果假体不带后倾，胫骨近端截骨时需有一定的后倾角度；如果假体本身具有后倾角度，则垂直下肢力线截骨即可。

胫骨假体应尽可能多的覆盖胫骨截骨面，这样假体获得的支撑就越大。但临床上，假体很难完全与截骨面匹配。如果假体前后径较截骨面略小，应将假体偏后放置，因为胫骨后方骨质强度大。但如过度偏后，可能加重对后交叉韧带磨损及增加关节周围软组织张力。胫骨假体内外旋及内外侧位置的安装，可依据股骨假体的位置为参考，也称为自定位法。方法是，首先确定股骨假体试模的位置，然后安装胫骨假体试模，屈伸膝关节，胫骨假体会顺应胫股关节面的几何形状自动对合股骨髁。然后根据胫骨假体试模的位置在胫骨皮质上做好标记，供制作胫骨骨槽参考。

（二）股骨截骨

股骨截骨一般选用髓内定位系统，也可选用髓外定位，但不如髓内定位准确。髓腔入点位于股骨髁间切迹中点、后交叉韧带止点前缘约10mm处。将手指放在股骨干前方有助于估计钻孔的方向。为保证髓内定位杆的准确性，定位杆近端必须抵达股骨干峡部。髓内定位杆表面带有纵向减压槽，或者呈中空，使脂肪组织能顺利流出髓腔，防止髓内压过高造成脂肪栓塞。另外，髓内定位杆入点较定位杆直径大，也有利于脂肪组织流出、防止脂肪栓塞。

1. 股骨远端截骨　安装髓内定位杆并固定于外翻4°~6°。一般情况下，对于内翻或中立位膝关节，可选择5°外翻截骨，而对膝外翻患者可选择7°外翻。取出髓内定位杆，以外侧髁为基准，要求截骨的厚度与假体的厚度相等，通常为8~12mm。一般认为，截骨水平位于髁间切迹最低点，与髓内入孔处平齐时即可获得合适的截骨厚度，截骨合适时，截骨块一般呈横“8”字形。在骨质硬化时，摆锯锯片偏离骨面的趋势，并因此导致对线不良和安装假体试模困难，因此截骨时必须注意这一点。

2. 股骨前后髁截骨　股骨前后髁截骨决定了旋转程度，直接影响屈膝时的内外翻稳定性和髌骨轨迹。前髁截骨面过高会增加髌骨支持带张力，阻碍膝关节屈曲或导致髌骨半脱位；截骨面过低会引起股骨前侧切迹，造成局部应力增加导致骨折的发生。

绝大多数股骨假体要求有3°~5°外旋。一般估计，内侧后髁比外侧后髁多截2~3mm就能保证术后屈膝间隙内外对称、内外侧副韧带平衡。在胫骨平台假体垂直下肢力线的前提下，术前胫骨平台的内外翻程度决定了股骨假体的内外旋方向及程度。术前胫骨平台内翻的患者，要求股骨内侧后髁多截一些，使股骨假体处于外旋位。不过，原则上外旋应不超过5°，否则会引起关节内外旋失衡。相反，当胫骨平台外翻时，则要求股骨假体处于内旋位。但在实际中，由于膝外翻患者存在髌骨外侧支持带紧张，此时如将股骨假体内旋将会加重髌骨脱位倾向。因此，对于膝外翻患者，股骨假体也应置于轻度外旋位。

目前有4种评价股骨假体外旋的方法。

（1）3°外旋测定法（图9-12）：参考股骨后髁连线，以此线为参考，再做一条3°外旋线，后者即为假体的外旋角度。如后髁有明显骨缺损，该参考线的正确性就值得商榷。

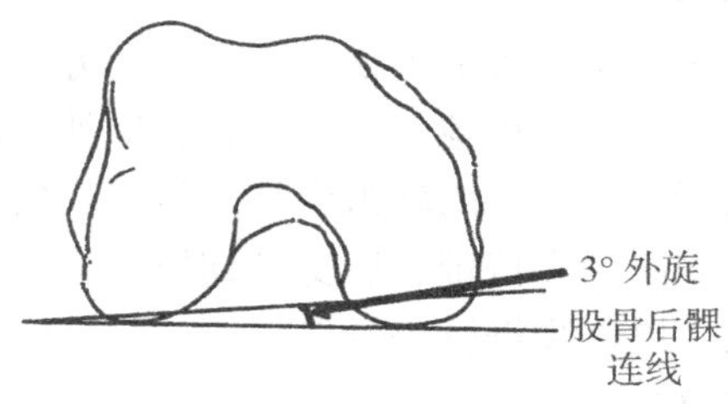

图9-12　外旋测定法

（2）张力下四方形屈曲间隙法：在股骨髁截骨前，先完成胫骨平台的截骨，然后在屈膝位，在关节间隙内置入撑开器，使关节内外侧软组织保持一定张力，然后根据屈膝间隙“四边形”成形原则，调整股骨内外后髁的截骨量，这样也因此确定了股骨假体的外旋程度。该方法要求充分平衡好膝关节内外侧支持带，松解挛缩的关节囊，但临床上有时不容易做到这一点。

(3) 经股骨内外上髁连线（Insall 线）：在实际操作中，准确确定股骨内外上髁的最高点有一定困难，但在股骨前后髁均有破坏的情况下，该连线成为唯一的可参照依据。

(4) 股骨髁前后轴线（Whiteside 线）：即髌骨滑槽最低点与股骨髁间窝中点连线，该线的垂线即为股骨假体的外旋角度。该参考线术中容易确定，其准确性有赖于髌骨滑槽结构的完整，严重髌股关节炎的患者局部结构常有破坏。各种方法各有利弊，为保证假体准确的旋转，通常综合运用多种方法。

确定股骨假体外翻和外旋角度后，就要测量其型号。常用的方法有前参考和后参考两种方法。

前参考法就是以股骨前方皮质为参考，先切割前髁，然后以此截骨面为参考确定假体大小及内外后髁的截骨量，前髁截骨量为一确定的厚度。这种方法的优点是可避免前髁截骨过多出现股骨髁上骨折的可能。当股骨髁测量大小介于两种型号之间时，如果选择小一号的假体，则后髁多截骨，屈曲间隙相对增加；如果使用大一号的假体，则后髁截骨减少，屈曲间隙减小。不过，目前大部分膝关节假体相邻型号的差距只有 2～3mm，因此对屈膝间隙的影响不是非常明显。

后参考法时首先确定后髁截骨厚度，通过调整前髁截骨厚度调节与股骨假体的匹配关系。这种方法屈膝间隙稳定，但存在股骨前方皮质切割的问题。

3. 股骨前后斜面及髁间截骨　在截骨模块的引导下，这些截骨相对较容易。

安装股骨假体时，在允许的情况下，应尽可能将股骨假体适当外移，从而减少髌骨外侧脱位的倾向。

（三）髌骨截骨

翻转髌骨，去除其边缘的滑膜和脂肪组织及增生的骨赘，显露髌骨边缘。要注意正确掌握髌骨截骨厚度。大多数髌骨的厚度为 25m，一般常用的假体厚度为 10mm。因此，截骨后的髌骨应保留 15mm。髌骨过厚会使支持带紧张，增加外侧半脱位的风险；髌骨过薄会增加骨折的风险。髌骨截骨分两步进行，第 1 步截除中央嵴，然后调整髌骨厚度，第 2 步截骨面应与髌骨前面及股四头肌肌腱止点处平行，同时应检查股四头肌肌腱与髌骨上极的关系，截骨面应在股四头肌肌腱止点上 1mm 并与之平行。修整髌骨边缘、钻孔。

髌骨假体应尽可能多的覆盖髌骨截骨面，但在某些情况下，当截骨面大于髌骨假体时，宜将圆弧形假体偏内放置。如果允许假体在髌骨截骨面上下移动一定范围，应向上安置髌骨假体，这样假体就可以获得更多的骨组织的支撑。

（四）内翻畸形的软组织平衡

膝关节内翻畸形主要表现为内侧或内后方稳定结构的挛缩，外侧稳定结构多无明显松弛。因此，软组织平衡以松解挛缩的结构为主。其中，内侧副韧带的松解通过骨膜下剥离胫骨内上止点。

根据内翻畸形的严重程度，可以逐步松解内侧副韧带的浅层、深层、鹅足，必要时可以松解比目鱼肌深层、半膜肌胫骨干骺端附着点。松解过程中，反复作外翻应力实验检查松解是否满意。

（五）外翻畸形的软组织平衡

膝关节外翻畸形的软组织平衡是人工膝关节置换的难点，一方面外侧稳定结构的解剖构成复杂；另一方面，膝关节外翻时常伴内侧稳定结构的松弛。不过，膝关节外翻的软组织平衡同样以松解挛缩的软组织结构为主。膝关节外翻时，可能需要松解的软组织结构包括：髂胫束、弓形韧带、外侧副韧带、腘肌、股二头肌、腓肠肌外侧头、外侧髌旁支持带、后交叉韧带等。与内翻畸形的软组织平衡一样，术中应该边松解边评估软组织平衡情况，以逐步进行松解。

（六）屈曲畸形的软组织平衡

膝关节屈曲挛缩时应该分步进行软组织松解，边松解边检查伸膝间隙的情况。第 1 步，首先平衡膝关节内侧或外侧软组织，使膝关节在冠状面上线达到平衡。在并发内翻畸形的患者，膝关节侧方平衡后屈曲畸形也可获得明显矫正。第 2 步，松解后方挛缩结构。切除半月板和交叉韧带后，极度屈曲膝关节，沿股骨后髁及髁间窝后上缘向上骨膜下剥离后方关节囊。第3步，松解腓肠肌在股骨上的起点。第4步，如果经以上处理后，伸膝间隙仍然很紧，应考虑增加截骨。但要注意，增加截骨会影响关节线的位置，从而改变关节的机械力学，因而应慎重。

八、术后并发症及防治

（一）术后疼痛

TKA的手术目的是获得一个无痛、稳定、功能良好的关节，因此，疼痛的缓解程度是评价手术成功与否的一个重要指标。术后早期疼痛多由于手术创伤、软组织组织炎性反应等引起。针对术后早期疼痛，可有多种处理方法，如硬膜外置管给药、静脉止痛泵、术中关节腔药物注射、神经阻滞、哌替啶、非甾体类药物等。目前，有人提出超前镇痛的概念，即术前即开始给予止痛药物以降低痛阈。

（二）深静脉血栓栓塞（deep venous thrombosis，DVT）

DVT是人工关节置换术后的主要并发症之一。邱贵兴等报道，关节置换术后DVT的发生率增高，未预防组为30.8%，预防组为11.8%。但绝大多数是无症状性DVT，体检时发现小腿、踝部软组织肿胀、腓肠肌压痛。DVT严重者可发生肺栓塞，甚至可造成死亡。临床中怀疑DVT时常进行下肢静脉彩超以明确诊断。目前常规给予低分子肝素预防性抗凝，常用药物有速碧林、克赛等。此外，可使用足底静脉泵或下肢脉冲加压装置以促进静脉回流，以减少DVT的发生。术后早期下地活动也有助于预防DVT。但已经发生DVT的患者不能采用以上加压装置，并应限制活动、将患肢抬高、增加抗凝药物剂量。

（三）切口愈合不良

切口愈合问题与手术技术直接相关。因此，注意手术细节及仔细关闭伤口非常重要。一般而言，避免伤口缝合过紧，切口边缘要整齐以便于对并发恢复组织的解剖层次。

（四）对线不良

由于对下肢力线重要性的认识的提高及手术器械的改进，目前，对线不良的发生率较以前明显减少，但严重的对线不良会导致假体磨损和松动。

（五）假体松动

假体的松动与磨损是一个长期的并发症。临床主要表现为活动后疼痛；X线检查出现透明带或透明带增宽，有时与低毒感染所致松动很难鉴别。常与手术技术相关，如对线不良、软组织平衡缺陷、骨水泥技术不到位，此外，亦与肥胖、活动量及负荷量过大等有关。

（六）假体周围骨折

TKA术后可发生胫骨干、股骨干骨折，也可发生胫骨平台、股骨髁的骨折，其发生率为0.3%～2.5%。大部分骨折发生在术后3年左右。摔倒等外伤是骨折的常见原因。保守治疗适用于骨折无移位或轻度移位但通过手法复位能维持稳定的病例。骨折断端<5mm、成角畸形<10°或骨折粉碎程度较轻者，也可考虑非手术治疗。对保守治疗无效或无保守治疗指证者，应行切开复位内固定。

（七）感染

文献报道TKA术后感染发生率为2%～4%，常引起关节的疼痛和病废，一旦发生，将给患者带来灾难性的后果。发生感染的高危因素中，宿主的免疫系统最为关键，服用免疫抑制药的患者容易发生感染。其危险因素还包括，肥胖、糖尿病、类风湿关节炎，口服激素、免疫抑制药、抗凝药等也是术后感染的危险因素。另外，手术时间延长、术后血肿形成等都容易促使感染发生。

感染分为浅部和深部感染。浅部感染指的是皮肤、皮下组织的感染，及时外科干预，包括伤口换药、引流、清创等可防止深部感染的发生。深部感染指的是感染进入关节腔。革兰阳性菌是最常见的致病菌，包括葡萄球菌、链球菌和肠球菌等。

急性感染的临床表现与一般化脓性感染一样，患膝局部红肿热痛明显，诊断不难。但临床上，很多患者其临床表现不是很明显，疼痛是最常见的关节感染症状。常用的诊断感染的检查项目有：血白细胞、血沉（ESR）、C 反应蛋白（CRP）、关节穿刺培养、放射学检查、核素扫描等。白细胞、ESR、CRP 敏感性强，但特异性差。关节穿刺培养是诊断感染的最直接依据，而且有助于选择敏感抗生素。X 线片上出现假体松动、局灶性骨溶解、骨透亮线范围进行性扩大等应怀疑感染的可能。核素扫描对诊断感染有较高的特异性和准确性。目前用手临床的放射物质主要有：亚甲基二磷酸^{99m}锝、枸橼酸^{67}镓、^{111}铟白细胞。

TKA 术后感染的治疗方法包括，保留假体的长时间抗生素抑菌治疗、切开或关节镜下引流清创；更换假体的一期/二期再置换；挽救性的关节切除成形术、融合术、甚至截肢术。在所有术式中，以二期假体再置换效果最肯定。抗生素长期抑菌治疗不确切，治愈率只有 6% ~10%，仅适用于病情严重、无法耐受手术治疗者。关节镜下冲洗清创术成功率只有 16% ~38%。切开冲洗清创治疗适用于感染持续时间在 2 ~4 周以内，没有皮肤窦道、致病菌对抗生素敏感、假体固定良好且放射学没有骨组织感染征象（骨髓炎或骨溶解）的患者。如果严格筛选患者，该方法的成功率可达 60% ~83%。与保留假体的方法相比，再置换术临床效果相对可靠，因此应用最为广泛。二期再置换术成功率可达 97%，感染复发率低。目前多数主张在首次清创后使用抗生素 6 周，两次手术的间隔常为 3 个月。关节切除成形术适用于下肢多关节受累，术后功能要求低或身体条件差无法耐受再次手术的患者。膝关节融合术是术后感染的传统治疗方法，适用于伸膝装置严重破坏、持续性感染、骨缺损严重关节周围软组织条件差等患者。截肢术是治疗感染的最后措施。

九、术后功能康复

TKA 术后的康复技术存在一些争议，一般可采用自由的方式，即鼓励患者在可耐受的情况下，逐渐增加活动量，但要避免术后早期进行过度锻炼，否则会出现关节肿胀和僵硬等问题。

术后第 1 ~3 天：患者关节出血、肿胀、炎性反应较重，此时主要指导患者在床上进行功能锻炼。术后第 1 天进行股四头肌等长收缩及膝关节和踝关节屈伸活动。术后第 2 ~3 天，指导患者增加练习直腿抬高。另外，在主动活动的基础上，给予 CPM 机辅助功能锻炼并有助于预防 DVT。

术后 3 ~7d：床旁站立行走。患者在助行器或助行车的辅助下，从床旁站立开始，逐渐过渡到床旁、病室、病房行走。

术后 7 ~14d：巩固膝关节屈伸功能并练习步态。此时可尝试脱离辅助工具进行独立行走，但注意活动量要小，并根据患者的耐受程度进行调整。

术后 14d 至 3 个月：此时可出院，出院时一般要求膝关节屈曲达到 100°以上。这个阶段主要是进一步巩固已获得的功能，根据患者恢复情况安排好随访，了解患者功能恢复情况并做好下一阶段的康复计划。

术后 3 个月以后：患者病情基本平稳，关节功能稳定，可正常生活。

十、人工膝关节翻修术

初次全膝关节置换术由于骨质条件好，韧带完整，而全膝关节翻修术完全不同于初次 TKA。

（一）适应证和禁忌证

1. 适应证　翻修术适用于各种术后并发症，包括感染、假体松动、关节半脱位（脱位）和关节对线不良、关节不稳等。

2. 禁忌证　伸膝装置或关节外周软组织严重缺损、无法修复的严重骨缺损等。

（二）术前评估

翻修术前评估关键是正确判断失败的原因。如果对失败原因不能作出很好的解释，那么翻修术后可能得不到什么益处。体检时要重点检查关节活动度、关节稳定性和皮肤情况。实验室检查包括血常规、血沉、C－反应蛋白、凝血功能等，必要时行关节穿刺。影像学检查包括双下肢负重位全长相、膝关节正侧位及髌骨轴位相。^{99m}Tc、^{111}In 核素扫描可作为一种辅助措施用于疼痛的鉴别诊断。

（三）操作步骤

1. 切口　翻修术时尽量采用原手术切口以减少皮肤坏死的可能，然后于髌骨前内侧切开关节囊。对于关节强直、活动范围小者，外翻髌骨时非常困难，此时通常采用股四头肌 V - Y 成形术以显露关节内结构。另外还可采用胫骨结节截骨术或股直肌切断术。理想的切口是正中直线切口。

2. 假体取出　翻修术时假体取出一般不会太困难，特别是假体松动时。首先充分显露假体、清除假体周围所有软组织，然后用骨刀在假体 - 骨或假体 - 骨水泥之间轻轻敲击。一般先取出聚乙烯垫片，膝关节强直者更应在屈曲膝关节前将它取出，然后再取出胫骨平台和股骨假体，其顺序根据关节显露情况而定，关键是要注意保护好骨质和方便取去假体。

（1）股骨假体取出：对骨水泥固定的假体通常是在假体 - 骨水泥界面用窄而薄的骨刀轻轻敲击至假体完全松动后，沿轴线方向打出假体，然后再用小骨刀或磨钻等去除骨水泥。非骨水泥固定股骨假体的取出基本上与骨水泥固定的股骨假体相同。

（2）胫骨假体取出：若假体已松动，则取出比较方便。若骨水泥固定良好，则应用各种不同的工具在假体 - 骨水泥界面之间逐渐凿开或磨削，直至胫骨假体松动取出。但需注意，不要挤压胫骨平台松质骨。

（3）髌骨假体取出：取髌骨假体既困难又有危险，因为髌骨相对较小，容易导致髌骨骨折。对全聚乙烯髌骨假体，应首先用摆锯在骨水泥 - 骨界面处锯开，然后用高速小磨钻清除骨水泥及嵌入髌骨的固定柱。若为骨水泥或非骨水泥固定的金属托髌骨假体，其取出方法同股骨或胫骨假体。

3. 骨缺损的处理　骨缺损的处理取决于缺损的部位、大小、患者年龄、术后活动度等因素。通常术中所见的骨缺损都比 X 线片上所显示的严重。

（1）囊腔性骨缺损：翻修术中，最常见到的骨缺损是囊腔性骨缺损。初次 TKA 时，骨水泥注入软骨下面，取出假体及骨水泥后即留有囊腔性骨缺损，硬化骨的去除也会产生囊腔性骨缺损。另外，骨溶解也可产生此类缺损。对于囊腔性缺损，处理相对容易，通常可用截骨获得的自体骨松质充填骨缺损，然后打压；若骨缺损较大，则可用自体骨结合异体骨植骨。有时也可用骨水泥填充这类缺损，但植骨对于获得牢固固定及骨储备更有益。

（2）中央腔隙性骨缺损：缺损主要位于髓腔部分，边缘骨质硬化。处理这种骨缺损的目的是获得结构性稳定，同时恢复髓腔部分丢失的骨质。此时可采用大块异体骨结合颗粒骨移植，但颗粒骨打压植骨更常用。另外，将异体股骨头修整后充填这种缺损也是常用的方法。

（3）骨皮质穿破或骨折：多数发生在取出假体或骨水泥的过程中。在这种骨缺损中，必须采用长柄假体，而且假体柄必须超过穿孔或骨折部位至少 3cm。如果发生股骨远端或胫骨上端严重骨折，则应先做内固定，然后选用长柄假体，并在骨折周围采用异体骨或自体骨移植以加强骨折部位。在这种情况下，使用骨水泥固定时应尽量避免骨水泥渗漏至骨折块之间而影响骨折愈合。

（4）节段性骨缺损：指股骨一侧髁或胫骨平台缺损，常见于多次翻修的病例。

对于大的节段性骨缺损的修复，有两种常用的方法，即大块异体骨移植或定制组配式假体，通常是铰链式假体，特别是骨缺损范围大、缺乏韧带支持结构时。采用组配式铰链膝关节替代节段性缺损可获得相对良好的稳定性，术后患者可尽早活动并可负重，特别适用于老年患者。若为年轻患者，则选用异体骨重建股骨远端和胫骨近端更合适。选用异体骨移植时，先在股骨或胫骨上作阶梯状截骨，然后在异体骨上做与之相扣锁的阶梯状截骨，将两者相对合为一体，假体可用骨水泥直接固定在异体骨上，而假体柄则需用骨水泥或压配式固定于宿主骨上，通常还需在异体骨与宿主骨界面周围用异体骨加固。对于这些患者，康复训练和负重应大大延迟。

4. 关节稳定性的调整　调整关节稳定性的关键是要让假体有正确的对线关系、膝关节屈伸间隙平衡，并使关节线尽可能恢复正常解剖位置。

(1) 屈伸间隙的平衡：取出假体后，评估屈伸间隙内外侧平衡及对称情况。

1) 屈膝位不稳定：屈膝间隙大于伸膝间隙，临床上最常见。解决的方法包括减小屈膝间隙（股骨后髁填充垫片）或扩大伸膝间隙（股骨远端多截骨）。多数学者采用前一种方法，采用比股骨远端实际型号偏大的假体，然后在股骨内外髁后方放入厚的垫片。极少数患者需要采用股骨远端多截骨的方法来扩大伸膝间隙，多为严重屈曲挛缩畸形的患者。

2) 伸膝位不稳定：屈膝间隙小于伸膝间隙解决的方法为在股骨远端增加金属块或使用小号假体。采用股骨远端增加金属块的方法可使股骨假体下降到正常关节线位置、改善关节伸膝稳定性并补偿了股骨远端骨缺损。

3) 平衡膝关节内外侧不平衡：将新的股骨假体放在正常位置，使其前缘与股骨内外上髁连线平行，在缺损部位填充垫片，调节垫片厚度使关节间隙呈矩形、关节间隙内外侧对称。

(2) 恢复关节线的解剖位置：研究表明，关节线应位于股骨内上髁下方约 3cm 和外上髁下方约 2.5cm 处。当髌韧带保持正常长度，没有牵拉延长，也没有挛缩变短时，关节线位于髌骨下极一横指的位置。

需要说明的是，最应该重视的问题是平衡膝关节屈伸间隙、重建膝关节力线，这远比恢复关节线高度要重要得多。否则，容易造成假体不稳定导致手术失败。

5. 缝合伤口　缝合伤口时，切勿使伤口张力过大，以防康复锻炼时将伤口撕裂。逐层缝合伤口，处理同初次 TKA。

6. 术后处理　术后免负重至少 3 ~4 个月，除非 X 线检查提示自体、异体骨已愈合。

康复锻炼 TKA 翻修术后的康复锻炼原则上同初次 TKA，但由于翻修时常进行骨缺损的修复、韧带结构的修补、特殊假体的使用以及切口显露时采用各种特殊操作。因此翻修术后的康复锻炼必须根据患者的具体情况而定，既要达到康复锻炼的目的，又不至于因不适当的锻炼而损坏关节结构。

如切口皮缘无坏死迹象，术后可尽早开始 CPM 锻炼，并开始膝关节主被动屈伸练习。对术中进行股四头肌 V－Y 成形或胫骨结节截骨术的患者，术后 8 周内应避免主动伸膝或被动屈膝活动。对有大块骨移植的患者，X 线片未见明确的植骨块愈合迹象时应避免完全负重。肌腱、韧带重建的患者，术后膝关节应至少制动 6 周。

（孟国强）

第十章

手足显微外科

第一节　断肢再植

一、概述

由于伤情、再植知识与技术，术后功能康复重视程度的区别，断肢再植后仅部分患者恢复了良好功能，大部分患者功能恢复较差，小部分患者毫无功能，甚至成为累赘。为此，严格掌握适应证，提高断肢再植的知识与技术，积极开展术后功能康复治疗乃是摆在我们面前的一个现实课题。

（一）肢体离断后的急救处理与保存

1. 现场处理　造成肢体离断的原因常有刀伤、电锯、机器伤及交通事故等。若肢体被卷入机器，应当立即停机，拆开机器取出断肢，切不可再将机器开倒车，否则肢体将遭到再次损伤。

肢体的近断端应用清洁的敷料或布料加压包扎，最好用绷带包扎，包扎时一定要用力，防止断端出血。若断端已不再出血即可转送，如果仍有出血可使用止血带，并严格掌握，应每小时放松止血带一次，松止血带时，用手指紧压近侧动脉主干以减少不必要的出血，对于不完全离断的肢体除采用上述方法止血外，同时应用夹板或其他代用品固定肢体，以免转送时再度损伤。凡肢体离断部位较高，伤情较重并有严重休克者，在运送前应首先及时抗休克，待一般情况好转后再转送。

对离体的断肢，其断面用清洁敷料包扎，以减少污染，若断肢发生于夏季或南方地区，应设法将断肢以冷藏保存，避免使冰块直接接触肢体以防引起冻伤。切忌将肢体浸泡于任何液体中。

在处理近、远端肢体的同时，应及时联系，采用速度较快的交通工具，将患者及肢体尽快安全地转送到有条件施行再植术的医院，争取在最短时间内恢复肢体的血液循环。

2. 急症室处理　患者进入急症室后，医护人员应迅速了解受伤及转送经过，及时检查各项生命体征及肢体近、远端情况，并立即将伤肢和断肢一起摄 X 线片，全面了解伤情，若发现病人有严重合并伤及休克时，应积极抗休克处理，尽快建立静脉通道，及时配血，并迅速通知有关专科医师及手术室，做好手术前准备。根据病史、伤情及有关检查，应及时较准确地做出处理意见，待患者情况许可时立即送手术室手术。

（二）肢体离断的性质与分类

1. 性质　肢体离断可分为完全性离断和不完全性离断两种。

（1）完全性离断：离断肢体的远侧部分完全离体或只有少量损伤的组织与近端相连，于清创术中必须把这部分无活力的损伤组织切除。

（2）不完全性离断：受伤肢体大部分已离断，并有骨折或关节脱位，尚有部分有活力的组织相连并少于断面总量的1/4，而主要血管已断裂或栓塞，远侧肢体已无血液循环或严重缺血，不吻合血管不能成活者。

2. 分类　造成肢体完全性离断或不完全性离断的致伤原因各种各样，不同的致伤原因造成肢体离断的伤情也各有不同特点。根据临床所见，大致可分为以下几种类型。

（1）切割性离断：常因切纸机、铡刀、斧或菜刀致伤，这类断肢的断面整齐，污染较轻，再植的条件较好，再植后功能恢复也较好。

（2）电锯伤离断：被轮式或带状锯锯断，这类断肢较为多见，常发生于上肢。凡横形锯断者，经彻底清创类似切割性离断，故再植的条件尚好，再植后功能恢复也较好。

（3）压轧性离断：各种交通肇事所致的肢体离断，机器齿轮及冲压离断，合面机、搅拌机及两重物间的碰撞挤压离断。这类损伤伤情多种多样，伴有多发性粉碎性骨折，断面不规则，两断面组织挫伤严重并有异物挤入断面之组织中，污染较重，再植时两断端经清创后肢体缩短较多，再植条件较差，再植后功能恢复也较差。

（4）撕脱性离断：肢体被缠入旋转的机器或皮带轮而致，或肢体被缆绳绕紧绞断，上述致伤原因常可造成肢体的血管、神经、肌肉或肌腱撕脱，皮肤呈套状撕脱离断，病人伤情较重，常伴有休克，离断肢体污染较重，再植条件较差，即使采用血管移植的方法重建血液循环，但由于神经从近端或远端抽出撕脱，故再植后功能恢复无望。这类断肢原则上应放弃再植，仅个别病例尚有一定条件者可施行再植。

（5）炸伤性离断：因炸药、炸弹或爆破所致的离断，大部分肢体呈毁损性损伤，肢体各种组织损伤污染较重，断面参差不齐并伴有其他复合伤。这类肢体均不完整，一般均无再植条件。

（三）上肢离断再植适应证与禁忌证

1. 适应证　具体如下。

（1）全身情况：患者一般情况良好，经抗休克全身情况已纠正，无明显复合伤，无器质性疾病及出血倾向，精神、意识正常，要求再植者。

（2）局部情况：上肢远、近两端结构完整，肢体软组织无明显挫伤及多发骨折；血管、神经、肌肉或肌腱断面较整齐，无明显挫灭伤及撕脱抽出，预计再植后能恢复一定功能，争取于伤后 8 小时以内能重建血液循环者。

2. 禁忌证　具体如下。

（1）全身情况：患者全身情况较差，失血较多，经抗休克仍未能获得纠正，有复合伤伴昏迷，有器质性疾病、出血倾向及精神失常者。

（2）局部情况：压轧性高位离断，肢体呈严重撕脱性离断伴多发性骨折，血管、神经、肌肉及肌腱从远或近端撕脱，预计再植后难以恢复功能，断肢温缺血时间已超过 8 小时者。

根据以下几个方面评估或预计再植后功能恢复程度。

（1）离断平面：离断平面越高，再植后功能越差；离断平面越低，功能恢复越好。

（2）神经断面整齐比神经断面参差不齐或撕脱者功能恢复好；凡神经从臂丛撕脱者可不予再植。

（3）肌肉及肌腱：较整齐的肌肉或肌腱断面比挫灭严重伴撕脱者功能恢复好。

手术者在决定是否适应再植时首先应考虑到术者的再植技能及再植后功能恢复程度。断肢再植决不能局限于缝接血管，而应该强调功能恢复，如果接活了一个无功能的肢体，反而会给患者增加痛苦和累赘。

二、手术操作

断肢再植手术是在急症情况下进行上肢两断端清创，继而完成肢体修复与重建，是骨科、手外科、显微外科与整形外科全面技术的综合体现，是争分夺秒的一种抢时间手术，所以要求术者必须掌握肢体不同平面的应用解剖，并能熟练地掌握骨科、手外科、显微外科及整形外科等基本知识和技能方能完成这一手术。断肢再植术的顺序是先清创后施行修复。修复的原则是先修复深层组织，后修复浅层组织。由于断肢的伤情各不相同，再植时应根据不同伤情灵活掌握。

（一）术前准备

凡断肢决定再植者，术前应迅速做好以下准备。

(1) 及时建立静脉通道及抗休克治疗。

(2) 术前必须配血，根据伤情备足够血量。凡有休克者应同时予以输血，补充血容量，纠正休克。

(3) 及时留置导尿管。

(4) 常规术前用药及必要的抗生素应用。

(5) 正确选择麻醉及术前麻醉用药。

(6) 通知手术室做断肢再植准备；及时组成手术小组及必要的分工。

(二) 清创术

清创术是一切开放性损伤的处理基础，更是断肢再植术不可忽视的重要步骤，经过认真彻底清创，不仅清除了污染及挫灭失活组织，为预防感染，减少瘢痕，早日建立侧支循环创造了良好条件，通过对两断面伤情的进一步全面了解，以便正确制定再植方案及预计术后功能恢复。肢体呈完全性离断时，清剑术应由两个手术组同时进行；肢体呈不完全性离断，清创术可由一个手术组先施行清创后进行再植。

1. 肢体刷洗　用无菌肥皂液对整个肢体进行刷洗，并清除断面异物，按不同刷洗液要求刷洗后用无菌生理盐水冲洗创面，先后共3遍。用无菌纱布擦干肢体，再用2.5%碘酊及75%酒精或其他皮肤消毒液消毒皮肤及断面。近断端肢体应在充分麻醉及应用气性止血带下进行刷洗。远、近端肢体经刷洗消毒后铺单。

2. 远端肢体清创　断面用0.1%新洁尔灭液浸洗5分钟，再用灭菌生理盐水清洗一遍，先沿断端皮缘环形切除皮肤及皮下组织2~3mm，然后寻找并标记臂及前臂浅静脉，肱动脉或桡、尺动脉，正中神经，尺神经及桡神经等，对这些血管、神经仅做粗略清创。然后对断端肌肉及肌腱先予以认定再做必要的清创，凡远断端肌肉及肌腱已挫灭者应予以切除并切除肌肉间隙的血肿。若肢体离断时间较短，正常之肌肉在断面清创时能出现肌肉收缩现象；若缺血时间已久则肌纤维收缩反应较迟钝或消失。应慎重决定挫伤皮肤的去留。在通常情况下，初次清创时应取保守态度，当缝合皮肤时再做明确处理，对已严重污染及离体的骨端用咬骨钳咬除，对有骨膜相连的骨片凡无明显污染者应予以保留。远端清创毕，断面用0.1%新洁尔灭液或其他消毒液浸洗2~3分钟，再用灭菌生理盐水清洗两遍，远端清创暂告结束。

3. 近端肢体清创　近端肢体清创应在气性止血带下进行，清创顺序与方法同远端。由于近端肌肉均有神经支配，对肌肉行清创术中，若正常者均有肌纤维收缩现象，对断面做一般清创后应保留该组肌肉；凡清创术中无肌纤维收缩现象者说明该组肌肉已挫灭，可将该束肌肉切除。

4. 对不完全性断肢的清创　清创的顺序方法同远、近端肢体清创，但由于有一些组织相连，因此清创时应根据相连组织的伤情而定，凡正常皮肤、肌肉、血管及神经应予以保留，仅清除一些边缘挫伤及污染的组织。凡有轻度挫伤的肌腱及神经，清创时应取保守态度，尽量保持这些组织的连续性，仅对周缘做简单清创，凡血管已挫伤者暂不切除，待再植重建血液循环时再做进一步处理。

(三) 骨骼固定

骨支架重建是断肢再植术的第一步。在清创术中虽对已离体或严重污染的骨骼做清除，但在骨架重建前应对两断端的皮肤、血管、神经及肌肉与肌腱做全面了解后，方能决定截骨的长度，以便再植时以上组织能行无张力缝合。上肢离断，骨缩短的长度较自由，以不影响功能为原则；而下肢离断，则骨缩短不宜过长，否则将影响行走功能。凡关节间离断，应视伤情而定。凡能保留关节，对修复上述组织无影响者应予以保留；若关节已开放损伤，且上述组织缺损较长，则应考虑施关节融合或关节成形，以利上述组织无张力缝合。

骨骼内固定以操作简便，固定可靠为原则，尽量减少内固定操作时间，常用髓内针、钢板螺丝钉、交叉克氏针及骨干台阶状螺丝钉内固定。髓内针内固定，适用于肱骨及尺骨内固定，也适用于桡骨内固定。钢板螺丝钉内固定，适用于肱骨及桡骨内固定，也适用于腕关节融合术。交叉克氏针内固定，适用于腕关节内固定，肱骨髁上内固定及小儿发生于关节附近离断的内固定。骨台阶状螺丝钉内固定，适用于肱骨、桡骨及尺骨内固定。骨内固定后，可选择一些没有污染的松质骨碎骨片植入骨断端及其周围，并缝合骨膜，有利于骨断端间的愈合。

（四）肌肉及肌腱修复

通常情况下，在再植术中经清创、骨内固定后，断肢于允许温缺血时间内，应先将深层肌肉及肌腱予以修复。修复的顺序：先修复伸肌及肌腱，后修复屈肌及肌腱，尤其是前臂及腕部离断，肌肉及肌腱断面经清创缝合后使诸肌张力调节于休息位。在修复深层肌及肌腱时要求术者操作准确熟练，一次成功，避免重复操作，尽量缩短肢体缺血时间。然后进行血管及神经修复，待肢体重建血液循环后再修复浅层肌及肌腱。

无论是缝合肌肉还是肌腱，应选用无创伤尼龙单线缝合。缝合肌肉宜采用 1－0 无创伤尼龙单线于肌肉断端间做“8”字缝合；缝合肌腱时可根据肌腱的粗细选用 1－0 或 3－0 无创伤尼龙单线，采用 Kessler、Kleinert 或 Tsuge 缝合法。遇肌腱粗细不同时可采有 Pulvertaft 编织缝合法修复。遇肌肉与肌腱交界处断裂，可先将肌腱与肌腹缝合 1～2 针固定，再将肌腹包裹在肌腱上，用间断褥式缝合数针加固。修复肌腱时为防术后粘连，应避免于同一平面修复，肌腱断端缝合宜用腱周组织间隔覆盖。

（五）血管修复

断肢再植术中修复血管，重建血液循环是再植手术的高潮，是保证肢体成活的关键性技术操作。为保证血管缝合质量，达到早期及晚期血管长久通畅率，缝合血管应在手术显微镜下完成。要求术者精力充沛，助手配合默契。

1. 血管缝合前准备　具体如下。

（1）补充血容量：肢体离断的患者常有较多失血，为防止血管痉挛和血管吻合口栓塞，保证断肢的血液灌流，于血管吻合前必须补充足够的血容量，使收缩压维持在 13.3kPa（100mmHg）以上。断肢再植术中应维持两个静脉通道。

（2）温度：手术室内温度宜调节在 22～25℃，防止过冷引起血管痉挛，过热导致体表蒸发过多而影响血液循环。

（3）血管清创：血管清创应在手术显微镜下进行。不同暴力可造成外膜、肌层及内膜损伤或血管壁血肿形成，血管清创时应彻底切除损伤的血管，经外膜外组织剥离及管腔内肝素生理盐水冲洗，以恢复正常血管壁的结构及弹性，达到内膜光亮清晰，无任何血块及纤维素黏附沉着及漂浮现象。血管经彻底清创后一般均能在无张力下缝合，如果造成血管缺损，难以在张力下缝合，则可采用血管移植的方法修复。

（4）血管显露：肢体的浅静脉显露较容易，而动脉常因离断平面的不同其深浅有别，为便于修复较深部位的动脉及伴行静脉，可向肢体的近端或远端的皮肤纵向切开，采用自动牵开器或缝线牵拉以充分显露，便于镜下操作。

（5）防止血管痉挛：首先要使麻醉充分，若麻醉失效时应及时追加补充；保持室温；对近端痉挛的血管壁外敷罂粟碱、1% 利多卡因或 2% 普鲁卡因；局部温盐水湿敷。采用上述措施，近端痉挛的血管均可解除，恢复血管正常喷血及充盈回血。

（6）血管深部软组织床的修复：在吻合血管前，应先将血管深部的软组织做必要的缝合修复，以减少血管吻合的张力及深部组织与内固定物对血管的刺激，减少血管周围的腔隙。

（7）肝素生理盐水的配制：在血管缝合过程中为防管腔内血块及纤维素沉着、清创后碎组织的带入，应配制 0.1% 肝素生理盐水冲洗，其方法是将一支肝素（12 500 单位 =100mg）稀释于 100mL 生理盐水中。

2. 血管吻合原则　具体如下。

（1）吻合的血管应切除任何有外膜、肌层或内膜损伤的组织，保证在正常血管部位吻合，血管腔内无血块及任何纤维素沉着，并恢复血管正常弹性，决不能为了减少血管张力而保留有损伤的血管段而勉强缝合，否则将导致术后该段血管栓塞。

（2）近端动脉应恢复有力的喷血 清创后的近端动脉经外敷罂粟碱、1% 利多卡因或 2% 普鲁卡因均能恢复正常有力的喷血。

（3）防止血管扭曲、周围组织压迫及嵌压。

（4）动、静脉吻合顺序：一般情况下先吻合 2 条静脉，再吻合动脉，然后吻合其他静脉及动脉。如肢体温缺血时间较长，为使肢体尽早获得血供，也可先吻合 1 条动脉，开放血管夹，使远端肢体得以血液灌注，并把静脉血有意地予以放流，以减少远端肢体无氧代谢产物的回流及肢体再灌注后自由基的吸收，然后尽快修复静脉。

（5）动、静脉吻合的比例：原则上静脉修复应多于动脉。于臂部离断除修复头静脉及贵要静脉外同时应修复 1 条肱动脉的伴行静脉；于前臂除修复上述两静脉外，还应修复前臂皮下较粗的浅静脉及桡、尺动脉的伴行静脉，以减轻术后肢体肿胀。

（6）修复血管的行经区应有正常的皮肤覆盖，凡造成皮肤缺损者可采用局部皮瓣转移的方法覆盖。

（7）血管的张力：血管吻合时应试以血管吻合后张力。凡血管缺损所造成距离为该血管外径 6 倍以内时，血管均可在无张力下缝合；若血管缺损所造成距离为该血管外径 6 ~ 8 倍时，两端血管经游离可在张力下予以缝合，只要缝合质量保证，远期通畅率可达 100%；凡血管缺损所造成距离为该血管外径 9 倍以上时，应采用血管移植的方法修复，决不能在高张力下进行缝合。当然，血管缝合后出现迂回曲折也不利于血流动力，多余血管应切除后进行缝合。

（8）血管缺损的处理：血管经清创造成明显缺损，再植术中不宜采用改变关节位置施行缝合，应采用血管移植的方法修复。移植血管一般取自体浅静脉或废弃肢体血管，凡移植桥接动脉者应把移植静脉倒转；桥接静脉者则不必倒转。

3. 血管吻合方法　具体如下。

（1）端 - 端吻合法：这是最常用的血管吻合方法。常采用二定点、三定点或四定点的方法进行吻合。常适应于口径相同或相近的血管吻合。遇两血管外径相差较大时可采用鱼嘴状吻合。方法：将口径较细的一端血管做纵形剖开，剖开的长度为该血管的直径，用四定点水平褥式缝合，其间用间断吻合。

（2）套叠吻合法：要求血管有足够长度，血管口径大致相同。动脉：近心端套入远心端；静脉：远心端套入近心端。套入的长度约为该血管直径 1.5 ~ 2 倍，仅吻合三针。若用剪开套叠，操作较为方便。采用套叠吻合法具有操作方便，费时少，血管内膜无缝线暴露的优点，但远期通畅率不高为其不足。

（3）血管吻合器：不需要经过小血管吻合训练，具有操作简单，缝合快的优点，但仅适用于大于 4mm 口径的血管吻合。

4. 血管吻合要点　为获得永久性血管通畅率，当吻合血管时要求掌握以下几点。

（1）垂直进、出针：凡缝针刺入管壁或穿出管壁，要求与管壁垂直，若斜形进针或出针，当打结时易造成内翻缝合或缝线切割内膜的损伤。

（2）边距、针距对称：于手术显微镜下采用徒手缝合时要求两边距对称，边距大致为血管壁厚度的 2 倍；针距大致为边距的 2 倍，使针距与针距对称，达到血管吻合口平整顺直不漏血。

（3）打结时维持两牵引线张力，要求达到内膜外翻或平整对合。打结时一定要提起两缝线来牵引两端血管，以构成张力，在清晰地见到内膜外翻或平整对合时方可系紧打结，以保证缝合血管的每一针质量。

（六）神经修复

断肢再植术后功能恢复如何，除良好的内固定、正确的肌肉及肌腱修复外，神经的修复乃是感觉和运动功能恢复的基础。为此，要求术者对修复神经要像修复血管那样加以重视。如果缝合草率，不符合缝合要求，即使肢体成活，若无感觉及运动功能，则失去了再植的意义，无功能的肢体成为患者的累赘，更给患者带来莫大痛苦。

适宜再植的断肢一般经骨缩短，神经可在无张力下缝合。凡神经长段性挫伤缺损或严重撕脱伤，预计术后难以恢复功能者，应放弃再植。

上肢的主要神经是正中神经、尺神经及桡神经，应在再植时一期修复，若能同时修复臂内侧、前臂内侧皮神经及桡神经浅支时使感觉功能恢复更完善。

缝合神经注意事项：

（1）神经断端采用锐刀切割，不准用剪刀剪，凡神经断端有活跃出血点应予以结扎。

（2）神经应在无张力下缝合，要求缝合断端无间隙。当再植术中遇到神经缺损，可采用腓肠神经或同一肢体皮神经移植修复；根据解剖部位，也可采用神经改道或前移缝合。

（3）缝合时根据神经束外形及排列，神经营养血管的走向位置采用神经外膜缝合法修复，每条神经以缝合6~8针为宜。

（七）创面闭合

断肢再植术最后一步是皮肤覆盖，早期良好的皮肤覆盖不仅有助于肢体成活，预防感染，减少疤痕，而且也为后期修复创造了条件，所以，断肢再植术结束时创面应予一期闭合。在通常情况下，断肢再植经骨缩短，皮肤均能在无张力下缝合，部分患者因皮肤挫伤范围广经清创而出现局部皮肤缺损现象，此时应根据该皮肤缺损区是否有修复的血管、神经及深部组织外露现象，必要时用局部皮肤转移或带蒂皮瓣覆盖，其他创面可用游离皮片移植覆盖。术中遇两端肢体周径粗细不等时，可将较细一端皮肤做45°~60°斜形切口，与较粗一端肢体皮肤缝合，以防皮肤疤痕环形狭窄而影响外形及血液循环。

凡高位断肢再植术后或缺血时间较长，断肢缺血已超过8小时以上者，在手术结束未包扎前于前臂做筋膜切开减压；若为断腕于手掌侧及背侧做切开减压，以防筋膜间隙综合征、减轻肢体再灌注后毒性物质回流及急性肾功能衰竭等并发症的发生。

断肢再植的皮肤缝合不宜过密过紧，只要达到皮缘对合平整，缝合略宽松，便于引流。在大血管及知名血管吻合口附近的皮肤切口宜置胶皮条引流，用多层无菌纱布交叉包扎。

（八）肢体外固定

再植术后为了维持良好的内固定，使肢体血管、神经及肌肉处于松弛位置，可应用短臂或长臂石膏托固定。术后根据引流渗出情况，及时更换敷料及拔除引流条，维持患肢抬高。

（九）术后处理及并发症防治

完成再植手术，只是手术取得成功的第一步，再植术后伤者全身及局部随时都可发生变化，出现各种并发症，若处理不当，可导致再植肢体失活，甚至危及生命。因此，肢体再植术后的处理及并发症的防治是至关重要的。

再植术后处理包括：①局部情况的观察与处理：如血循环危象的观察、抗痉挛药物及抗凝剂的应用、伤口大出血的防治等，在本章断指再植有关章节中还要详细叙述。②全身情况的观察与处理：除了观察可能发生的颅脑、胸与腹部的重要器官的合并损伤以外，应对断肢再植术后一些重要并发症的防治予以高度重视。

1. 急性肾功能衰竭　断肢再植术后引起急性肾功衰竭常因长时间低血压所致。高位肢体离断再植术后，肢体缺血时间过长，清创不彻底肢体循环障碍导致肌肉坏死、感染等原因导致肾缺血及毒性物质回流。主要表现为少尿或无尿、高血钾、氮质血症及尿毒症酸中毒。为防止急性肾功能衰竭发生应采取以下几点。

（1）术前、术中及时补充血容量，预防或纠正休克，保证肾有足够血流量。

（2）严格选择适应证，凡高位肢体离断，肢体挫伤较重，血管、神经呈撕脱离断，缺血时间过长，丧失再植条件及温缺血时间过长的肢体可不予再植。

（3）清创术中应彻底切除一切污染、挫灭及失活组织，必要时可做肌束切除。

（4）高位断肢再植术后于前臂做筋膜切开减压。

（5）为了使体内有毒物质加速排泄，在心肾功能尚能负担的情况下，给适量补液，应用血管扩张药、利尿合剂（配方：普鲁卡因1g、氨茶碱0.25g、咖啡因0.25g、罂粟碱30mg、维生素C 2g，加入10%葡萄糖溶液1 000mL）及注射呋塞米等预防措施，以改善肾血循环，增加尿量。此期要密切观察病情，及时检查尿液及血生化。

（6）若患者出现食欲不振、呃逆、呕吐、烦躁不安、尿量减少并出现酱色尿或无尿，各种生化检查证实为尿毒症时，为保全生命应迅速截肢。截肢时不应驱血，在气性止血带下先结扎主要浅、深静脉以防毒素吸收，于健康组织平面截肢，断面要有良好的引流，病情严重者可行开放截肢。截肢后仍应密切观察病情变化，必要时做肾透析治疗。

2. 脂肪栓塞　脂肪栓塞是一种严重并发症，多见于多发性创伤及四肢长管状骨骨折，也可发生于断肢再植术中及术后，应引起临床医师足够重视。临床上很多创伤患者存在轻度或中度脂肪栓塞，由于症状轻微及认识不足而未引起重视，脂肪栓塞发生于肺部，可出现肺炎、肺不张，严重时出现肺梗塞，最后引起呼吸功能衰竭而死亡；脂肪栓塞发生于脑部，可出现神志不清、谵妄及昏迷等；脂肪栓塞发生于肾脏，可引起肾缺血、少尿，脂肪尿滴及肾功能衰竭。凡发生脂肪栓塞应用乳化剂或去垢剂以减少血内脂肪栓子，并应用肝素以维持凝血时间在 20 分钟以内。

3. 肢体肿胀　术后肢体肿胀常因静脉回流不足、创伤、炎症反应、淋巴回流障碍、出血及血肿形成所致。断肢因缺血时间过长造成组织不同程度变性所致肿胀与上述性质不同，应及时做筋膜切开减压。凡其他因素所致，可根据肢体肿胀程度，肢体温度及循环情况而定。为防止术后肿胀发生，术中应尽多地修复静脉，尤其是深静脉的修复不能忽视，凡肢体出现发紫，大部分为静脉回流障碍，应及时手术探查，重建并多建静脉回流通道，为防术后血肿发生，断肢创面不吻合的血管均应一一结扎。术后因血肿压迫引起肿胀，应及时清除血肿并结扎活动性出血的血管。只要保证动脉血供，静脉回流通畅，因淋巴回流障碍引起的肿胀，经半月左右淋巴侧支循环建立后肢体肿胀将逐渐消退。

4. 感染　造成感染的主要原因是创伤较重又清创不彻底。为预防感染发生，对一切污染、挫灭失活的组织应彻底切除，创面做正规的消毒清洗处理，必要时创面敷以抗生素。术毕应放置引流，避免无效腔形成。术后应选用广谱抗生素静脉滴注。若局部已形成感染，应及时拆线或切开引流，术后适时注意全身支持治疗，并多次少量输入新鲜血液或血浆。

5. 骨不愈合　发生骨不愈合的主要原因是骨断端接触不良、骨断端软组织嵌顿、局部感染及内固定不当所致。为防止骨不愈合发生，术中严格按照骨科原则处理两骨断端，防止软组织嵌顿，采用可靠坚固的内固定材料和方法，尽量缝合骨膜，术后应采用正规外固定，防止骨断端的异常活动。凡已发生骨不愈合，一般于术后半年重新做内固定并植骨。

6. 肌腱粘连　因创伤重，内固定及外固定时间较长，肌腱修复粗糙，术后缺乏及时主、被动功能练习而致。发生肌腱粘连后将明显影响手功能，可于术后 3～6 个月行肌腱松解术。

7. 肢体畸形　因骨断端未能修整咬平，未达到解剖复位，内固定不当及失败导致骨成角畸形而影响肢体功能，对轻度成角畸形影响功能不大者，暂不予矫治，经功能练习观察；凡形成明显成角畸形并影响功能者，于术后半年行手术矫正。

8. 神经性肢体失能　上肢断肢再植术后，由于适应证选择不当、神经损伤严重或缺损及神经修复不佳，术后可导致上肢大部或部分运动功能障碍。凡上肢运动功能全部丧失，该肢体已成为病人负担及累赘时，应考虑是否有保留肢体的必要。凡上肢大部或部分功能障碍，可根据患者伤情及已保存或恢复功能的肌肉动力，按上肢周围神经损伤的肌肉移位及功能重建，施行矫治手术，以恢复上肢及手的一定功能。

三、臂部离断再植

（一）再植适应证

臂部离断者往往伤情较重，常伴有休克发生。在检查全身及肢体情况的同时应及时抗休克治疗。

根据远、近端肢体情况决定是否适宜再植，应从以下几个方面综合考虑：

（1）断面较整齐的完全性离断或不完全性离断，距外伤 2～3 小时以内或预计于 8 小时以内能重建血液循环者。

（2）两断端均有挫伤及轻度撕脱，经清创及骨缩短后预计再植后能恢复一定功能，争取于 8 小时以内能重建血液循环。

（3）于上臂下端离断，肘关节以远肢体完整。

下列情况不适宜再植：

（1）高位肢体呈撕脱性离断，血管及神经从近端及臂丛撕脱。

（2）远、近两端肢体严重挫灭并前臂严重挫伤，预计再植后难以恢复功能。

（3）缺血时间已超过 8 小时，且休克未获得纠正。

（4）不具备再植条件的医疗单位。

（5）精神失常，高龄伤病员及肢体经刺激性液体浸泡。

（二）再植要点

（1）远、近两断面严格而彻底的清创。

（2）根据伤情做允许的骨缩短，采用髓内针，把两端肱骨锯切成台阶状，用螺丝钉固定，钢板螺丝钉及交叉克氏针内固定。

（3）骨支架重建结束后，先缝合肱动脉的伴行静脉，相继缝合肱动脉，尽早恢复断肢血液循环，然后再修复血管床、神经、肌肉及知名浅静脉。

（4）术毕伤口置引流，前臂做预防性筋膜下切开减压。应密切观察肾功能改变，并采取相应保护肾脏的措施。

四、肘部离断再植

（一）再植适应证

肘部离断的伤情多种多样，是否适合再植主要从再植后能否恢复手的功能，既要看正中、尺、桡神经的损伤程度，也要看前臂肌肉损伤情况，尤其是神经条件应列首位，另一方面也应考虑术后能否恢复屈肘功能。

可从以下几个方面综合考虑：

（1）断面较整齐的肘部完全性离断或不完全性离断，预计再植后能恢复手的一定功能，争取于 8 小时内重建血液循环。

（2）轻度肘部撕脱性离断，经清创及骨缩短后大部分血管神经不造成缺损，预计再植后能恢复屈肘及手的一定功能。

（3）造成肘部皮肤及肱动脉缺损，肢体两端其他条件较好，可采用小腿内侧皮瓣及胫后动、静脉移植桥接施行再植。

下列情况不适宜再植：

（1）肘部严重的撕脱性离断，造成皮肤大面积套状撕脱，远、近两端肌肉挫灭，血管、神经从近或远端撕脱，前臂尺、桡骨骨折及软组织严重挫伤。

（2）远端肢体若缺血时间已超过 8 小时，本单位无再植条件而经转送预计缺血时间也将超过 8 小时。

（3）肘关节结构已破坏且骨缺损较多，难以行关节成形术修复。

（4）肢体经刺激性液体浸泡，高龄伤病员及精神失常者。

（二）再植要点

（1）肘部离断者，远、近两端关节面已损伤，故再植时宜行肘关节成形术。肱骨断面可采用阔筋膜或其他筋膜包裹，肱、尺骨间暂时用钢丝或筋膜条悬吊，有条件时可行一期关节置换，再植时不宜行肘关节融合术。

（2）肱三头肌及肱二头肌肌腱与尺骨近端及桡骨近端相应腱止处或骨膜缝合重建伸、屈肘功能；前臂外侧伸肌及内侧屈肌起始部与肱骨外上髁（侧）及内上髁（侧）骨粗糙面处做固定缝合以重建前臂伸、屈肌起点。

（3）根据断肢缺血时间，当骨架形成后是先修复伸、屈肌腱止点及起点，还是先重建断肢血液循环，可由术者灵活掌握。

（4）凡造成肘部皮肤及肱动脉缺损者，可切取小腿内侧皮瓣移植，一期修复肱动脉缺损及皮肤缺损。

（5）肘前静脉、头静脉及贵要静脉应予以修复，肱动脉之伴行静脉应修复 1 条。

（6）3 条神经应予以一期修复，凡造成神经缺损者，首先应保证正中及桡神经的修复。仅造成 1 条神经缺损者可取腓肠神经移植，若造成 2 条神经缺损，可牺牲 1 条缺损较长的神经移植修复，或同时切取腓肠神经移植修复。

五、前臂离断再植

前臂离断较多见，可发生在前臂近段、中段及远段离断。由于前臂有诸多伸、屈腕肌（腱）及伸、屈指肌（腱），因此，再植时相应地要延长手术时间。

（一）再植适应证与禁忌证

再植指征应从以下几个方面综合考虑：

（1）较整齐的前臂任何部位的完全性或不完全性离断。

（2）有轻度撕脱及软组织挫伤，经骨缩短后肌肉或肌腱可在无张力下缝合，并能修复神经，预计再植后能恢复一定手功能者。

（3）凡造成尺骨或桡骨较长缺损及皮肤缺损再植后预计能恢复一定功能者，可从小腿切取以腓动、静脉为蒂的腓骨及小腿外侧皮瓣移植桥接再植。

（4）上述适应证，争取于伤后 8 ~9 小时以内重建血液循环者。

下列任一情况为前臂离断再植的禁忌证：

（1）严重的前臂挫灭性离断，尺、桡骨呈多发性粉碎性骨折。

（2）严重挤压、压砸性离断，虽经骨缩短，仍难以恢复软组织连续性及功能。

（3）前臂大面积皮肤呈套状撕脱，血管、神经从近端或远端呈鼠尾状撕裂。

（4）精神失常的自截性离断、肢体经刺激性液体浸泡或缺血时间已超过 8 小时以上。

（二）再植要点

1. 内固定选择　具体如下。

（1）前臂近段离断，尺骨采用髓内针，桡骨采用钢丝十字内固定。

（2）前臂中段离断，尺骨采用髓内针，桡骨采用钢板螺丝钉或髓内针内固定。

（3）前臂远端离断，桡骨采用髓内针，尺骨采用克氏针交叉内固定；前臂远端离断，桡骨采用交叉克氏针内固定，尺骨茎突可予以切除。骨支架的重建应根据伤情及条件，采用快速、简单、固定可靠的内固定材料和方法实施。

2. 肌肉及肌腱修复　前臂近段离断若断面较整齐，经清创及骨缩短后，将伸、屈诸肌准确对合后做肌肉 8 字缝合；前臂中段离断以修复腕伸肌、拇长伸肌、指总伸肌、腕屈肌、拇长屈肌及指深屈肌为主，有条件时应同时修复 1 ~2 条指浅屈肌及掌长肌，为晚期对掌功能重建创造条件；前臂远段离断肌腱修复同中段离断。无论是修复肌肉还是肌腱，修复后肌张力调节于休息位以恢复良好功能。

3. 桡、尺动脉应同时修复　凡造成缺损者可采用血管移植修复，为保证桡骨连接，骨间掌侧动脉应予以修复。桡、尺动脉的伴行静脉应各修复 1 条，头静脉、贵要静脉及前臂较粗的浅静脉应予以修复。

4. 神经与皮肤缺损的修复　正中神经、尺神经应予以修复，凡前臂近段离断，桡神经深支也应予以修复。

因创伤致桡骨或尺骨长段缺损伴相应的皮肤缺损时可切取含有腓骨小腿外侧复合皮瓣移植一期修复骨与皮肤的缺损。

遇小儿前臂离断，应根据不同离断部位采用不影响骨骺发育的内固定材料与方法，尽量修复已离断的组织，以恢复应有的功能。

六、腕部离断再植

以上肢离断发生率而论，腕部离断较为常见，因致伤原因不同可造成不同性质及伤情的离断。

（一）再植适应证

（1）因切割、电锯、冲压、剪轧伤致腕部完全性或不完全性离断，只要手部完整均可予以再植。

（2）因绞轧及撕脱性离断，应根据伤情而定。凡血管神经呈横断伤，部分肌腱撕脱而部分肌腱呈横断伤，应用手外科知识与技术施行再植及功能重建；凡血管、神经、肌腱从近端完全撕脱，难以用协同肌代替移位，神经无修复条件者应放弃再植。

（3）腕部呈完全性或不完全性离断，肢体经适当冷藏，应尽早再植并重建血液循环，因条件有限而进行转送者，争取于12小时以内重建血液循环。

（4）手部结构已遭严重破坏，若缺血时间超过12小时，应放弃再植。必要时可采用前臂残端断指异位再植重建部分手功能，即急症手再造的方法施行再植。

（二）再植要点

（1）骨支架形成，应根据伤情采用半关节融合或全关节融合两种方法。

（2）切除腕横韧带、腕背韧带及指浅屈肌腱，其余伸、屈肌腱均应予修复，并使诸指肌腱张力调节于休息位。

（3）桡、尺动脉均应予以修复，头静脉、贵要静脉及腕背较粗的浅静脉应予以修复。

（4）正中神经及尺神经经清创后应予以修复，造成神经缺损应采用神经移植予以修复。

（5）缺血时间略可延长，可限于12小时内重建血液循环。

（6）对双腕离断，应及时组成3~4个手术组同时进行清创与再植，尽量减少断腕缺血时间，以争取全部成活。

七、四肢同时离断再植

多肢体严重创伤系创伤外科中一极其严重的创伤，由于伤情重，失血多，极易导致严重休克，呼吸心搏骤停。临床救治难度大，技术要求高，很难全部再植成活。在既往的肢体严重创伤中，有两个肢体同时创伤断离救治成功，有一个肢体两个平面的创伤断离救治成功，但三个肢体以上的多肢体同时严重创伤断离的救治成功，至今尚未见文献报道，而四肢同时离断且有再植条件者现为鲜见。裴国献等于1990年9月曾为一例四肢同时被刀砍离断伤者成功地实施了抢救与修复再植，再植四肢外形满意，感觉与运动功能恢复良好，可负重行走及从事一般体力劳动。

多肢体严重创伤救治一直是创伤外科十分棘手的难题。重视与加强对这一课题的临床研究，将有助于抢救伤者的生命，最大限度地保全肢体，降低伤残。

（一）再植适应证

（1）完全或不完全离断的4个肢体断面整齐，无严重粉碎性骨折且软组织结构完整。

（2）肢体两断面有一定的损伤及轻度撕脱，经再植预计能够成活并可恢复一定的功能。

（3）4个肢体离断平面不高，多在肘关节及膝关节以下。

（4）两下肢再植预计长度相差不超过6cm。

（5）全身情况良好，无严重合并伤，能够承受长时间手术。

（二）抢救治疗与再植要点

多肢体离断伤伤情极为严重，涉及面广，手术规模大，持续时间长，参加人员多，体力消耗大，故需精心组织，统一指挥，协调配合。技术力量允许时，应同时设4张手术台分别对4个肢体实行清创与再植，以缩短手术时间。术中由一位经验丰富、技术全面的医师作纵观全局的技术指导，整体协调台上、台下的手术操作与配合。

抢救与再植的同时，应注重并发症的防治。

失血性休克：由于多条大血管损伤，伤后瞬间即可导致休克的发生。现场抢救时即应迅速就地取材，肢体近端简单捆扎止血，断面加压包扎。转诊时应结扎四肢断面主要大血管，防止搏动性大出血。接诊后应迅速采取输血、输液等抗休克措施。液体输入应采取超大剂量、快速与持续的方法，不应拘泥于液体输入的常规量与担心心脏的负荷。同时应及时监测中心静脉压及尿量。

急性肾功能衰竭：多肢体及大肢体的离断，一则失血和休克引起肾脏缺血、缺氧，二则由于肢体肌肉长时间缺血，通血后大量的有毒物质进入血循环，均可导致肾中毒。故应及时采取改善肾脏缺血缺氧、减少毒素吸收及加速体内毒性物质排泄的措施。

多肢体同时离断再植，手术部位多，手术时间长，对全身及有效循环血量影响大，为便于术中监测中心静脉压及输血输液的顺利进行，术前应迅速建立有效静脉通道。常规的静脉穿刺输液则难以保证抢救与术中的急需，故可采用套管针分别于右颈外静脉、股静脉等处穿刺建立静脉通路。

四肢同时离断再植，由于四肢均需采用充气性止血带，故术中的血压测量难以在肢体进行。可采用股动脉插管的方法直接监测血压，同时便于监测及酌情调整增减液体量、成分及相关药物的使用。

四肢同时离断再植时，充气止血带的使用、开放时间，应前后交替相距 10 ~ 20 分钟，不宜在同一时间同时使用或放开，以防血循环量的突然相对升高或下降，影响血压的稳定。

双下肢不等长或超过 3cm 可出现跛行。对于双下肢严重复合创伤同时修复或离断伤同时再植时，应相互调整到相等的长度，以避免术后跛行的发生。

对于高位的肢体离断且缺血时间过长者，可行预防性筋膜切开减压术。

（孟国强）

第二节　断掌再植

一、概述

断掌是指自腕关节至掌指关节的手掌部的离断。断掌再植相对比较复杂，再植比较困难，原因在于掌部结构复杂，需要修复的组织比较多，但由于掌部有 2 个动脉弓存在，且手背已经有知名静脉存在，因此血管吻合相对简单。

断掌按掌部血管结构特点可分为：①掌指动脉型为掌骨中段至掌指关节水平的离断，主要为指总动脉断裂。②掌弓动脉型为掌骨中段至掌骨基底部的离断，主要损伤掌浅动脉弓。③掌弓主干型为掌骨基底部至腕关节水平的离断，主要损伤掌深弓。④混合型。

根据离断平面分为：①掌远端离断为掌骨头以远的离断（经掌骨头、颈及掌指关节）。该处指总动脉和神经已分为指固有动脉和指神经。近节指背静脉弓的弓角向掌骨头集中，汇合成掌背与头间静脉。屈指肌腱在骨纤维管内，伸指肌腱处于指背静脉起始端（腱帽）。此处离断多累及 2 ~ 4 指。②掌中段离断为掌骨干水平的离断。此处离断累及大小鱼际、骨间背侧肌和骨间掌侧肌。可能损伤的血管包括掌浅弓、掌深弓、指总动脉。该区域内掌背静脉分别向头静脉和贵要静脉汇集，正中神经和尺神经肌支亦在该部发出。再植难度高，效果差。③掌近端离断为经腕掌关节或远排腕骨的离断。内外侧为大小鱼际肌的起点，中间腕管内为屈指肌腱和正中神经，腕尺管内为尺神经主干。桡动脉由鼻咽窝底部经第一掌骨间隙入掌部。

二、适应证与禁忌证

手掌部的离断对肢体功能的影响非常明显，应尽可能予以再植。腕掌部或连同前臂远段的严重的损伤或离断，而远部的几个手指尚完好，此时可将压烂的腕掌部剔除，彻底清创后，选择较完整的手指分别固定在尺骨和桡骨，进行对掌位再植。对于年轻患者，不伴有危及生命的其他部位或脏器损伤的断掌患者应尽可能予以再植。

三、操作前准备和操作步骤

断掌再植术前准备和手术操作基本与断肢再植相同，以下几点需特别注意：

（1）骨折的固定：由于断掌多为多个掌骨骨折，因此为节约时间骨折的固定尽可能简单，通常克氏针纵穿固定是最理想的固定选择。有人主张将克氏针尾端留在掌骨头部，也有人主张留在掌骨基底部，一般认为将克氏针末端留在掌骨头必然影响术后掌指关节的活动，同时可能损伤伸指肌腱，优点在于损伤指背静脉的可能性小。将针尾留在腕部皮下不会干扰术后掌指关节的活动，但多个克氏针尾端集中在一个相对狭小的部位损伤静脉血管的概率会大大增加，需要注意。

（2）掌部存在2个动脉弓，掌深弓和掌浅弓：其中掌浅弓由桡动脉掌浅支和尺动脉终末支组成，位于掌腱膜和屈肌总腱鞘之间。掌浅弓发出1条小指尺掌侧动脉和3条指掌侧总动脉。指掌侧总动脉于掌指关节水平分成2条指掌侧固有动脉分布与相邻2指相对缘的皮肤。断掌再植时一般只要吻合2条指掌侧总动脉即可恢复2～4指的血供。拇指血供的重建要根据术中情况而定。如2～4指血供恢复后拇指也能恢复血供，则无须另外修复拇主要动脉。如果2～4指血供恢复后拇指不能同时恢复血供，应单独修复拇主要动脉，将桡动脉掌浅支直接与拇主要动脉进行吻合，必要时可行静脉移植，也可将桡动脉终末支与拇主要动脉进行吻合。

（3）掌部离断再植时屈指深和屈指浅肌腱应同时修复。

四、术后注意事项

断掌再植后的处理和注意事项同断肢再植。

（孟国强）

第三节　断指再植

一、概述

断指再植能否成功关键在于血管能否接通。1965年，Kleinert应用放大镜接通手指血管和Buncke等用显微外科技术成功地进行兔耳再植与猴拇再植的动物实验后，1966年，我国医务人员与日本学者Komatsu（1968）等相继报告完全离断的拇指再植成功。目前，小儿断指再植术，手指末节再植术，十指离断再植术等高难度手术的成功，标志着显微外科已经发展到了新的高度。

二、适应证与禁忌证

断指的能否再植受多种因素影响，包括损伤原因、损伤性质，离断程度、水平、指别，社会因素，患者个人因素以及手术者的手术技术等。

（一）损伤原因

1. 切割伤　以刀砍伤，自残多见。一切割伤虽然是断指再植理想的条件之一，但也是相对少见的损伤类型。

2. 压轧伤　以冲床伤、切纸刀轧伤多见。离断肢体存在一定完整性，断面不整齐，骨折为粉碎。有些病例清创后缩短明显。临床实践中以此类损伤最为多见。

3. 撕脱伤　主要特点为组织损伤不在同一平面，骨的离断平面多经过关节，肌腱自肌腹内抽出，神经和血管的离断在创面范围内，但已不完全在同一平面。在临床实践中也不少见。

（二）离断程度

1. 完全性离断　是指断指远侧部分完全离体，无任何组织相连，或只有极少量损伤的软组织相连。但在清创时必须将这部分组织切断或切除后进行再植。

2. 大部离断　是指伤指断面只有损伤肌腱相连或残留相连的皮肤不超过手指断面处周径的1/8，其余组织包括血管均断裂，断指的远侧部无血液循环或严重缺血，不接血管将引起手指坏死。

（三）离断水平

由于手指系肢体末端，血管直径逐渐变细，至末端形成血管网。因此，手指的离断平面越低，血管缝合的难度越大。小指血管相对其他手指直径更小。女性相对男性血管直径小而软。体力劳动者血管粗。任何水平的拇指的离断不管是否有神经、肌腱的损伤，均应予以再植。指浅屈肌止点以远的单指或多指离断再植功能良好。多指离断至少在中指和环指位置再植2指，可选择肢体完整的断指原位或易位再植以恢复手的抓、捏功能。老年患者手指、拇指和掌部离断再植后有满意的功能恢复。经屈指浅肌腱止点以近的单指离断特别是经近侧指间关节（PIP）的离断，再植后屈伸功能比较差，甚至会影响其他正常手指活动。

（四）热缺血时间

由于手指缺乏肌肉组织，而肌腱耐受缺血的时间比较长。因此对断指的热缺血时间的要求没有像断肢那样严格。一般为8h（20～25℃）或30h（4℃），笔者曾成功再植一例缺血56h的断肢再植，患者功能良好。

断指再植的手术指征：

1. 离断拇指再植　拇指在发挥手部功能中最为重要，在再植时应优先予以考虑，尽力争取早期修复拇指。离断拇指条件不好时，可采用离断的示指移位再植于拇指上，示指桡神经血管束转移或行血管移植后给予再植或再造拇指。

2. 其余4个手指的再植　从功能角度看，示、中指较重要，对于有条件再植的离断示、中指应设法再植。其他手指除职业或其他一些因素特殊需要外，一般情况下不必再植。理由是该手指再植存活后指关节的活动范围的限制，将影响整个手的功能发挥。

3. 末节离断的再植　末节离断主要是指远侧指间关节以远的手指离断。因为末节离断对手的功能影响不大，因而不主张再植，况且单纯的原位缝合也有一定的存活率。出于患者的某些特殊职业的功能需要，心理和美容上的要求，也可试行再植。

4. 某些液体浸泡的手指再植　错误地将断指浸泡于低渗、等渗、高渗或某些消毒液中，或者保存不妥，冰块融化后冰水浸入。由于细胞半透膜的作用，低渗液使细胞水肿而膨胀，高渗液使细胞脱水，某些消毒液，如乙醇、苯钾溴铵、硫柳汞等则直接损伤血管内皮细胞和其他组织的细胞。根据其种类、浓度和浸泡时间的长短的不一，损伤程度不一，也对存活有不同的影响。条件允许可试行再植。

断指再植的禁忌证包括：

（1）患有全身性疾病，体质差或并发有严重的脏器损伤，不允许长时间进行手术者不宜再植。

（2）断指伴有多发性骨折或严重软组织损伤者。

（3）手指血管床完整性破坏程度严重如由挤压伤引起的手指离断，表现为手指两侧皮下瘀血，即使接通血管，因软组织广泛渗血，血栓形成，再植手指仍难存活。

（4）再植时限过分超过，组织已发生变性，则不宜再植。未经冷藏，断指缺血24h仍可能再植存活；如伤后即予冷藏处理，再植时限可延长至30h以上。总之，缺血时间越短，再植存活率越高；缺血时间越长，再植存活率越低。

三、操作前的准备

断指再植手术过程漫长，应向患者以及家属交代手术风险、再植后指体存活的不确定性以及功能恢复的不确定性。

四、操作步骤

断指再植手术的一般过程，在很多方面类同于断肢再植手术。对于再植手术一般的操作方法和原则，参阅断肢再植，在此不予赘述。此处介绍断指再植有关特点。

1. 麻醉　一般用长效臂丛阻滞麻醉，个别情况采用气管插管全身麻醉。

2. 清创　断指和残端创面边缘明显污染挫伤的组织，骨断端的缩短和肌腱的断端的修整可在直视下进行。整齐切伤的骨断端一般缩短0.5cm，不整齐的损伤根据清创的情况给予相应的骨断端的切除，直到直视下骨断端对接清创后的皮肤直接靠拢并稍有富余。

在显微镜下进一步清除污染组织。在远、近断端的背侧平行并间隔0.6cm各做一斜切口，与断面呈60°角，长度不超过0.6cm，深度达到真皮层。然后在显微镜下用显微剪刀切开真皮层全层，真皮下锐性向两侧剥离皮肤，在皮下组织的浅层寻找指背静脉。一般在近节可找到2~3根，中节找到2根，末节只有1根。指背静脉呈向心分布，拇、示指偏向尺侧，环、小指偏向桡侧。指背静脉分布呈网状并向近端汇集，往往找到一根后可沿着这一根静脉找到静脉或者静脉断端。在远近断端掌侧用相同的方式做皮肤切口，可直达皮下，将皮瓣向两侧牵开，直到屈肌腱鞘浅层，首先找到指神经，指动脉位于指神经的背侧，找到后显微镜下清创，直至见到正常的血管和神经。剪去断口2mm内的外膜。方法是用显微镊夹住外膜向断口方向做一定的牵引，用小剪刀整齐地剪下0.1~0.3mm的一小段血管，使外膜略有回缩，中层与内膜稍为突出。这样，血管断口光滑而平整，外膜去除适当。

个别病例如果指背静脉不能利用，考虑用指掌侧静脉时要用与显露指背静脉相同的方式显露指掌侧静脉。软组织清创完毕，静脉、动脉和指神经显露并清创后，指骨安放克氏针待用。

对创面整齐、离断时间短的断指，一般不做血管冲洗；而对创面不整齐，疑有血管损伤，离断时间长的病例一定要进行冲洗，以了解血管床的完整性有无破坏。多个手指同时离断时，在一次清创与冲洗后，按各个手指功能的重要程度依次缝接，暂不再植的手指，可放入0~4℃的冰箱中冷藏。

3. 重建过程　重建的顺序如下：屈肌腱→指骨→伸肌腱→指背静脉→指背皮肤→指动脉→指神经→指掌侧皮肤。

（1）屈肌腱修复：首先修复屈肌腱的优点在于在完全无张力或较低的张力条件下完成腱束的缝合后，在腱周能很方便地用锁边缝合法使腱周缝合得更光滑。笔者一般先用3-0肌腱缝线改良Kessler法缝合屈肌腱腱束，再用5-0线缝合腱周。注意切除指浅屈肌腱，并将屈肌腱腱鞘切除1cm。

（2）骨折固定：骨折固定要做到简便迅速有效。可用2枚0.8mm克氏针交叉固定。交叉固定不仅牢固，而且可允许患指在术后早期活动。国外有人用梅花形钢板固定断指的骨折。但由于此类钢板费用昂贵，同时断指再植的成活有诸多不确定因素，笔者以为采用克氏针固定比较适合目前的国情和医疗环境。经1~5指指间关节和拇指掌指关节的离断可早期行关节融合指，而经2~5指掌指关节的离断可采用关节成形术。

（3）伸肌腱：采用3-0肌腱缝合线缝合伸肌腱，一般采用“U”形缝合法缝合2针，缝合线的结要打在伸肌腱的深面，伸肌腱的断端的背面要对合整齐、平整。

（4）修复指背静脉：在缝接血管前应开始予以6%~10%低分子右旋糖酐500mL做静脉滴注，在吻合血管时局部用10~100U/mL肝素等渗盐水间断地冲洗。缝合指背静脉前应首先将其深面的皮下组织用6-0线缝合2~3针，使静脉血管与肌腱不直接接触，同时减少血管的张力。通常近节和中节的指背静脉缝合在10倍显微镜下进行，用10-0线缝合8~10针。如缝合直径0.4mm左右血管时可放大16倍使用，缝合6~8针。指背静脉缝合数目应尽可能多。

（5）缝合指背皮肤：指背皮肤缝合要在显微镜监视下缝合，并通过事先做好的皮肤切口做“Z”字形缝合。指背皮肤的张力要尽可能低，进针点要避免在静脉吻合口部位。

（6）指动脉修复：植被皮肤缝合后，将患指翻转，显微镜下再次检查清创后的指动脉，放松血管夹后检查血管断端出血情况，松去血管夹后其近侧断口应有良好的喷血才能缝合动脉。人指动脉外径一般为0.8~1.2cm，10-0线吻合6~8针即可。动脉缝合良好后，放开阻断的血管夹，吻合口远侧的动脉可看到充盈和搏动，再植手指的远端应首先饱满有光泽，而后色泽由苍白逐渐转为红润，远端皮肤有渗血。通过勒血试验，可证明动脉是否通畅。指尖用针刺后有鲜血溢出，说明血液循环已重建成功。

指背静脉和指动脉的缝合的针距与边距要均匀，一般边距为 0.1 ~ 0.2mm，针距 0.2 ~ 0.3mm。静脉压力较低，针距可较动脉宽些。

术中动脉供血不足主要是由于指动脉痉挛或吻合口轻度狭窄与不平整所引起。用 2% 利多卡因溶液或温热的 6% 硫酸镁溶液进行湿敷，以利解除痉挛。如仍未能得到改善，则可以在吻合口远端 0.5cm 处的指动脉上，用 5 号锐利的“OT”针准确地刺入血管腔，以温热的 2% 普鲁卡因或肝素盐水做向心的加压扩张，解除动脉痉挛。如血液循环仍未改善，则应果断地切除吻合口，重新进行吻合或行血管移植。

临床证实，动、静脉比例在 1 ∶ 1.5 上者，血流可达到较好的平衡，再植手指一般均无明显肿胀，除远侧指间关节附近离断可仅缝 1 根静脉，一般均应缝 2 根静脉。动脉缝通后手指出现瘀血和肿胀，威胁再植手指的存活时，可在缝接指动脉对侧的手指端做一 0.5cm 的小切口，让手指淤积的血液流出来进行滴血。这种滴血虽然看上去速度不快，但 24h 的出血却不少，应注意补充血容量。应用水蛭定期吸取再植手指远端的血液来维持血循环的通畅不失一经济可靠的方法，但是要注意感染的问题。

血管缺损的修复以指动脉缺损比较多见。解决方法有：①交叉吻合法。②邻指动脉转移。③动脉移植。④指静脉移植。

（7）缝合指掌侧神经：手指神经为单纯感觉纤维，只要有良好的对合即能迅速再生，得到较满意的恢复，故应尽可能一期修复。一般两掌侧指神经外膜缝合 2 ~ 3 针即可，在两侧指神经同时缺损时，优先修复拇指和小指的尺侧指神经，示指、中指和无名指桡侧指神经。

（8）缝合指掌侧皮肤：一般采用间断缝合，不要缝得过密过紧和内外翻，以免压迫血管。缝合指掌侧皮肤时，应避开缝接的静脉和动脉。

五、术后处理与功能锻炼

1. 再植术后常规的处理　包括：①隔离护理，安置患者于特殊隔离病室，保持 20 ~ 25℃ 室温及一定的湿度，严格消毒隔离制度。②抬高肢体。③局部加温。④观察再植手指血液循环，包括色泽、弹性、皮温、毛细血管充盈时间等。⑤周围血管扩张药物的应用，常用妥拉唑林 25mg 6 小时 1 次、罂粟碱 30mg 6 小时 1 次等。⑥预防感染和常规破伤风抗毒血清1 500U肌内注射。断手指再植后将再植的手置于两块对合的厚无菌敷料中，露出指端便于观察血供和测量皮肤温度。换药时用盐水棉球拭去伤口周围的血痂即可，然后再用厚敷料覆盖。这样可避免直接包扎于伤口上时渗血敷料干燥变硬造成对吻合血管的卡压。

2. 全身应用抗凝药物　断指再植术后，是否应用全身抗凝药物，至今尚有争论。国外的学者仍在常规应用，认为抗凝治疗有助于减少或防止吻合口血栓形成。事实上精良的血管缝合技术最为重要。目前，一般应用低分子右旋糖酐（500 ~ 1 000mL/d）、阿司匹林（0.5 ~ 1.0g/次，3 次/d）及一些血管解痉药物即可。只有当血管损伤严重或手术探查取出血栓，或做血管移植的情况才慎重地应用肝素等的抗凝治疗。

（孟国强）

参考文献

[1] 王满宜. 骨折手术操作与技巧. 第2版. 北京：人民卫生出版社，2016.
[2] 胥少汀，葛宝丰，徐印坎. 实用骨科学. 北京：人民军医出版社，2015.
[3] Frederick M. Azar，等. 坎贝尔骨科手术学. 第13版. 唐佩福，王岩，译. 北京：北京大学出版社，2017.
[4] 刘国辉. 创伤骨科手术要点难点及对策. 北京：科学出版社，2017.
[5] 唐佩福，王岩，张伯勋，卢世璧. 创伤骨科手术学. 北京：人民军医出版社，2014.
[6] 赵定麟，陈德玉，赵杰. 现代骨科学. 北京：科学出版社，2014.
[7] 裴福兴，陈安民. 骨科学. 北京：人民卫生出版社，2016.
[8] 邱贵兴，戴尅戎. 骨科手术学. 第4版. 北京：人民卫生出版社，2016.
[9] 邱贵兴. 骨科学高级教程. 北京：人民军医出版社，2015.
[10] 加德纳，西格尔. 创伤骨科微创手术技术. 周方，译. 济南：山东科学技术出版社，2016.
[11] 赵德伟. 显微修复外科学. 北京：人民卫生出版社，2015.
[12] 田伟. 积水潭骨科教程. 第2版. 北京：北京大学医学出版社，2018.
[13] 黄振元. 骨科手术. 北京：人民卫生出版社，2014.
[14] 汤亭亭，卢旭华，王成才，林研. 现代骨科学. 北京：科学出版社，2014.
[15] 田光磊，陈山林. 手外科. 北京：中国医药科技出版社，2013.
[16] 梅西埃. 实用骨科学精要. 戴闽，姚浩群，译. 北京：人民军医出版社，2016.
[17] 任高宏. 临床骨科诊断与治疗. 北京：化学工业出版社，2015：394-435.
[18] 田伟. 实用骨科学. 第2版. 北京：人民卫生出版社，2016.
[19] Emil H. Schemitsch，Michael D. McKee. 创伤骨科手术技术. 姜保国，译. 北京：北京大学医学出版社，2017.
[20] 马信龙. 骨科微创手术学. 天津：天津科技翻译出版有限公司，2014.
[21] 裴国献. 显微骨科学. 北京：人民卫生出版社，2016.